Monographien aus dem Gesamtgebiete der Psychiatrie

75

Herausgegeben von
H. Hippius, München · W. Janzarik, Heidelberg
C. Müller, Onnens (VD)

Band 67 **Biologische Korrelate der Angst bei psychiatrischen Erkrankungen**
Von M. Albus

Band 68 **Die depressive Reaktion**
Probleme der Klassifikation, Diagnostik und Pathogenese
Von T. Bronisch

Band 69 **Therapie und Verlauf von Alkoholabhängigkeit**
Auswirkungen auf Patient und Angehörige
Von M.M. Fichter und U. Frick

Band 70 **Die oneiroide Erlebnisform**
Zur Problemgeschichte und Psychopathologie des Erlebens fiktiver Wirklichkeiten
Von M. Schmidt-Degenhard

Band 71 **Alkohol und Gehirn**
Über strukturelle und funktionelle Veränderungen nach erfolgreicher Therapie
Von K. Mann

Band 72 **Reliabilität und Validität der Subtypisierung und Schweregradmessung depressiver Syndrome**
Von W. Maier und M. Philipp

Band 73 **Emil Kraepelin und die Psychiatrie als klinische Wissenschaft**
Ein Beitrag zum Selbstverständnis psychiatrischer Forschung
Von P. Hoff

Band 74 **Burnout in der psychiatrischen Krankenpflege**
Resultate einer empirischen Untersuchung
Von J. Modestin, M. Lerch und W. Böker

Band 75 **Die Psychiatrie in der Kritik**
Die antipsychiatrische Szene und ihre Bedeutung für die klinische Psychiatrie heute
Von T. Rechlin und J. Vliegen

T. Rechlin J. Vliegen

Die Psychiatrie in der Kritik

Die antipsychiatrische Szene
und ihre Bedeutung
für die klinische Psychiatrie heute

Springer-Verlag
Berlin Heidelberg New York
London Paris Tokyo
Hong Kong Barcelona
Budapest

Dr. T. Rechlin
Psychiatrische Klinik mit Poliklinik
der Universität Erlangen-Nürnberg
Schwabachanlage 6
91054 Erlangen

Prof. Dr. Dr. J. Vliegen †
Evangelisches Krankenhaus Gelsenkirchen
Abteilung für Psychiatrie
Munckelstr. 27
45879 Gelsenkirchen

ISBN-13: 978-3-642-79092-8 e-ISBN-13: 978-3-642-79091-1
DOI: 10.1007/978-3-642-79091-1

Herstellung: Renate Münzenmayer
Satz: Reproduktionsfertige Vorlage vom Autor
25/3130 – 5 4 3 2 1 0 – Gedruckt auf säurefreiem Papier

Vorwort

Mehr als jedes andere medizinische Fachgebiet steht die Psychiatrie im Kontext mit den großen Problemen ihrer Zeit. Dies erklärt wohl auch das anhaltende und kritische Interesse der Öffentlichkeit an unserem Fach. Auch innerhalb der Psychiatrie selbst ist immer wieder Kritik an bestehenden Verhältnissen geäußert worden. Solche Kritik ist keineswegs neu, sie zieht sich durch die Geschichte unseres Fachgebietes seit zwei Jahrhunderten und entspricht dem Selbstverständnis der Psychiatrie, die sich im Interesse der ihr anvertrauten Kranken und Leidenden Rang und Geltung erkämpfen mußte. Als die sog. "Anti-Psychiatrie" auf den Plan trat, waren manche der von ihr vertretenen Thesen schon lange vor dem diskutiert worden, nicht selten mit mehr Kenntnis und Erfahrung.

Das Verdienst des hier vorgelegten Buches ist es, anhand einer Analyse der antipsychiatrischen Ansätze von Cooper, Laing, Basaglia, Szasz u.a. die antipsychiatrische Diskussion der 70er Jahre um den psychiatrischen Krankheitsbegriff und die Behandlung psychischer Störungen zusammengestellt und kritisch erläutert zu haben. Wer die damals aufflammende Diskussion miterlebt hat, den wird es nicht erstaunen, auch hier die Tatsache wiederzufinden, daß sich die antipsychiatrischen Thesen fast ausschließlich auf schizophrene Psychosen bezogen, auf affektive Psychosen allenfalls am Rande.

Wenn auch die antipsychiatrischen Ideen ursprünglich nicht unbedingt auf die Praxis ausgerichtet waren, reicht ihr Einfluß noch bis in die Gegenwart, wenn auch nicht immer unter ihren einstigen Vorzeichen.
Die hier vorgelegte Untersuchung des Gedankengutes der antipsychiatrischen Autoren verdeutlicht, daß es sich im Kern um eine Bewegung handelte, die nicht nur eine, wenn auch stark vereinfachte, marxistische Philosophie für sich in Anspruch nahm, sondern daneben synkretistisch aus vielen Quellen, so auch aus psychoanalytischen, soziologischen und theologischen schöpfte.

Es läßt sich bei Lektüre dieses Bandes erkennen, daß der Einfluß der sog. Antipsychiatrie auch heute noch fortbesteht. Dort aber, wo er den Psychiater zwingt, sein eigenes Denken und Handeln immer wieder kritisch zu untersuchen, wird man ihn willkommen heißen.

Einer der beiden Autoren dieses Buches, Prof. Dr. med. Dr. phil. Josef Vliegen, ist in der Zeit bis zur Publikation dieses Werkes, nämlich am 29.8.1993, verstorben. Er, Inhaber eines der beiden Lehrstühle für Psychiatrie an der Ruhr-Universität Bochum, war sicher einer der besten Kenner der Psychiatrie-Geschichte und ihrer jeweiligen geisteswissenschaftlichen Bezugssysteme. Der Verfasser dieses Vorwortes hatte das Glück, Josef Vliegen über Jahrzehnte hinweg als einen engen Freund zu besitzen. Für mich verdeutlichte sich seine tief fundierte Kenntnis unseres Fachgebietes nicht nur in seinen Publikationen, sondern auch in jenen vielen und langen Gesprächen und Diskussionen, die wir miteinander geführt haben. Aus diesen Gesprächen entstanden eine Reihe gemeinsamer Publikationen, und wir hatten beide die Hoffnung, in späteren Jahren diese gemeinsame Arbeit wieder aufnehmen zu können.

Diese Pläne sind nun zunichte.

Aber es ist mir eine Genugtuung, diese Arbeit, in der an vielen Stellen noch seine Handschrift aufscheint, mit einem Vorwort einleiten zu können, das auch dem Andenken an ihn, dem großen kundigen Psychiater und dem guten Freunde dient.

E. Lungershausen, Erlangen

INHALTSANGABE

I.	Einleitung	1
II.	Die antipsychiatrischen Konzepte	11
II.1.	Britische Autoren	11
II.1.1	David C. Cooper	12
II.1.2	Ronald D. Laing	18
II.2.	Italienische Autoren	26
II.2.1	Franco Basaglia	27
II.2.2	Giovanni Jervis	33
II.3.	Thomas S. Szasz	34
II.4.	Ivan Illich	40
II.5.	Französische Autoren	43
II.6.	Antipsychiatrische Ansätze in Deutschland	44
II.6.1	Klaus Hartung und Renate Wolff	45
II.6.2	Gunter Herzog	46
II.6.3	Dirk Blasius	50
II.6.4	Beurteilung der antipsychiatrischen Bewegung in Deutschland	52
III.	Klinische Psychiatrie und Antipsychiatrie	55
IV.	Das geisteswissenschaftliche Bezugssystem der Antipsychiatrie	62
IV.1.	Der Einfluß von Psychologie, Psychosomatik und Psychoanalyse	63
IV.2.	Der Einfluß der Philosophie	73
IV. 2.1	Marxismus, Frankfurter Schule und Antipsychiatrie	75
IV. 2.2	Jaspers' Psychopathologie und Sartres Existenzphilosophie	83
IV.3.	Die Antipsychiatrie und die Sozialpsychiatrie	88
IV.3.1	Erich Wulff	88
IV.3.2	Klaus Dörner	91
IV.4.	Der Einfluß der Soziologie auf die Antipsychiatrie	95
IV.5.	Antipsychiatrische Gedanken in der modernen Literatur	99
V.	Antipsychiatrie und die Geschichte der Psychiatrie	104
VI.	Theologische Aspekte der antipsychiatrischen Bewegung	115
VII.	Schlußgedanken	119
VII.	Literaturverzeichnis	121

I. Einleitung

Die Psychiatrie hat sich zu einem bedeutenden Fach innerhalb der Medizin entwickelt (306). Ihre Aufgabe ist es, psychische Störungen und Krankheiten zu erkennen und zu behandeln. Als wichtige Teilgebiete gelten die Sozialpsychiatrie, die Psychopharmakologie, die Psychiatrie der Suchtkranken, die biologische Psychiatrie und die Gerontopsychiatrie, aber auch Psychotherapeuten und die psychosomatische Medizin spielen in der klinischen Psychiatrie eine immer größer werdende Rolle. In den letzten Jahren hat sich das Spektrum jener Kranken, die in psychiatrischen Fachkrankenhäusern behandelt werden, erweitert. So zählen nicht nur Patienten mit körperlich begründbaren psychischen Störungen, endogenen Psychosen und Persönlichkeitsstörungen zu den stationär oder ambulant behandelten psychiatrischen Patienten, sondern beispielsweise auch Schmerzkranke, psychosomatisch Kranke und andere, chronisch Kranke.

Nichtsdestoweniger wird die Tätigkeit der Psychiater in der Öffentlichkeit nach wie vor kritisch betrachtet, und das Ansehen der Psychiatrie ist nicht frei von mißtrauischer Geringschätzung (75,133,139,172,206,249). Kolitzus (172) führte dieses Meinungsbild auf Fehlinformationen zurück, die mit nicht immer eindeutig erkennbarer Intention über die Medien verbreitet werden, und die die Legitimation von Ärzten für die Behandlung psychisch Kranker immer wieder in Frage stellen (244). Zumindest teilweise ist diese negative Bewertung der Psychiatrie auf eine Bewegung zurückzuführen, die die psychiatrische Krankheitslehre, den Zustand der psychiatrischen Institutionen und die medizinischen Behandlungsmethoden für psychisch Kranke in einem Atemzug vehement kritisierte. Man spricht dabei von der "Antipsychiatrie" (55). Ihr Einfluß auf das öffentliche Bild, aber mehr noch auf das veröffentlichte Bild von der Psychiatrie kann kaum überschätzt werden. Ungeachtet der unbestreitbaren therapeutischen Erfolge und den beachtlichen Verbesserungen ihrer Institutionen, die - was nicht verschwiegen werden soll - auch Folge der antipsychiatrischen Kritik waren, kommt der Psychiatrie innerhalb der Medizin immer noch eine Außenseiterrolle zu.

Unter dem Begriff Antipsychiatrie, dessen Verwendung natürlich nicht unabhängig von der Interessenlage derjenigen ist, die sich seiner bedienen (55,90), wird in dieser Studie eine Gruppe von Autoren zusammengefaßt, die zu Beginn der sechziger Jahre mit dem Anspruch auftraten, das "delphische Orakel der Schizophrenie" (173) gelöst zu haben. Sie sahen die Schizophrenie als eine gesellschaftlich verursachte Verhaltensabweichung an und gingen in Opposition zu einem medizinisch-naturwissenschaftlich geprägten Schizophrenieverständnis.

Im engeren Sinne gehörten zu diesen Autoren nur die beiden Briten Laing und Cooper, der Italiener Basaglia und der Amerikaner Szasz. Bemerkenswert ist aus heutiger Sicht, daß die Autoren ihre "Erkenntnisse" nicht auf eigene Untersuchungen stützten. Stattdessen bezogen sich Basaglia und Cooper, wenn auch in grob vereinfachter Auslegung, auf die Philosophie von Karl Marx (1818-1883) und Jean-Paul Sartre (1905-1980) (40). Die Antipsychiater sahen im medizinischen Schizophreniekonzept eine Taktik, die dazu diene, störende Personen unter dem "Deckmantel einer naturwissenschaftlichen Begründung" (Szasz) aus der Gesellschaft auszugrenzen.

Mit der Studentenbewegung am Ende der 1960er Jahre erlangten die Thesen der Antipsychiater nicht nur in Deutschland, sondern in ganz Europa und den USA eine erhebliche Popularität (57). Obwohl in der Bundesrepublik praktisch keine eigenständigen Beiträge publiziert wurden, erwies sich Deutschland als wichtiger Schauplatz der antipsychiatrischen Ideologie. Die Psychiatrie- und Medizinkritiker erhielten hier in den Medien ausgezeichnete Kritiken (35,43,45,77,105,110,229, 277,284).

Es wurde von Kick dargestellt, wie bereits Anfang des 19. Jahrhunderts eine öffentliche, psychiatriekritische Diskussion stattfand, die insbesondere eine Verbesserung der psychiatrischen Institutionen zum Ziel hatte (157). Der Begriff "Antipsychiatrie" wurde dementsprechend wahrscheinlich erstmals 1909 von Beyer und Lomer verwendet (24,201). Schipkowensky charakterisierte innerhalb der zeitgenössischen Antipsychiatrie einige wichtige Strömungen, namentlich "die praktische Antipsychiatrie, die theoretische Antipsychiatrie, die soziatrische Antipsychiatrie, die poliatrische Antipsychiatrie, die religiöse Antipsychiatrie und die Gefängnis-Antipsychiatrie" (275).

Im deutschsprachigen Raum haben sich neben Schipkowensky besonders Glatzel, Janzarik, Kick, Kisker, Lungershausen und Peters kritisch, aber durchaus auch selbstkritisch, mit der Antipsychiatrie und ihrer Kritik auseinandergesetzt (89,90,91,135,157,158,164,165,205,207,237,238). Nach ihrem Verständnis von Psychiatrie bringe der Verzicht auf psychopathologische Definitionen, den die Antipsychiater provokativ forderten, einen erneuten Einzug spekulativen Denkens in das Fach mit sich. Dieses könne, so der Konsens der genannten prominenten Vertreter der deutschen Psychiatrie, einer wissenschaftlich fundierten Nervenheilkunde, an deren Grundsätzen trotz der dem Fachgebiet innewohnenden Probleme festzuhalten sei, wenig nützen. Glatzel und Schipkowensky bewerteten in den 1970er Jahren die antipsychiatrischen Bestrebungen übereinstimmend als vorübergehende Modeerscheinung (89,90,91,275). Die Legitimation der medizinischen Psychiatrie sei durch die Antipsychiater nicht ernsthaft in Frage gestellt. Kisker sprach anläßlich seiner Überlegungen zum Phänomen "Antipsychiatrie" von einem "kritischen Nachruf", gab also den antipsychiatrischen Thesen keine Aussicht auf Bestand (165).

Rückblickend überrascht vielleicht die heftige Reaktion führender Nervenärzte auf die zum Teil naiven und realitätsfernen Thesen der Antipsychiater, die nach Schipkowenskys Auffassung in Deutschland auch keinen Anspruch auf Originalität erheben konnten. Kick vertrat die Auffassung, daß die antipsychiatrische Bewegung zu einer nachhaltigen und tiefgreifenden Krise des psychiatrischen Selbstverständnisses geführt habe, was die Reaktionen der etablierten Psychiatrie erklären hilft (158).

Der Disput mit der Antipsychiatrie hat auch Vertreter der naturwissenschaftlichen Medizin auf den Plan gerufen, teilweise recht pauschale Stellungnahmen abzugeben. So behauptete beispielsweise Schaefer, daß die naturwissenschaftlich orientierte Psychiatrie, am konsequentesten Kurt Schneider (1887-1967), die "organische Verursachung der Geisteskrankheit zum Dogma" erhoben habe (271). Der Nachweis der genetischen Verursachung einzelner Syndrome sei jedoch nie geglückt. Das lege die Vermutung nahe, daß es keine endogene Psychose gebe, zu deren Entstehung nicht die soziale Umwelt erforderlich wäre (271). Offenbar liegt dieser Wertung Schaefers nicht nur ein mißverstandener K. Schneider zugrunde, der wie kaum ein anderer die "Zwischenstellung" der Psychiatrie betont hat, sondern ebenso Unkenntnis über die Entwicklung des Anlage-Umwelt-Problems, wie es in der modernen Genetik und in der transkulturellen Psychiatrie gesehen wird, vor allem jedoch Unkenntnis über das Endogenitätsprinzip der Psychiatrie (241,255,341). Das Zitat Schaefers verrät, daß auch Vorbehalte innerhalb der traditionellen Medizin gegenüber der Psychiatrie den antipsychiatrischen Thesen Raum gaben.

Janzarik, dessen Berufung zum Ordinarius für Psychiatrie in Heidelberg in linksgerichteten studentischen Kreisen kritisiert worden war, nannte seine Antrittsvorlesung (1975) unter dem Eindruck der "Antipsychiatrie" weitsichtig "Die Krise der Psychopathologie". Er definierte diese als eine "dem Zeitgeist unterworfene Krise des Desinteresses, der Verunsicherung und Resignation einer Forschungsrichtung", die in Gefahr sei, ins "wissenschaftliche Niemandsland" zu geraten. Die Psychiatrie der Gegenwart liege "mitten im Kräftefeld der Umstrukturierung einer industriellen Massengesellschaft, die an die Grenzen der demographischen und technischen Expansion stoße". Geradezu "chiliastische Heilserwartungen der Jugend" richteten sich auf eine "Psychiatrie der Gesellschaft" und ihrer "sozialpsychiatrischen und politischen Aktion". Als Psychopathologe

werde der Psychiater aber "den Mut haben müssen, ein Spielverderber zu sein, der das auf Aktion und therapeutische Aktionsforschung verkürzte Verständnis der Psychiatrie nicht akzeptieren" könne (135). Obwohl Janzarik Psychiatriekritik durchaus als notwendige Herausforderung begriff, wird die Psychopathologie, die sich immer wieder um eine Reflexion ihrer anthropologischen Dimension bemühen muß, als Wissenschaft in ihren von Karl Jaspers (1883-1969) gesetzten Grenzen gesehen. Jaspers hatte nicht ohne Arroganz in seiner Autobiographie (1963) rückblickend auf die Entstehung seiner "Allgemeinen Psychopathologie" (1913) geschrieben, daß sich die umfangreiche Literatur der Psychiatrie aus der Zeit von mehr als einem Jahrhundert zu einem großen Teil als "grundloses Gerede" erwiesen habe. Nur wenige Verfasser teilten "wirkliche Anschauung begrifflich klar und deutlich wiedererkennbar mit". Oft sei von denselben Dingen die Rede gewesen, "zumeist undeutlich". Es habe "sprachliche Abwandlungen bis zum Jargon der einzelnen Kliniken" gegeben (141). Eine einheitliche, alle Forscher vereinigende, wissenschaftliche Psychiatrie schien aus Sicht Jaspers nicht zu bestehen.
Betrachtet man es genau, existiert bis heute kein allgemein anerkannter Konsens über die Klassifikation psychischer Störungen, obwohl die Entwicklung von standardisierten Diagnosesystemen (59,266) zu einer Vereinheitlichung einen wichtigen Beitrag geleistet hat, allerdings unter Preisgabe klassischer Modelle der abendländischen Psychiatrie. Glatzel meinte daher, für das Entstehen der Antipsychiatrie sei wichtig gewesen, daß nicht nur den Außenstehenden die Diskrepanz beunruhigen mußte, die sich zwischen dem Anspruch der Psychiatrie auftat, eine medizinische Disziplin zu sein, und ihrer Unfähigkeit, wenigstens unter den Fachleuten eine Übereinstimmung bezüglich ihres Gegenstandes zu erzielen (90).

In der vorliegenden Studie werden - aus zeitlichem Abstand - die Ansätze der genannten Antipsychiater und einiger Autoren, die sich auf ihre Thesen bezogen, mit Hilfe von Originalzitaten dargestellt. Es erschien sinnvoll, historische, philosophische und theologische Bezugssysteme der Antipsychiater zu benennnen. Ziel dieser Untersuchung ist es nachzuweisen, daß - meist unausgesprochen - der Einfluß der antipsychiatrischen Thesen auf die Öffentlichkeit, auf weite Teile der praktizierten Psychiatrie und den sie bestimmenden politischen Instanzen fortbesteht. Eine Hauptschwierigkeit bei diesem Unterfangen ist aus Sicht der klinischen Psychiatrie die Unschärfe der verwendeten psychopathologischen Begriffe, wie sie sich in den antipsychiatrischen Arbeiten darstellt (siehe auch: 236). Diese gemeinsame Eigenschaft weist die Autoren als Essayisten aus und verhindert eine wissenschaftliche Diskussion, beziehungsweise belastet diese ungewöhnlich. Es soll aber nicht verschwiegen werden, daß die Antipsychiatrie nicht nur hinsichtlich der psychiatrischen Institutionen wichtige Entwicklungen begünstigt hat, sondern auch die Bedeutung der Psychopathologie hinsichtlich anthropologischer Grundpositionen auf den Plan rief. Dementsprechend glaubte Janzarik, daß durch die antipsychiatrischen Thesen Raum für die Psychopathologie zurückgewonnen wurde, der durch den Einsatz der Psychopharmaka zu schwinden drohte, da von den Antipsychiatern ein einseitiger, biologischer Krankheitsbegriff abgelehnt wurde (135). Diese Gedanken Janzariks unterstreichen die Aktualität des zu besprechenden Themas.

In dieser Einleitung soll auf einige Punkte eingegangen werden, die für das Verstehen einer auf breiter Front geführten und anhaltenden Auseinandersetzung um die Psychiatrie wichtig sind, da sie von den Antipsychiatern immer wieder thematisiert wurden.

Als erstes muß der Wandel der praktischen Psychiatrie durch die Einführung der Psychopharmaka genannt werden, denn die therapeutische Hilflosigkeit gegenüber den endogenen Psychosen fand mit dem Einsatz psychotroper Medikamente ein Ende. Die Säule der Therapie wurde biologisch, der psychopathologische Befund eines Patienten und der biographische Aspekt seines Leidens konnten zugunsten einer an Zielsyndromen orientierten Therapie zurückgestellt werden. Diese verführerische Situation, auf die die Antipsychiater zu Recht hinwiesen, und die gelegentlich unkritische Anwendung von Psychopharmaka haben wahrscheinlich die Simplifizierung heutiger Psychopathologie wesentlich gefördert. Interessanterweise fällt das Ende der Ära der Elektrokrampftherapie mit dem Siegeszug der Psychopharmaka zusammen. Die Elektrokrampftherapie war in den Augen der Antipsychiater eine der "barbarischen Methoden der klassischen Psychiatrie" (Kipphardt). Vor etwa 50 Jahren nannte von Baeyer dagegen die Einführung der Schockbehandlung noch den "wichtigsten Einschnitt in der Geschichte der Behandlung endogener Psychosen und die erste wirksame Therapie überhaupt" (9). Huber konstatierte 30 Jahre später, daß die Heilkrampfbehandlung nur bei Versagen der medikamentösen Behandlung indiziert sei (119). Die klinische Psychiatrie war mit der Einführung einer medikamentösen Therapie, obgleich die Neuroleptika lediglich symptomatisch wirken, ihren Vorstellungen von einer naturwissenschaftlich-medizinischen Disziplin nähergekommen, und war wohl gleichzeitig froh, auf die Elektrokrampftherapie verzichten zu können. Immerhin wurden aber mit den Neuroleptika auch Nebenwirkungen, wie etwa die sehr seltenen, potentiell letalen Agranulozytosen, die häufigen Spätdyskinesien und das seltene maligne neuroleptische Syndrom (23,242), in Kauf genommen. Eine grundsätzliche Aufarbeitung der Frage nach dem Niedergang der Elektrokrampftherapie, der wahrscheinlich nicht nur auf die gegenüber den Psychopharmaka geringere Effektivität zurückzuführen ist, erscheint angezeigt, weil therapieresistente endogen depressive Psychosen, zumindest in bescheidenem Ausmaß, ein Wiederaufleben der Elektrokrampftherapie notwendig machen könnten. Ansätze hierfür liegen in den Studien von Sauer, Lauter und Mitarbeitern vor, die die niedrige Anzahl der in Deutschland mit Elektrokrampftherapie behandelten Patienten - in Abweichung zu anderen europäischen Ländern - als Folge der "polemischen Diskussion" (267,268) der 1970er Jahre bewerteten (232). Die Frage, ob die Psychopharmaka tatsächlich, wie einige sozialpsychiatrisch ausgerichtete Autoren meinten (60,337), die psychopathologischen Erscheinungsweisen der endogenen Psychosen veränderten und Ergebnisse der psychopathologischen Forschung als zeitabhängig erscheinen ließen, verneinte Huber (siehe: 88). Er glaube nicht, daß durch die Pharmakopsychiatrie grundsätzlich neuartige, vor ihr unbekannte Tatbestände hinsichtlich der Symptom- und Verlaufsgestaltung geschaffen wurden. Aber sie habe bestimmte, vielen endogenen Psychosen schon immer eigene Verlaufstendenzen verstärkt und damit im Hinblick auf die Gesamtheit endoformer und besonders schizophrener Verläufe eine Änderung der Häufigkeitsverteilung der Erscheinungsbilder, eine Syndromverschiebung in Richtung unpsychotischer Basis- und Residualsyndrome herbeigeführt. Allerdings scheinen sich, so Huber, durch die Pharmakopsychiatrie Perspektiven zu ergeben, welche die Grenzen "psychonomer Betrachtungsweisen aufzeigen, der psychopathologischen Forschung neue Impulse vermitteln und an manchen Stellen vielleicht einen Brückenschlag von der Psychopathologie zur Physiopathologie der Psychosen ermöglichen können" (117). Die uncharakteristischen Basissyndrome*, die hirnorganisch bedingten Störungen ähneln, entziehen sich, so Huber, weitgehend der anthropologischen und psychologischen Betrachtungsweise (117).

* Die akute schizophrene Psychose kann in verschiedene psychopathologische Zustandsbilder münden. Zum einen gibt es Vollremissionen ohne überdauernde Symptomatik. Daneben kann es zu uncharakteristischen Residuen kommen, zu sogenannten reinen Defekten, bei denen die Symptome keine eindeutigen Rückschlüsse mehr auf die ursprüngliche Diagnose zulassen, und die vor allem auch als Folge organischer Hirnerkrankungen auftreten können. Die häufigsten Befunde des reinen Defekts sind kognitive und affektive Störungen (Konzentrations-, Denk- und Gedächtnisstörungen, Freudlosigkeit, Antriebslosigkeit), sowie Klagen über eine allgemeine geistige und körperliche Leistungsinsuffizienz. Die reinen Residuen werden auf eine Potentialreduktion der psychischen Energie zurückgeführt. Bei den gemischten Residuen kommt es neben den grundsätzlich reversiblen Symptomen des reinen Defektes zusätzlich zu Symptomen, die für schizophrene Psychosen recht spezifisch sind, wie anhaltende akustische Halluzinationen oder Wahngedanken (119).

Es läßt sich aus heutiger Sicht vermuten, daß die durch den Einsatz von Psychopharmaka mitausgelöste "Krise der Psychopathologie" (135) den Erfolg der psychiatriekritischen Konzepte begünstigte, denn die Antipsychiater warfen der klassische Psychiatrie nicht ganz zu Unrecht vor, daß sie, seitdem es die Psychopharmaka gebe, vornehmlich somatisch denken würde. Interessanterweise ist auch heute noch die Einstellung von Medizinstudenten gegenüber den Psychopharmaka in der ersten Semestern ihrer klinischen Ausbildung eher negativ und entspricht in etwa der Einstellung der Normalbevölkerung. Erst im Laufe ihres weiteren Studiums befürwortet die Mehrzahl der in Ausbildung befindlichen Ärzte, Psychopharmaka der klinischen Symptomatik der Patienten entsprechend einzusetzen (6,114).

Ein wichtiger Punkt in der antipsychiatrischen Bewegung in Deutschland war die Kritik an der Haltung der Psychiatrie während des Nationalsozialismus und die fehlende Bereitschaft der Psychiatrie, die systematische Tötung psychisch Kranker durch die Nationalsozialisten nach dem zweiten Weltkrieg aufzuarbeiten. Es entstand nicht nur in den Augen der Psychiatriekritiker der Eindruck, als ob die naturwissenschaftliche Ausrichtung der Psychiatrie dazu beigetragen habe, daß der "große Aufschrei, der einhellige Protest der Psychiater dieser Zeit ausgeblieben ist", wenn auch einzelne Psychiater sich gegen die sogenannte "Aktion T 4" wandten (207).

Ein weiterer Ausgangspunkt der Psychiatriekritik war die zum Teil beschämende Realität, in der Psychiatrie stattfand. Tatsächlich waren die psychiatrischen Institutionen, die meist weit entfernt von den Städten lagen, in den 1950er und 60er Jahren in einem Zustand, der die etablierten Psychiater veranlaßt hatte, die Einleitung von institutionellen Verbesserungen politisch anzumahnen (100). Wahrscheinlich ist diese Kritik an den psychiatrischen Institutionen aber nicht dramatisch genug formuliert worden. Jedenfalls thematisierten die Psychiatriekritiker dieses Thema erfolgreicher, obwohl die Forderungen nach Verbesserungen der psychiatrischen Institutionen und nach einer gemeindenahen Psychiatrie sich bis zu Wilhelm Griesinger (1817-1868) zurückverfolgen lassen (107,253).

Ein anderer Akzent der aktuellen Psychiatriekritik betraf die Frage nach dem Konzept der endogenen Psychosen. Nach Auffassung der Antipsychiater ist das Endogenitätskonzept Ausdruck der objektivistisch-medizinischen Denkweise und

verhindere eine "Begegnung" mit dem Patienten. Am Beispiel der "Psychiatrie der Verfolgten" soll ein Aspekt dieser Diskussion erläutert werden.
Die im Sinne einer Entschädigung ursächliche Auslösung von idiopathischen Psychosen durch Konzentrationslagerhaft bereitete der psychiatrischen Wissenschaft heute fast vergessene Probleme. Die Notwendigkeit, eine unmittelbare Psycho- und Soziogenese, eine nicht nachträglich ausgebaute und psychopathisch vorgebahnte, sondern zwingend von der Belastungssituation sich entwickelnde Erlebnisreaktivität bei Erwachsenen ernstlich ins Auge zu fassen, sei ein neuer Gesichtspunkt gewesen (11,211).
Von Baeyer, Kisker und Häfner zeigten in einer Untersuchung, daß von 37 diagnostizierten Schizophrenien 21 und von 18 zyklothymen Psychosen 7 als entschädigungspflichtig angesehen worden waren. Die Autoren schlugen vor, eine Situation könne dann mitverursachender Anlaß einer Psychose sein, wenn ein vorher relativ angepaßter Betroffener durch sie "eine nachhaltige Erschütterung der leiblichen Integrität, des Persönlichkeitskerns oder der mitmenschlichen Sicherheit erfahre und keine stabile Anpassung an die Folgen der Erschütterung bis zur Manifestation der Psychose" erreicht wurde (11).
Es muß gefragt werden, ob die psychopathologische Wissenschaft ihre bis dahin gültigen Überzeugungen und Erkenntnisse hiermit einschränkte und die Psycho- und die Soziogenese der körperlich nicht begründbaren Psychosen unter dem Zwang politischer Opportunität wissenschaftlich etablierte. Dies wäre ein Sachverhalt, der belegen würde, daß psychopathologische Positionen von der jeweiligen "politischen Macht" mitbestimmt werden. Wahrscheinlicher ist jedoch, daß bereits die Auseinandersetzung mit der Daseinsanalyse in den 1950er Jahren zu einem Wandel des Endogenitätsbegriffes geführt hatte und das Vulnerabilitätskonzept psychischer Störungen Raum für psychodynamische Überlegungen ließ (134).

Ein wichtiger Aspekt sind philosophische und theologische Vorstellungen in der antipsychiatrischen und - damit verbunden - antimedizinischen Szene. Ähnlichkeit und Sympathie zwischen Literatur und Dichtkunst auf der einen, der Antipsychiatrie auf der anderen Seite, zeigen einen wichtigen Ursprung der Psychiatriekritik. Die antipsychiatrischen Gedanken entstammten einem generellen Unbehagen an der Welt. Die Krise der abendländischen Kultur, die sich in Kunst und Literatur widerspiegelt, hat die Popularität der Antipsychiater wesentlich begünstigt. Aufgrund anhaltender feuilletonistischer Veröffentlichungen zum Thema Wahnsinn muß vermutet werden, daß die psychiatriekritische Diskussion noch lange nicht beendet ist (32,34,111,154,169,195,231,296,315,340).

Bemerkenswert ist, daß die antipsychiatrische Bewegung "die schlechten Verhältnisse" ausschließlich am Schizophrenen und nicht am Demenzkranken, Alkoholiker, Heroinsüchtigen, Depressiven oder Persönlichkeitsgestörten aufzeigte. Augenscheinlich wurde das ganze Spektrum psychischer Störungen auf schizophrene Psychosen reduziert, und selbst von depressiven Psychosen war nur am Rande die Rede (250,269). Eine systematische Auseinandersetzung mit den Grenzbereichen zur Neurologie und Inneren Medizin fand niemals statt. Nicht nur einmal entsteht der Verdacht, daß die Autoren dazu aus fachlicher Inkompetenz nicht imstande waren.

Nach den Auffassungen von Glatzel, Kuhn, Peters und Weitbrecht (89,90,91,181,238,326) hat die antipsychiatrische Bewegung keinen essentiellen Beitrag zu den praktischen Problemen der Psychiatrie geleistet, obwohl sie eine "heilsame Unruhe" bewirkte und "manch positive Entwicklung gleichsam ungewollt vorangetrieben" habe (90). Trotzdem scheint der Einfluß antipsychiatrischer Thesen auf die öffentliche und veröffentlichte Meinung fortzubestehen. Die Zurückdrängung der Medizin aus der Psychiatrie hat ihren Höhepunkt möglicherweise noch nicht erreicht. Die immer stärker werdende Hinwendung zu Naturheilverfahren und der oft grenzenlose Optimismus gegenüber psychotherapeutischen Maßnahmen signalisieren, daß die naturwissenschaftliche Position - nicht nur in der Psychiatrie - nach wie vor von monokausalen psychogenetischen Konzepten bedrängt wird. Der Optimismus von Glatzel und Schipkowensky, die die Psychiatriekritik als vorübergehende Erscheinung ansahen, hat sich, wie nachdrücklich festzustellen ist, bisher nicht bestätigt.

Unser Standpunkt ist von der Überzeugung getragen, daß ärztliche Erfahrung und entsprechende intuitive Diagnostik auch auf dem Gebiet endogener Psychosen möglich sind. Die psychopathologische Untersuchung kann allerdings, wie andere klinische Untersuchungsverfahren, zu einer Art Kunst degenerieren, das heißt sich auf die oberflächliche Beschreibung prägnanter psychischer Symptome anhand von Diagnosemanualen beschränken. Viel aktueller als das Problem einer überzüchteten Psychopathologie ist heute ihre dilettantische Handhabung. Diese wahrscheinlich nur schwer überwindbare Gleichgültigkeit in der exakten Anwendung psychopathologischer Begriffe signalisiert die Krise der medizinischen Psychiatrie.
Die relative Geringschätzung der sorgfältigen klinischen Untersuchung kann nicht nur in der Psychiatrie beobachtet werden, sondern auch in der Neurologie. Hassler meinte, die klinische Diagnostik drohe in der Neurologie auszusterben und durch Laboratoriumsdiagnostik ersetzt zu werden (68). Zur Zeit sind es vorwiegend

Probleme radiologischer, elektrodiagnostischer und laborchemischer Untersuchungsmethoden, die den Duktus des Vorgehens in neurologischen und neurophysiologischen Abteilungen bestimmen. Aus unserer Sicht lassen sich aber weder in der Neurologie und noch viel weniger in der Psychiatrie klinische Diagnostik und Erfahrung durch labortechnische oder apparative Methoden vollständig ersetzen.

Wichtig für die Gebiete Neurologie und Psychiatrie ist, daß die Entwicklung der cranialen Computertomographie und der Kernspintomographie den Wert der klinischen Diagnostik relativiert haben, wobei sich aber die Neurologie mit ihren zahlreichen abnormen und pathologischen Befunden im Unterschied zur Psychiatrie auf sicherem medizinischen Terrain befindet. Die Trennung der Fächer Neurologie und Psychiatrie schreitet fast unaufhaltsam voran. Während die Neurologie fest in der Medizin verankert bleibt, gerät die medizinische Grundlage in der Psychiatrie in Vergessenheit.

Die neuen Ausbildungsrichtlinien für Neurologie und Psychiatrie/Psychotherapie (19) führen dazu, daß das Studium körperlich begründbarer Psychosen - als ein prägnantes Beispiel seien die epileptischen Psychosen (170) genannt - vom werdenden Psychiater, der oft genug ein EEG nicht mehr befunden kann, allenfalls nebenbei geschieht. Diese Entwicklung wird der Psychiatriekritik wahrscheinlich erneut Raum eröffnen, da die meisten antipsychiatrischen Thesen nur dort vertreten werden können, wo klinische Untersuchung und Erfahrung unberücksichtigt bleiben.

Den psychiatriekritischen Thesen entgegenzutreten, ist erklärte Absicht.

II. Die antipsychiatrischen Konzepte

II.1. Britische Autoren

Die britische, antipsychiatrische Bewegung zeichnete sich in ihren Anfängen um 1960 durch die herausragende Bedeutung zweier Autoren aus, die dem Begriff "Antipsychiatrie" Popularität verliehen. David Cooper und Ronald D. Laing (1927-1989) sind neben Basaglia (Italien) und Szasz (USA) die beiden bekanntesten und meistgelesenen Autoren der antipsychiatrischen Szene gewesen. Während sie verschiedene "antipsychiatrisch" ausgerichtete Therapiemodelle entwarfen, die an den Vorstellungen der therapeutischen Gemeinschaft* von Jones orientiert waren, wurden in ihren Arbeiten mehrere Grundpositionen erkennbar. Einerseits bezogen sich Cooper und Laing auf die Analysen der sogenannten Palo-Alto-Gruppe und bestimmten als Ursache von Geisteskrankheiten gestörte familiäre Kommunikationsformen. Insbesondere wendeten sie sich der "Double-bind-theory"** zu, die von der Arbeitsgruppe um Bateson populär gemacht worden war. Andererseits knüpften Laing, Cooper und ihre Mitstreiter an die Wahrnehmungsphilosophie Jean Merleau-Pontys (1908-1961) und die Existenzphilosophie Sartres, wenn auch in sehr vereinfachter Form, an. In diesem philosophischen Entwurf kam ein Wirklichkeitsverständnis zum Ausdruck, das den Rahmen einer vornehmlich naturwissenschaftlichen Anschauungsweise psychischer Störungen, die Laing und Cooper in den klassischen psychiatrischen Konzepten zu erkennen glaubten, überwinden helfen sollte.

Am Beispiel der Geisteskrankheiten, die im Verständnis britischer Antipsychiater in einem umfassenden Sinn von der Gesellschaft verursacht werden, stellt sich die Frage nach Freiheit und Humanität. An der "Produktion von Geisteskrankheiten"

---

* Nach Jones richten sich die Prinzipien der therapeutischen Gemeinschaft gegen eine kustodiale, verwahrende Funktion psychiatrischer Kliniken. Ein Hauptanliegen der therapeutischen Gemeinschaft ist die Aufhebung hierarchischer Strukturen, also eine Gleichstellung von Patienten und Therapeuten (siehe 183), die sich in einer gemeinschaftlichen Verwaltung der Klinik konkretisiert (Prinzip der kollektiven Führung). Jones sah psychotherapeutische Verfahren als wichtigste Therapieform für psychische Störungen an. Der Ansatz beinhaltete entsprechende Vorstellungen über die Ursachen psychischer Störungen (147).

** In der Double-bind-theory werden Denk- und Kommunikationsstörungen eines Kindes auf eine Ambivalenz im Verhalten der Eltern zurückgeführt (s.a.: 317). Das Kind wird mit sich widersprechenden Handlungsanweisungen konfrontiert (z.B. selbständig und gehorsam zu sein), so daß es sich mehr oder weniger falsch verhalten muß. Durch das unbestimmte, mehrdeutige Sprechen und Denken der Eltern wächst das Kind in einer Atmosphäre von Irrationalität und Inkonsequenz auf, welche das Auftreten von Denk- und Kommunikationsstörungen begünstige. Diese können je nach Ausmaß in neurotische oder psychotische Verhaltensweisen münden. In den Familien schizophrener Patienten sollen dementsprechend Double-binds der Eltern wesentlich häufiger als in Familien mit nicht gestörten Kindern vorkommen (18).

offenbart sich der "kranke Charakter von Familie, Gesellschaft und Staat". Der Geisteskranke, der diese Existenzform "wählt", ist Opfer und Sündenbock einer kranken Gesellschaft. Er erlebt in einem besonderen Maße die Aggressivität und Skrupellosigkeit des kapitalistischen Systems, denn er kann "so wie er ist" von der Gesellschaft nur als "Kranker" geduldet werden. Deshalb ist die klinische Psychiatrie "Agent des Staates" und "Hilfstruppe für die Polizei" (Cooper).
Es gibt keinen Zugang zur Antipsychiatrie, wenn man nicht erkennt, daß das Denken dieser Autoren geradezu monoman um das Verhältnis zwischen "Unterdrückern" und "Unterdrückten" kreist (40). Im Unterschied zu Marx erklärten die Autoren, die wir als Antipsychiater bezeichnen, die Gesellschaft nicht am Beispiel des verelendeten Proletariers, sondern am Geisteskranken, also am schizophrenen Patienten. Nach Meinung der britischen Antipsychiater ist in feuilletonistischer Simplifizierung die Schizophrenie "unser aller Los" (Laing).

Für das Verständnis des beachtlichen publizistischen Erfolges der antipsychiatrischen Thesen erscheinen ferner die metaphysischen Leitideen wesentlich, die einen Brückenschlag zu den Gedanken Illichs ermöglichen.
Andere Beiträge britischer Autoren wie etwa die von Esterson (72,73) oder die häufig zitierte Fallstudie der Mary Barnes (12) gingen über Laings und Coopers Thesen nicht hinaus. Im folgenden möchten wir uns den Thesen Coopers und Laings zuwenden.

1.1 David C. Cooper: Von der Psychiatrie über die Antipsychiatrie zur Nichtpsychiatrie

Cooper, der sich als Marxist und Anhänger der Philosophie Sartres bezeichnete (50,52,54), führte in den 1960er Jahren den Begriff "Antipsychiatrie" in die öffentliche Diskussion um die Probleme der Psychiatrie ein. Wie bereits erörtert, veranlaßte die philosophische Vorliebe für Marx und Sartre Cooper dazu, in seine Definition der Geisteskrankheit vor allem "die Anderen" einzubringen: "Schizophrenie ist eine mikrosoziale Krisensituation, in der die Handlungen und das Erleben einer bestimmten Person durch andere aus verständlichen kulturellen und mikrokulturellen (gewöhnlich familiären) Gründen zunichte gemacht werden, bis ein Punkt erreicht ist, an dem der Mensch als in irgendeiner Weise geisteskrank erwählt und identifiziert und schließlich (mittels einer spezifizierbaren, aber höchst willkürlichen Abstempelung) in der Rolle eines schizophrenen Patienten von medizinischen oder quasi-medizinischen Gremien bestätigt wird" (50).

Für Cooper ist die "Verrücktheit" nicht in einem Menschen, sondern in einem Bezugssystem, an dem der als Patient Bezeichnete teilhat. Er "wählt" - so Cooper - im Sinne Sartres (1963) die Geisteskrankheit zu seiner Existenzform, weil er das schwächste Glied in einer sozialen Gemeinschaft ist. Um das Moment der Wahl aufzuspüren, sei die Erhebung einer von Verständnis und Einfühlung getragenen Biographie notwendig.

Seinen grundsätzlichen Überlegungen zu dem Problem der Geisteskrankheiten folgend zog Cooper die Konsequenz, antipsychiatrische Thesen zu formulieren. Er verwendete den Begriff "Antipsychiatrie" ausdrücklich als ideologischen Begriff, um sich gegen die Psychiatrie auszusprechen. Dem repressiven Staat mit seinen Ordnungsorganen (Justiz, Armee, Polizei, Psychiatrie) sollte eine Antipsychiatrie gegenübergestellt werden, die ein Faktor im Kampf gegen die kapitalistische Gesellschaft sein sollte. Nach der grundlegenden, gesellschaftlichen Veränderung würde nach Cooper die "Produktion" von Geisteskranken aufhören. Es werde dann keine Schizophrenien mehr geben, und die Psychiatrie könne sich auflösen, zur "Nichtpsychiatrie" werden. Der ursprüngliche antipsychiatrische Ansatz implizierte somit das Ende der klinisch-medizinischen Psychiatrie. Wie weit sich Cooper von der medizinischen Psychiatrie entfernte, beweist zum Beispiel das folgende Zitat: "Die gängige Romantisierung der Verrücktheit hat keine Zukunft. Die Politisierung der Verrücktheit ist unerläßlich, wenn wir eine Zukunft schaffen wollen" (53).

Nach dem bisher Erläuterten überrascht die unzureichende Auseinandersetzung Coopers mit von der Klinik geprägten psychopathologischen Positionen (109) nicht, eine solche Analyse war nie geplant. Statt dessen verdeutlicht die ablehnende Haltung gegen Jaspers und dessen Philosophie die Triebfedern Coopers in der vermeintlich wissenschaftlichen Diskussion. Jaspers, der unter anderem den Marxismus, aber auch die Psychoanalyse wegen "totalitärer Ansprüche" abgelehnt hatte, gab der Psychiatrie nach seinem Selbstverständnis eine wissenschaftliche Grundlage, die einen zukünftigen Mißbrauch der Psychiatrie für politische Zwecke verhindern sollte. Cooper glaubte dagegen, Jaspers habe im wesentlichen kaum mehr getan als "seinen Lehrmeister Kierkegaard" zu kommentieren. Seine Originalität bestehe allein darin, bestimmte Themen herausgearbeitet und andere "mit einem Schleier" umgeben zu haben. Beispielsweise scheine das Transzendente in seinem Denken vordergründig zu fehlen, obgleich es "in Wirklichkeit seine Gedanken verfolge". Man lerne das Transzendente durch Rückschläge und Niederlagen kennen, als deren tiefer Sinn es gelte. Die Betrachtung des Scheiterns sei, so Cooper, Lebensgefühl des in weiten Teilen "entchristlichten Bürgertums, das den Glauben vermisse, weil es das Vertrauen in seine rationalistische und positivistische Ideologie verloren habe". Cooper schrieb: "Der Pessimismus wird

nicht überwunden, vielmehr ahnen wir seine Aussöhnung. Die Verdammung der Dialektik ist nicht gegen Hegel, sondern gegen Marx gerichtet". Jaspers sei historisch regressiv, indem er von der realen Bewegung der Praxis zu abstrakter Subjektivität gelange (52).
Ob Cooper sich mit Jaspers philosophischem Werk intensiv auseinandergesetzt hat, muß nach diesen Aussagen bezweifelt, wir denken eher verneint werden.
Es geht Cooper nicht um die praktische Psychiatrie, sondern um eine philosophische Disputation um die Frage nach dem Wesen des Menschen. Jaspers und seiner psychopathologischen Gefolgschaft wirft er vor, das Problem des Menschseins einseitig außerhalb der geschichtlichen Bewegung gesehen zu haben. Von einem solchen Standpunkt ließen sich Geisteskrankheiten ebensowenig erschließen wie durch einen somatischen Positivismus, der das Menschsein biochemisch erkläre.
Man kann Jaspers, der als eine Kategorie des Menschseins seine Historizität immer wieder betonte, mit diesen und ähnlichen Überlegungen nicht beikommen. Sie beweisen in diesem Fall die indiskrete Argumentation seiner Kritiker*.

Zusammenfassend ergibt sich, daß nach Coopers Einschätzung die "Kranken" die anderen sind: "Wenn wir Paranoia nach wie vor in irgendeiner Hinsicht als pathologischen Zustand betrachten wollen, dann sind es meiner Meinung nach die Polizisten, die Rechtsverdreher und die untereinander einmütigen Politiker der imperialistischen Länder, deren Denken unter Paranoia als soziales Problem leidet" (51).
Dieses Zitat entspricht den Gedankengängen Wilhelm Reichs (1897-1957), der für eine Annäherung von Marxismus und Psychoanalyse eintrat. Für Reich ist die Schizophrenie Folge einer triebeinschränkenden Außenwelt, die "Hemmung der Libido" ist gesellschaftsbedingt. Indirekt forderte Reich bereits ein "Ausleben" der Psychose (252).
Coopers Gleichsetzung von moralischen und medizinischen Begriffen erinnert uns an weltanschauliche Auseinandersetzungen, die die deutsche Psychiatrie im 19. Jahrhundert intensiv führte. In der antipsychiatrischen Bewegung erlebten sie eine Renaissance.
Dieser bemerkenswerte wissenschaftsgeschichtliche Sachverhalt ist für den weiteren Gang der Untersuchung wichtig.

---

* Es soll aber nicht verschwiegen werden, daß der Begriff "Transzendenz" bei Jaspers tatsächlich problematisch ist, wie zeitgenössische Kritiker der Jaspers-Philosophie darlegten (230).

Die finale Bedeutung der Schizophrenie

Cooper gab gelegentlich Hinweise dafür, welche über eine psychische Störung hinausgehende Bedeutung den Schizophrenien zukomme: "Ich entsinne mich, einst geglaubt zu haben, daß die Schizophrenen die erdrosselten Dichter unserer Zeit seien. Vielleicht ist es an der Zeit, daß wir, die wir Heiler sein wollen, unsere Hände von ihrem Hals nehmen" (50). Im Wahnsinn komme die Vision einer neuen Welt zum Vorschein. Der Wahnsinn trage dazu bei, die Realität der Entfremdung aufzudecken und verweise auf die prinzipielle Möglichkeit einer von Entfremdung freien, humanen Gesellschaftsform. Cooper schrieb dazu in einer längeren Ausführung: "Es ist sicherlich kein Zufall, daß junge amerikanische Revolutionäre, die Polizei und ihre Kollaborateure, die Psychiater, als pigs (Schweine) bezeichnen.... Trotz seines Kannibalismus ist das Schwein das analgenital einladendste Tier der Welt.... Wenn wir diese Einladung zur sexuellen Vermischung erkennen, können wir vielleicht einen Ausweg finden aus unseren viehischen Verhaltensweisen anderen gegenüber. Vielleicht hören wir dann auf, jenes seltsame Tier zu sein, das, wie Yeats in einem Gedicht schrieb, schlappschwänzig nach Bethlehem schlurft, um dort wiedergeboren zu werden. Vielleicht können wir nicht ein falscher Messias, sondern echte Propheten werden, indem wir nicht mehr aufeinander einschwätzen, sondern einander echte Botschaften vermitteln. Der falsche Messias veräußerlicht lediglich die bösen Geister des Wahnsinnigen und läßt sie in ihr eigenes Verderben rennen. Der echte Prophet dagegen geht mit persönlichem Beispiel voran und zeigt seinen Mitmenschen, wie man sie bei sich behält und wie man sie schließlich integriert und sich zum Freund macht. Man fragt sich, was aus dem Mann geworden sein mag, der durch Christus von seinen Dämonen so gewaltsam befreit wurde.... Ich glaube, einer Sache darf man sich in dieser Parabel sicher sein: Gewiß, die Besessenheit verließ den Wahnsinnigen, doch sie starb nicht in den Schweinen - sie blieb in vacuo, verfügbar aller Welt. Besessenheit und Wahnsinn treten zwar in jeder Person partikularisiert auf, aber gleichzeitig sind sie etwas, das den ganzen menschlichen Äther durchdringt. Wahnsinn ist die tastende Vision einer neuen und wahren Welt, die verwirklicht wird durch die endgültige Destrukturierung der alten, konditionierten Welt" (51). Coopers Schizophreniekonzept beinhaltet eine "eschatologische Botschaft", die, so zeigt sich deutlich, unvereinbar mit den Prinzipien der deskriptiven Psychopathologie und der praktischen Psychiatrie ist. Die Terminologie dieser Lehre von der Endzeit ist zwar marxistisch, verweist aber ebenso auf die christliche Eschatologie, wenn man die problematische historische Entwicklung der Eschatologie zur Kenntnis nimmt. Schizophrenie ist für Cooper offenbar eine

Metapher für das Hinfällige und Schlechte in der Welt und hat mit dem psychopathologischen Konstrukt Schizophrenie außer dem Namen kaum noch Gemeinsamkeiten.

Ratzinger hat zur Situation der Frage nach der Eschatologie bemerkt, daß diese in der geschichtlichen Krise unserer Zeit ins Zentrum theologischen Denkens gerückt sei. Er sieht den Beginn der theologischen Besinnung auf Eschatologie vorwiegend im Zusammenhang mit der Entwicklung einer engagierten Theologie Anfang des 20. Jahrhunderts (247, s.a.: 285). Mit dem modernen wissenschaftlichen Denken entstehe eine Einsicht, die vorher in der Aufklärung nur von Außenseitern geäußert und von den übrigen kaum ernstgenommen worden sei, die "ganze Botschaft Jesu sei eschatologisch" gewesen, sie habe ihre "Stoßkraft" davon empfangen, daß Jesus das "nahe Ende der Welt", den "Einbruch von Gottes Reich" verkündet habe. Ratzinger erklärte die "explosive Hinwendung zu eschatologischen Fragen des Glaubens" nicht als "Ergebnis verfeinerter wissenschaftlicher Methoden". Für ihn geht das "plötzlich geschärfte Gehör für die eschatologischen Töne und Untertöne des Neuen Testaments" zusammen mit der "heraufsteigenden Krise der europäischen Zivilisation", einem "Untergangsbewußtsein", das seit der Jahrhundertwende wie das "Vorgefühl" eines "nahenden weltgeschichtlichen Erdbebens" die Menschen in Sorge bringe. Inzwischen habe ein zweiter, starker Strom die Theologie erreicht, nämlich der Marxismus. In ihm stecke die "Urgewalt des alttestamentlichen Messianismus", denn die "Leidenschaft und Faszination des Marxismus" gingen von seiner "prophetischen Wurzel" aus. Er verheiße eine Welt, für deren "Kommen es im rationalen Kalkül" keine Anzeichen gebe. So finde sich "trotz der Kampfansage an Gott und an die geschichtlichen Religionen ein religiöses Pathos", das die heimatlos gewordenen religiösen Energien vieler Menschen mit geradezu magnetischer Kraft an sich binde und zusehends auch auf die Theologie zurückwirke, die eine Möglichkeit sehe, die eschatologische Botschaft mit einem faßbaren Inhalt zu füllen (247).

Marxistische Denker, allen voran Marcuse, Adorno und Bloch erwarten in der neuen Welt einen anderen Status der Materie, da nur so die geschichtlichen Entfremdungen überwindbar seien. Ernst Bloch (1885-1977) drückte das "anthropologische Postulat von der Auferstehung der Materie" am deutlichsten aus, indem er davon ausging, daß die unfertige Welt zum Ende gebracht werden könne. Der in ihr "anhängige Prozeß" könne zum Resultat gebracht, das "Inkognito der in sich selber real-verhüllten Hauptsache" könne gelichtet werden. Das Eigentliche oder Wesen sei dasjenige, was noch nicht ist, was im Kern der Dinge nach sich selbst treibe; was in der "Tendenz-Latenz des Prozesses seine Genesis" erwarte. Nach Blochs Hauptwerk "Das Prinzip Hoffnung" (1938-1947) lebe der Mensch

noch in der Vorgeschichte, "alles und jedes stehe noch vor Erschaffung der Welt, als einer rechten". Die wirkliche Genesis sei nicht am Anfang, sondern am Ende und sie beginne erst anzufangen, wenn Gesellschaft und Dasein radikal werden. Wenn der arbeitende Mensch sich erfasse und sein Sein ohne Entäußerung und Entfremdung in realer Demokratie begründe, entstehe in der Welt "Heimat" (31).
Unzweifelhaft steht Coopers Schizophreniekonzept in dieser marxistischen und eschatologischen Tradition, obwohl er an gedanklicher Tiefe hinter den genannten neomarxistischen Autoren zurückblieb. Von den führenden Nervenärzten wurde ein derartiges Schizophreniekonzept natürlich nachdrücklich abgelehnt, nicht zuletzt weil an einer strikten methodischen Trennung von Psychopathologie und Philosophie festzuhalten sei. Nach Jaspers sind "ethische, ästhetische, metaphysische Wertungen völlig unabhängig von psychopathologischer Wertung und Zergliederung" und haben "mit Psychiatrie überhaupt nichts zu tun" (144).
Es ist anzunehmen, daß gerade die zuletzt dargestellten Gedankengänge Coopers die Popularität seiner Schriften ausmachten.

Coopers praktische Ausrichtung

Man könnte meinen, daß den Thesen Coopers, die auf dem von ihm befürworteten Primat der Praxis beruhen, eine originelle Anleitung für den Umgang mit psychisch Kranken folgen müsse. Er schrieb durchaus humorvoll, aber überraschend konservativ: "Was man brauchte, um eine neue Art von psychiatrischer Situation zu schaffen, wären, wie ich glaube, nicht Techniken oder Programme, sondern die richtigen Leute" (50). Cooper warf der medizinischen Psychiatrie provozierend vor, sie sei für die Behandlung psychisch Kranker weitgehend ungeeignet: "Das medizinische Establishment neigt dazu, die Psychiatrie mit Herablassung zu betrachten. Das ist nur zum Teil ungerechtfertigt. Die Rechtfertigung liegt in der Tatsache, daß viele Psychiater sich völlig in den Schlingen der organischen Medizin verloren haben.... Tatsächlich sind viele Psychiater zweitklassige Ärzte, Leute, die es in der allgemeinen Medizin zu nichts bringen konnten; doch diese Tatsache mindert nicht die Tendenz zu anmaßendem Auftreten" (50).
Coopers Ideal ist eine therapeutische Gemeinschaft, in der vermeintlich Kranke und vermeintlich Gesunde zusammenleben sollten. Medikamente lehnte Cooper dagegen als "chemische Zwangsjacke" pauschal ab. Dieser Sachverhalt ist insofern interessant, als die meisten Antipsychiater und ihre Gefolgsleute Psychopharmaka einsetzten.
Cooper schrieb wie die übrigen Antipsychiater wenig über körperlich begründbare psychische Störungen und über biologische Ansätze in der Psychiatrie

(50,51,52,53,54). An einer Stelle bemerkte er: "In manchen Fällen erklärt sich ein Verhalten, das unter gesellschaftlichen Gesichtspunkten als gestört gilt, durch biologische Vorgänge, etwa Hirnschäden, pathologische Hirnalterung, Epilepsie usw. Doch in anderen Fällen, der Mehrheit, ist das Verhalten seinem Wesen nach verschieden; es kann nicht auf der Basis eines bekannten biologischen Prozesses erklärt werden, sondern es wird unter dem Aspekt dessen verständlich, was konkrete andere Personen, die zum Patienten in einer tatsächlichen Beziehung stehen, ihm antun und was er in der Interaktion ihnen antut" (50).
Cooper nahm zur Frage nach Differentialdiagnosen keine Stellung. Es bleibt ungeklärt, wie man die organisch bedingten Verhaltensabweichungen erkennen könne und welcher technische Aufwand dafür betrieben werden darf.
Nicht nur nach Schipkowenskys Ansicht weitete Cooper den Zuständigkeitsbereich der Psychiatrie aus. Damit werde aber ein Mißbrauch der Psychiatrie erst wieder möglich. Auf der anderen Seite müsse die Absage an Medizin und Neurologie unweigerlich zu Fehldeutungen körperlich begründbarer Psychosen führen. Die Jahre danach haben gerade diesen Sachverhalt deutlich bestätigt. In seinem Werk "Tod der Familie" (1972) forderte Cooper dann das Ende der Familie, denn als krankmachende Institution sei sie überholt. Cooper gelangte von der Antipsychiatrie zur Antipädagogik (51), was seine Abkehr von der Medizin unterstreicht. Die essayistische Form seiner Schriften bedingte die große, fachfremde Sympathie für die antipsychiatrische Bewegung in der Öffentlichkeit. Der Schizophrene wurde zum Spiegel für eine inhumane Gesellschaft. Der Wahnkranke sollte auf die Notwendigkeit einer besseren Welt hinweisen, er zwang zu einer inneren Umkehr der Gesunden. Kisker kritisierte diesen "Mythos der Schizophrenie" (165), der dem Kranken nichts nützen könne, im Gegenteil, er führe dazu, daß Patienten die oft notwendige medikamentöse Hilfe versagt blieb. Trotz der Fülle der Gegenargumente erscheint die Diskussion um die metaphysischen Leitideen der Antipsychiater und Medizinkritiker bis heute nicht beendet.

1.2 Ronald David Laing : Reisegefährte in der Psychose

In die Zeit von 1960-1975 fallen Laings bekannteste Veröffentlichungen, die seine Einordnung als "Antipsychiater" rechtfertigen, obwohl Laing diesen Begriff nie benutzte.
Laing war überzeugt, daß die schizophrenen Psychosen vollständig verstehbar seien und nicht, wie es bei hirnorganischen Erkrankungen der Fall ist, als krankhafter Prozeß den "Sinnzusammenhang des Lebens" zerreißen (99,323). Er hielt die

Entfremdung des Menschen für den Ursprung aller psychischer Störungen. Daher wollte Laing in Übereinstimmung mit Cooper "den Wahnsinn" als verstehbare Daseinsveränderung verstanden wissen, die durch die Entfremdungsmechanismen der Gesellschaft und der Familie bewirkt werde. Grundvoraussetzung für eine interindividuell unterschiedliche Empfänglichkeit gegenüber den pathogenen Kommunikationsstrukturen der Familie sei die "ontologische Unsicherheit" der später Schizophrenen. Sie zeige sich in einer angelegten, von außen leicht beeinflußbaren Empfindung für eine An-sich-Getrenntheit von Geist und Körper. Dieser von Laing als "schizoider Grundtypus" bezeichnete Mensch ist der potentiell Schizophrene: "Der Körper wird mehr als ein Objekt unter anderen Objekten in der Welt, denn als Kern des eigenen Seins empfunden. Anstatt der Kern des eigenen wahren Selbst zu sein, wird der Körper als Kern eines falschen Selbst empfunden, auf das ein losgelöstes, unverkörpertes, inneres, wahres Selbst je nachdem mit Zärtlichkeit, Belustigung oder Haß schaut" (188)*.

Ausgelöst werde die "endgültige Spaltung des Selbst" durch "die Anderen", insbesondere durch das innerfamiliäre "Miteinander und Gegeneinander". Seelische Krankheit sei immer Folge eines abnormen Wechselspiels zwischen dem Selbst und dem Anderen: "In mehr als hundert Fällen haben wir die Begleitumstände des sozialen Geschehens untersucht, wenn jemand für schizophren gehalten wird. Unserer Meinung nach stellen dabei ohne Ausnahme Erfahrungen und Verhalten, wenn sie als schizophren gelten, eine spezielle Strategie dar, die jemand erfindet, um eine unerträgliche Situation ertragen zu können. In seiner Situation hat er erkannt, daß er sich in einer unhaltbaren Position befindet. Er ist sozusagen mattgesetzt" (184)**.

Laing hielt wie alle Antipsychiater die kapitalistische Gesellschaft für "wahnsinnig". In Anlehnung an Illichs "Nemesis der Medizin" (1977) gab er zu bedenken, ob die moderne Umwelt das Vorkommen eines gesunden Phänotyps selbst bei gesunden Erbanlagen ausschließe. Er erteilte nicht nur mit dieser Überlegung der biologischen Psychiatrie eine klare Absage. Die biologische Erkenntnismethode erniedrige die

---

* In einigen psychotherapeutischen Schulen spielt die Unterscheidung zwischen dem Ich und dem Selbst eine große Rolle wie etwa bei Jung oder Rogers. Es sei in diesem Zusammenhang auf Hartmanns "Bemerkungen zur psychoanalytischen Theorie des Ichs" (1950) und Kohuts "Narzißmus" (1971) hingewiesen. Winnicott (1954) sprach hinsichtlich der schizophrenen Patienten von einem fehlenden stabilen Ich-Kern, das gestörte "wahre Selbst" werde von einem "falschen Selbst" verdeckt.

** Alle von den Antipsychiatern aufgegriffenen Themen waren bereits von Vertretern der klinischen Psychiatrie bearbeitet worden. Weitbrecht hatte sich mit der Frage der Kompensierung und Dekompensierung bei endogenen Psychosen auseinandergesetzt (325). Häfner hatte sich mit soziologischen Determinanten psychischer Krankheit und Gesundheit befaßt (101). Zu diesen Themen bot Laing daher nichts Neues.

Wissenschaftler bei der Erforschung der Schizophrenien zu "intellektueller Idiotie" (190).

Trotz dieser Gedankengänge entwickelte Laing keine neuen Behandlungsvorschläge für psychisch Kranke. Sein therapeutisches Ideal war eine "Vielzahl von Gemeinschaften", in denen Geisteskranke mit Hilfe von ehemaligen Patienten "geheilt" werden könnten. Entscheidend für den Erfolg einer Therapie sei das Miteinander von Arzt und Patient auf einer "menschlichen Ebene". Ärztliches Handeln erfordere die Aufgabe der emotionalen Neutralität: "Wie der Deuter muß der Therapeut die Elastizität haben, sich in eine andere fremde und sogar gestörte Sicht der Welt zu transponieren.... Nur so kann er zu einem Verstehen der existentiellen Position des Patienten gelangen... für Verstehen könnte man Liebe sagen.... Der Schizophrene muß kennengelernt werden, ohne zerstört zu werden"* (188).

Manchmal fragt sich der geneigte Leser beim Studium der angeführten Texte, in welchen psychiatrischen Kliniken Laing seine Erfahrungen sammelte, denn die von ihm aufgestellten Forderungen im Umgang mit Patienten wirken aus ärztlicher Sicht weitgehend selbstverständlich.

Geradezu utopisch und gefährlich erscheinen aber manche seiner therapeutischen Schlußfolgerungen, die das folgende Zitat deutlich macht: "Anstelle von Heilanstalten, einer Art von Reparaturwerkstätten für menschliche Zusammenbrüche, brauchen wir Orte, an denen weitergereiste und also vielleicht verlorenere Leute als Psychiater und andere Gesunde ihren Weg finden können: Weiterhinein in den inneren Raum und die innere Zeit und wieder zurück.... In der Psychiatrie würde das heißen: Expatienten helfen zukünftigen Patienten verrückt zu werden" (184). Verrücktheit müsse nicht unbedingt Zusammenbruch sein. Sie könne auch Durchbruch sein. Sie sei potentiell gleichermaßen Befreiung und Erneuerung wie Versklavung und existentieller Tod, denn der Schizophrene sei "ein Verbannter, der Signale aus der Leere sende", in die er versunken sei. Das Angebot Laings, Reisebegleiter der Psychose zu sein, erinnerte an Slogans der sechziger Jahre, in denen durch die Einnahme von Drogen und Rauschmitteln eine "Bewußtseinserweiterung" propagiert wurde. Der Weg durch die Psychose sollte Katharsis, Wiedergeburt und Neugeburt sein. Überdeutlich zeigt sich eine Inkongruenz von Ursache und Bedeutung der Geisteskrankheiten, worauf Peters hinwies (237,238). Obwohl ursächlich für Schizophrenien gestörte Familienstrukturen angenommen werden und ein zerstörendes Element der Psychosen anerkannt wird, tendierte Laing in seinen folgenden Schriften dazu,

* Deutlich wird in den frühen Schriften der Einfluß der psychotherapeutischen Haltung von Carl Rogers (1902-1987) (255).

psychotische Erfahrungen positiv zu bewerten: "Ich glaube jedoch, daß Schizophrene den Psychiatern mehr über die innere Welt beizubringen haben als Psychiater ihren Patienten" (184). Die Thesen Laings gipfelten in der Feststellung, daß der Schizophrene "ein Wissender" sei, der einen Weg aus der allgemeinen Entfremdung aufzeige. Für Laing ist das Auftreten einer Psychose nur deshalb eine Katastrophe, da positive Aspekte, die der Schizophrenie innewohnen, aufgrund der gesellschaftlichen Reaktion nicht verwirklicht werden können: "Es ist klar, daß authentische Visionen von Freiheit, Macht und Kreativität erreicht und ausgelebt werden können" (189, s.a.: 194).

Der Begriff Psychose wurde von Laing im übrigen nicht definiert. Bekanntlich haben auch psychopathologisch arbeitende Autoren erhebliche Probleme, diesen Begriff zu definieren. Die schwierige Frage, ob der Begriff Psychose überhaupt definierbar ist (160,311), wurde von Laing nicht gestellt. Auch hieran wird erkennbar, daß Laing einige Hauptprobleme der Psychiatrie nicht verstanden hat. Wäre es ihm tatsächlich um den Nachweis der Psychogenese von Schizophrenien gegangen, hätte er sich psychopathologisch mit solchen Phänomenen wie den Vorpostensymptomen von schizophrenen Psychosen (122), der Borderline-Symptomatik (263), dem induzierten Wahn (80), der gruppendynamischen Auslösung von schizophrenen Episoden (235) oder einzelnen Symptomen wie beispielsweise der Heautoskopie (197) auseinandersetzen können. Dazu findet sich in der ganzen Antipsychiatrie kein Hinweis.

Laings metaphysische Ansätze

Dieser Aspekt Laingscher Antipsychiatrie ist wichtig, weil nach Jaspers von der Psychopathologie keine religiösen, metaphysischen oder philosophischen Erkenntnisse zu erwarten sind.

Ausführlich beschrieb Laing in dem Nachwort zu seinem Werk "Politik der Familie" (1974), wie fremd ihm die naturwissenschaftliche Anschauungsweise sei: "Ein paar realistische Schotten (Reid und andere - die Philosophen des Common Sense, des gesunden Menschenverstandes) beteuerten, daß sie selbst dann nicht auf ihren gesunden Menschenverstand verzichten würden, wenn unser Denken uns einen Pfad entlang führt, der mit logischer Folgerichtigkeit in einen metaphysischen Alptraum, eine geistige Hölle, einen moralischen Nihilismus und ein totales intellektuelles Debakel aus unauflösbaren Paradoxen mündet. Ich kann letzten Endes meinem gesunden Menschenverstand auch nicht glauben oder ihm vertrauen. Ich wollte, ich könnte es, aber ich scheine diese Dinge nicht in meiner Gewalt zu haben" (187). Für Laing sind Menschen als "Wahrheitsträger genauso aussichtsreich wie ein Schneeball in der Hölle", sie können die bestehenden Verhältnisse, zu denen auch Krankheiten gehören, nicht erklären. Er meinte: "Es gibt verschiedene Ansichten in der Frage, ob die Verhältnisse wirklich so sind. Wenn ja, sind sie dann heilbar? Und wenn sie heilbar sind, durch menschliche Bemühungen oder allein durch die Gnade Gottes, falls es einen Gott gibt" (187). Eine medizinische Problematik beinhaltet somit von vornherein theologische Standpunkte, besonders wenn die Medizin die Funktionen der Religion übernimmt. Die zentrale Frage nach den Verfehlungen, Verirrungen und Verwirrungen des Menschen ist für Laing die Frage nach der Sünde: "Das Wort, das mit sündigen übersetzt ist, erinnert in seinem Klang an das Wort, das Ziel verfehlen im Bogenschießen. Auch wenn das in dem komplexen Zusammenhang des Wortes nicht der einzige Ton ist, verändert es für mich doch die Qualität des Wortsinns, mit dem ich in meinem unmittelbaren schottischen presbyterianischen Kulturkreis aufgewachsen bin. Es bringt das Wort in die Nähe solcher Begriffe wie Irrtum, solcher Ausdrücke wie irren (sündigen) ist menschlich, vergeben göttlich" (187). Diese Sichtweise läßt die biologisch-psychiatrische Deutung der endogenen Geisteskrankheiten als komplexe Stoffwechselstörung als sinnlos erscheinen, da zunächst die Frage nach dem Menschsein zu beantworten wäre, denn biochemische Veränderungen sind Folge der allgemeinen menschlichen Daseinsproblematik. Man fragt sich natürlich, ob das auch für die Alzheimer Krankheit, endokrine Entgleisungen, epileptische Psychosen, ein diabetisches Koma, eine Virusencephalitis oder eine Porphyrie mit zerebraler Symptomatik gilt (s.a.: 79). Offenbar liegen diese Störungen a priori auf einer anderen Ebene, ohne daß Beweise erbracht werden müssen. Der Wahnsinn stellte für Laing also lediglich ein Gleichnis für den um Erkenntnis ringenden und scheiternden Menschen dar. Der Geisteskranke weist über die Grenzen der sinnlich faßbaren Welt hinaus, da das Bedürfnis nach metaphysischen Verkündungen im Zeitalter einer perfektionierten Technik, die nicht nur in der Rüstung einen "apokalyptischen Charakter" habe, größer geworden sei. Laing schrieb: "Es gibt ein Prophetenwort bei Amos, daß eine Zeit kommen wird, in der ein Hunger im Lande herrscht, nicht ein Hunger nach Brot und Durst nach Wasser, sondern nach dem Wort des Herrn zu hören. Diese Zeit ist nun gekommen. Es ist unser Zeitalter" (184). Im durchschnittlichen Leben sei Gott nicht mehr erfahrbar: "Es scheint mir kein Zweifel darüber zu bestehen, daß in den letzten tausend Jahren tiefgreifende Veränderungen in der Erfahrung des Menschen stattgefunden haben.... Alles deutet darauf hin, daß der Mensch Gott erfahren hat. Glaube war nie eine Frage darauf, daß Gott existiert, sondern des Zutrauens in seine Präsenz, die erfahren wurde und von der man wußte, daß sie existierte als eine in sich gültige Gegebenheit. Wahrscheinlich erfahren weit mehr

Leute in unserer Zeit weder die Präsenz Gottes, noch die Präsenz seiner Absenz, sondern die Absenz seiner Präsenz" (184). Ärzte und Priester sollten sich daher Seite an Seite um die "Vermittlung des Transzendenten mittels psychotischer Zustände" bemühen. Laing schrieb schwärmerisch: "Erkennen wir nicht, daß diese Reise nicht etwas ist, von dem wir geheilt werden müßten, sondern daß sie ein natürlicher Weg zur Heilung aus unserem schrecklichen Zustand der Entfremdung ist, den wir Normalität nennen? Zu anderen Zeiten machten sich Leute absichtlich auf die Reise.... Man möchte hoffen, daß die Gesellschaft eigens zu dem Zweck Stätten herrichten wird, Menschen durch die stürmischen Passagen einer solchen Reise zu helfen.... Sie werden sagen, wir seien im Rückschritt, im Rückzug und ohne Kontakt mit ihnen. Es stimmt, wir haben einen sehr langen Rückweg vor uns, um wieder den Kontakt zur Realität zu finden, den wir seit langem verloren haben. Und weil sie human sind und besorgt und sich erschrocken haben, werden sie versuchen uns zu heilen. Das kann ihnen gelingen. Doch ist noch Hoffnung, daß es ihnen nicht gelingen wird"* (190).

In Laings Vorstellungen werden nach unserer Auffassung pietistische Wurzeln sichtbar. Der Pietismus war eine im 17. Jahrhundert einsetzende innerkirchliche Erneuerungsbewegung als Protestantismus, die auf eine praktische Verwirklichung der christlichen Lehre im Kreis der Auserwählten zielte und für eine soziale Umgestaltung eintrat. Als Reformbewegung sollten Institutionalismus und Dogmatismus der orthodoxen Kirche überwunden werden. Individuell-subjektive Frömmigkeit war daher das zentrale Anliegen des Pietismus. Mit der Forderung, den Glauben auf die biblischen Zusagen zu gründen und mit einem vertieften, an der Heiligen Schrift ausgerichteten Leben ernst zu machen, entwickelte der Pietismus eine Aufbruchsstimmung, die sich in einer intensiven missionarischen Tätigkeit niederschlug (25). Pietismus und Aufklärung kämpften anfangs - historisch wichtig - gemeinsam gegen Hexenglauben und Intoleranz, obwohl der Pietismus aufgrund seiner antiwissenschaftlichen Komponente später in Widerspruch zur Aufklärung geriet. Wissenschaftliche Erkenntnis wurde vom Pietismus skeptisch beurteilt, da ein tiefreichender Schöpfungsglaube vermeintlich gegen eine kausale Wissenschaft

* Mayer-Gross hat Verarbeitungstypen abgelaufener Psychosen untersucht und ging dabei vom Begriff der Erhaltung der Existenzwerte aus. Als Folge der Erschütterung der Existenzwerte durch die Psychose unterschied er die Verarbeitungsformen Verzweiflung, Ausscheidung, Einschmelzung und Bekehrung (215). Die Bekehrung stellt eine wertbezogene Umorientierung nach einer Psychose dar, die nicht nur religiös sein kann. Auch Weitbrecht widmete sich den Bekehrungserlebnissen von Schizophrenen (312,320) und Conrad verwandte den Begriff Apokalypse (49), um das plötzliche Hereinbrechen der beginnenden Schizophrenie zu kennzeichnen. Die Notwendigkeit einer Unterscheidung zwischen dem Dasein und Sosein einer Psychose (K. Schneider) war für die genannten Autoren unumstritten. Laing kannte offenbar die umfangreiche Literatur zu diesem Themenkreis nicht.

vom Menschen stand. In Frontstellung zum Atheismus reichte für den Pietismus die Wahrheit vom Menschen tiefer als die Wahrheit der Wissenschaften. Das Wesen des Menschen, das sich der Rationalität nicht eröffnet, erschließt sich nur bei einem Fragen nach der christlichen Wahrheit, wobei das Wort Jesu die maßgebliche Autorität für den Menschen darstellt. Theologisch bewirkte die Besinnung auf das persönliche Verhältnis zu Gott eine Verinnerlichung, die auch die lyrische Literatur beeinflußt hat. Diese indirekte Wirkung auf die deutsche Dichtung, vor allem auf die Romantik, erfaßte Lessing, Schiller, teilweise Goethe, Fichte, Hölderlin u.a., aber auch Kant. Der Einfluß des Pietismus reicht bis hin zu modernen psychologischen Darstellungstechniken (z.B. Morenos Psychodrama*), und dem Stil von Autobiographien und Bildungsromanen, die durch die individualistische Auffassung des Pietismus wesentlich beeinflußt wurden (25).

Laings Psychosekonzept deckt sich zum Teil mit den Grundideen des Pietismus. Sein Verhältnis zu wissenschaftlicher Erkenntnis, das Missionarische seiner Antipsychiatrie, der Anspruch, Erneuerungsbewegung zu sein, der proklamierte Kampf gegen Institutionalismus und Dogmatismus, die Betonung des Individuellen gegenüber dem Allgemeinen und die damit verbundene antinosologische Haltung lassen sich in weitgehende Übereinstimmung mit pietistischen Vorstellungen bringen.

Laing, Szasz und Illich warnen übereinstimmend vor den "Häretikern und Gnostikern" der naturwissenschaftlichen Medizin. Für sie ist die naturwissenschaftliche Medizin eine im Kern religiöse Irrlehre. Angesichts dieser Auffassung liegt es nahe, in den antipsychiatrischen und antimedizinischen Konzepten theologische Momente aufzuspüren.

Man hat tatsächlich manchmal das Gefühl, daß die Antipsychiater im Sinne einer abendländischen Tradition Rechte reklamieren könnten (siehe auch die Betroffenheit von Faust "Und sehe, daß wir nicht wissen können" (Vers 364). Der ewig strebende Faust ist Beispiel einer tragischen, abendländischen Figur, die nicht erkennen kann, "was die Welt im Innersten zusammenhält" (Vers 382).

---

* Psychodrama: Das Psychodrama ist dadurch gekennzeichnet, daß neurotische Konflikte nicht nur durchlebt, sondern auch in der Aktion agiert (acting-out) werden sollen. Jakob Levy Moreno (1889-1974) errichtete zu diesem Zweck spezielle, zentral gebaute Plattformen, auf denen er und seine Assistenten ihre Patienten ermutigten, bestimmte gefühlsbetonte Perioden bzw. Konfliktsituationen ihres Lebens dramatisch zu wiederholen (226).

Körperlich begründbare Psychosen, Krankheitssystematik und Kritik der klinischen Psychiatrie

Laing ging in seinen Erörterungen niemals auf das Problem körperlich begründbarer Psychosen ein. Da er annahm, daß sowohl der Formenkreis der Schizophrenien als auch die affektiven Psychosen nicht auf körperliche Ursachen zurückzuführen seien, war aus seiner Sicht ein Vergleich auch nicht sinnvoll.
Das triadische System* der Psychiatrie hat für die Antipsychiater keinerlei Gültigkeit. Die Antipsychiater lehnten eine Systematisierung und Klassifizierung von psychischen Krankheiten ab (s.a.: 153), obwohl sie sich immer nur auf schizophrene Psychosen beziehen, also für sie doch, wenn auch begrifflich ungeklärt, psychopathologische Einheiten existieren müssen. Wenn Aristoteles (384-322 v. Chr.) immer noch ein, wenn nicht das Fundament wissenschaftlichen und philosophischen Denkens ist, dann ist die Antipsychiatrie allein wegen ihrer manchmal verlockend erscheinenden Antisystematik ("No diagnosis at all", Menninger, 218) als wissenschaftlicher Humbug abzulehnen. Wissenschaft und Ablehnung jeder Systematik sind unvereinbare Postulate. Das bedeutet natürlich nicht, daß die Subjektivität im Kranksein in einer wissenschaftlich fundierten Psychiatrie keinen Platz hat.

Laings Thesen riefen bei den Klinikern Kritik hervor (90,165,237,238). Glatzel argumentierte, die Daseinsanalyse, die Laing postuliere, habe längst Einzug in die klinische Psychiatrie gefunden (Binswanger, Kuhn, Blankenburg). Die Gedanken Laings seien aber nicht qualifiziert genug, um an der Diskussion der Daseinsanalytiker ernsthaft teilzuhaben. Ludwig Binswanger (1881-1966) habe niemals eine biologische Ursache der schizophrenen Daseinsumwandlung in Abrede gestellt. Die Philosophie Sartres sei unkritisch übernommen und stark vereinfacht worden. Stets werde die eigene Freiheit durch den anderen beschränkt, man sei dem "Anderen" ausgeliefert. Die Möglichkeit des Sich-aus-dem-Felde-Begebens werde nicht erörtert, dem "Anderen" entgehe man nur in der Psychose (90). Für die Entstehung schizophrener und affektiver Psychosen liefere Laing keine in sich widerspruchsfreien Ergebnisse. Es bleibe die Frage offen, warum eine Familie oder eine Gesellschaft einen einzelnen in die Schizophrenie treiben wolle. Weitbreeht

* Die psychopathologische Schichtenlehre von Jaspers führte dazu, psychiatrische Krankheiten in drei Gruppen aufzugliedern (triadisches System der Psychiatrie): I. körperlich begründbare psychische Störungen (z.B. infolge von Hirnerkrankungen), II. körperlich und psychologisch bisher nicht begründbare Psychosen (der Formenkreis der Schizophrenien und die affektiven Psychosen) und III. Variationen normalen seelisch-geistigen Wesens (z.B. Neurosen, abnorme Entwicklungen etc.) (153).

meinte, daß die Antipsychiater durch vorschnelle Äußerungen, allen voran Laing, lerntheoretischen, familientheoretischen und interaktionalen Denkmodellen außerordentlich geschadet hätten (326). Da Laing keinen operationalisierten Krankheitsbegriff für psychische Störungen definiere, könne er jeden nach den jeweils von ihm bestimmten Kriterien für wahnsinnig oder gesund erklären. Somit werden indirekt die Machtbefugnisse der Psychiatrie ausgeweitet, obgleich das Gegenteil proklamiert wurde. Laing sei im Unterschied zu Cooper romantischer Essayist. Peters wies darauf hin, daß Laing zwei verschiedene Modelle der Psychose verwende, zum einen ein psychedelisches Modell (237,288) und zum anderen ein "Negativmodell", welches er der "klassischen Psychiatrie" unterstellte (237). Seine Antipsychiatrie zielte nicht auf die "Kranken", sondern auf die "Erneuerung der Gesunden" ab (275).

Im übrigen wußte Kisker zu berichten, daß Laing seine Vorstellungen spätestens seit 1975 deutlich revidierte und “die Effekte kapitalistischer Persönlichkeitsdeformation“ allenfalls noch als einen Teilaspekt seelischer Gestörtheit zuließ (165). Allerdings erschienen zu dieser Zeit noch die Übersetzungen seiner Arbeiten (184-192), während Laing sich von der "Antipsychiatrie" distanzierte. Schon 1972 hatte Ey bemängelt, daß die Antipsychiatrie sich einerseits als "antiasyläre Heilsbewegung" bezeichne, andererseits aber die "brutalen psychopathologischen Fakten" verleugne (74). Dieser Zustand schien selbst für Laing auf Dauer nicht haltbar, was keines weiteren Kommentars bedarf. Dieser Sachverhalt wirft aber ein deutliches Licht auf die praktische Anwendbarkeit seiner Thesen.

Van Sloten berichtete ernüchternd von Institutionen, deren Therapeuten sich auf Laings Thesen beriefen, und Anstadt schilderte erschreckende Erfahrungen mit Anhängern Laings während der Behandlung ihres schizophrenen Sohnes (7,292).

II.2. Italienische Autoren

Franco Basaglia (1924-1980) ist der bekannteste Vertreter der italienischen Psychiatriebewegung gewesen. Er wollte mit dem Motto "Freiheit heilt" die Psychiatrie grundlegend reformieren. Basaglia leitete die Modellklinik in Görz von 1961-1969, während er mit der eher gemäßigten Richtung der kommunistischen Partei Italiens (KPI) sympathisierte. Zeitlich parallel zum Auftreten der Studentenbewegung, die Italien Ende der 1960er erreichte, wurde die Auseinandersetzung um Institutionen, Autoritäten und dem Normalitätsbegriff in die Öffentlichkeit getragen. Zahlreiche "antipsychiatrische", therapeutische

Experimente wurden gestartet (1969-1973). Spätestens seit 1974 wurde jedoch ein Kontrast zweier Linien deutlich, einerseits die moderate Richtung der KPI und andererseits die radikale Haltung der außerparlamentarischen Linken. Man warf sich Opportunismus auf der einen Seite und mangelndes Verantwortungsbewußtsein und Verständnis für die Bedürfnisse und Probleme der psychiatrischen Patienten auf der anderen Seite vor. Die moderate Haltung der KPI setzte sich im Laufe der italienischen Psychiatriereform zunehmend durch. Entsprechende Richtungskämpfe fanden auch im häufig glorifizierten Görzer Krankenhaus statt. Nachdem im Sommer 1968 ein älterer Insasse während eines Wochenendurlaubes seine Frau mit einer Axt erschlug, wurde Basaglia zwar in einer Gerichtsverhandlung freigesprochen, aber er verlangte schärfere Restriktionen gegen die Patienten und wollte die Türen der Anstalt wieder schließen (145). Als das Buch "Die negierte Institution" 1971 in Deutschland erschien, war der Tenor des führenden italienischen "Antipsychiaters" bereits pessimistischer geworden. Pirella und Jervis, zwei Mitarbeiter in Görz, unterstützten Basaglias Versuch, "Görz den Psychiatern zurückzugeben" (145), nicht. Basaglia verließ daraufhin Görz, und Pirella wurde Anstaltsleiter.
Die italienische Reformbewegung wurde von Anhängern der antipsychiatrischen Gedanken lautstark als Vorbild gefeiert und die Auflösung der Großkrankenhäuser gefordert (42,103,104,105,113,155,208,278,291,293,316). Ernst und Ernst beschrieben den Zustand der italienischen Psychiatrie in der Lombardei nach der Reform sachlich und kritisch (70,71).
Wir möchten uns nun den Positionen Basaglias zuwenden.

2.1 Franco Basaglia: Freiheit heilt

Obwohl Basaglia intensive Kontakte zu Cooper und Laing unterhielt, unterschieden sich seine Thesen von denen der britischen Antipsychiater. Nach eigenen Angaben wurde er vor allem durch die Schriften von Marx, Jones, Goffman und Sartre beeinflußt. Er lehnte in späteren Veröffentlichungen im übrigen den Begriff "Antipsychiater" für sich ab.
Basaglias Thesen gründeten sich auf den katastrophalen Zustand der psychiatrischen Großkrankenhäuser in Italien (13-16). Er formulierte: "Unsere Aktion ging von einer Realität aus, die wir nicht akzeptieren konnten, die Realität der Irrenanstalten," und weiter: "Wenn wir eine Irrenanstalt betreten, bietet sich uns wahrhaftig kein erfreulicher Anblick: das fürchterliche Stimmengewirr, die düstergrauen Anstaltsjacken, kahlgeschorene Schädel, Schaum und Speichel auf

den Lippen der Insassen, der unerträgliche Geruch in den geschlossenen Abteilungen (der vorherrschende Geruch in jeder Irrenanstalt) - so sieht die Umgebung des Geisteskranken aus, in einem Land, das stolz auf seine Uffizien ist, auf Portofino, auf das Hochzeitsfresko, auf Capri, Venedig und Rom" (13).*
Für Basaglia ist der Geisteskranke ein aus der Gesellschaft Ausgeschlossener. Das psychiatrische Großkrankenhaus übe lediglich die therapeutisch-nihilistische Funktion einer Bewahrungsanstalt aus und fördere den "Status der Unfreiheit". Die Öffnung der geschlossenen Abteilungen sei daher therapeutisch der erste sinnvolle Schritt: "Jeder, der in eine Anstalt kommt, wird.... nicht als Kranker angesehen. Das ist ein Anstaltsinsasse, der für einen Fehler büßt, dessen Ursache und Ausmaß ihm nicht bekannt sind. Er weiß also nicht, wie lange er einzusitzen hat. Sicherlich, in der Anstalt gibt es Ärzte, Krankenpfleger... wie in einem normalen Krankenhaus, aber ihre ganze Aufgabe besteht tatsächlich in der Überwachung. In der psychiatrischen Anstalt dient die medizinische Ideologie lediglich dazu, jener Gewalt, die niemand anderes als der Psychiater kontrollieren kann, ein Alibi zu liefern und sie zu legitimieren" (13).
Basaglias Position richtete sich besonders gegen die Hochschulpsychiatrie, deren "praxisferne" Psychopathologie zurückgewiesen wurde. Er könne eine psychopathologische Wissenschaft, die die Institution des Großkrankenhauses dulde, nicht akzeptieren: "Dem psychiatrischen Establishment fällt es nur allzu leicht, unsere Arbeit als unseriös und wissenschaftlich nicht respektabel hinzustellen. Dieses Urteil kann uns nur willkommen sein, weil es uns endlich mit dem von jeher als unseriös und nicht respektabel abgeurteilten Geisteskranken und ganz allgemein - allen Ausgeschlossenen vergemeinschaftet" (13).

Ein wichtiges Prinzip in Basaglias Reformprogramm war die Aufhebung hierarchischer Strukturen in den Anstalten. Krankenpfleger und Krankenschwestern, Ärzte und Psychologen, Sozialarbeiter und Werktherapeuten, Patienten und Angehörige sollten Anteil an der Anstaltsführung haben, was den Vorstellungen der therapeutischen Gemeinschaft von Jones entsprach.

Basaglia begriff die Aufgabe des Psychiaters politisch. Er sah den Geisteskranken im Kontext eines gesellschaftlichen Systems, das durch die Widersprüche von Unterdrückern und Unterdrückten gekennzeichnet sei. Psychiatrie ist demnach keine neutrale Wissenschaft, sondern eine Institution der Gewalt, die der Erhaltung

* Es soll nicht abgestritten werden, daß sich die psychiatrischen Kliniken in den 1960er Jahren auch in Deutschland noch zu einem großen Teil in einem Zustand befanden, der alles andere als befriedigend war.

einer festgesetzten Norm und nicht den Patienten dient. Deshalb sollte nach Basaglia psychiatrische Tätigkeit auch politische Aktion sein: "Von uns wird die wissenschaftliche Neutralität, auf die sich die herrschenden Werte stützen, in Frage gestellt, unser Tun ist Kritik und politische Aktion" (13).
Die Erkenntnisse, die Basaglia aus den Analysen über den Zustand der psychiatrischen Krankenhäuser zog, führten deshalb zu Forderungen nach gesellschaftlichen Veränderungen: "Die psychiatrischen Anstalten liefern uns aus erster Hand Informationen über eine Gesellschaft, in der es dem Unterdrückten immer schwerer gemacht wird, die Ursachen und Mechanismen seiner Unterdrückung zu erkennen. Sobald die politische Kritik auch das subversive Potential all derer mit einbezieht und berücksichtigt, die erklärtermaßen außer Gefecht gesetzt sind, wird der Ehrgeiz der Antipsychiatrie darauf gerichtet sein, mit Hilfe eines praktischen Experiments und der entsprechenden theoretischen Untermauerung antizipierend mögliche Wege aufzuzeigen, die zu einer grundsätzlich neuen Gesellschaftsordnung führen können" (13).
Inwieweit diese Thesen zu Gewalttätigkeiten radikaler antipsychiatrischer Kräfte geführt haben, ließe sich am Beispiel des "Sozialistischen Patientenkollektiv (SPK)" in Heidelberg 1970/71 nachweisen, das sich auf die Thesen Basaglias berief.
Da nach Basaglia die Psychiatrie in einer Gesellschaft, die noch von Klassengegensätzen bestimmt ist, Teil der herrschenden politischen Ideologie ist, fühlte er sich als Arzt aufgefordert, seine Rolle im Klassenkampf zu definieren: "In diesem Sinn kann unsere gegenwärtige Aktion nur in einer Negation bestehen, die, ausgehend von der Umwälzung einer Institution und ihrer Wissenschaft, bis zur Negation des therapeutischen Aktes als Lösungsmittel für die sozialen Konflikte reicht, die ihrerseits in keinem Fall durch die Anpassung der Betroffenen aufgehoben werden können" (13). Die Negation des therapeutischen Aktes beginne in der Psychiatrie, wie bereits erläutert, mit der "Freisetzung" der Anstaltsinsassen: "Der Psychiater scheint tatsächlich erst heute wieder zu erkennen, daß der erste Schritt zur Heilung des Kranken darin besteht, ihm seine Freiheit zurückzugeben, die er selbst ihm vorher entzogen hatte" (13). Dieser Schritt ist vor allem Vorbereitung zur Heilung der Gesellschaft, die den Geisteskranken unter sich nicht ertragen kann.
Lungershausen nahm in seinem Aufsatz "Ethische Fragen und das Handeln in der Psychiatrie" Stellung zu kritischen Denkansätzen über die Psychiatrie. In der Verlängerung skeptizistischer Denkansätze sei es inzwischen fast zur Regel geworden, allgemein Anerkanntes, bisher verbindlich Geltendes ebenso wie neu Entstehendes fraglich und fragwürdig erscheinen zu lassen, allerdings auch unter Zurückstellung des Fragens nach den Möglichkeiten menschlicher Erkenntnis und

damit unter Außerachtlassung eines wesentlichen Elementes skeptischen Denkens. Lungershausen unterschied bei psychisch Kranken zwischen Freiheitsentzug durch Institutionen und Freiheitsverlust durch psychische Störungen und wies das Motto der Antipsychiatrie "Freiheit heilt" als unsinnig zurück. Psychiatrie finde nicht dort statt, wo Menschen fehlen, sondern wo sie sich im Kranksein selbst verfehlen, nicht dort, wo sie irren, sondern dort, wo sie sich verirren (205).

Der Einsatz von Psychopharmaka

Basaglia hat sich auch mit der Anwendung von Psychopharmaka beschäftigt. Für ihn gibt es keine "objektive Wirkung der Medikamente", die sich außerhalb der interpersonellen Begegnung von Arzt und Patient abspielt. Basaglia sah die Gefahr einer neuen Form von Abhängigkeit und schrieb: "Die Psychopharmaka haben eine unbestreitbar positive Wirkung.... Doch im Nachhinein kann man jetzt sehen, welche Effekte sie sowohl für den Kranken als auch für den Arzt haben. Sie wirken gleichzeitig auf die Angstsituation des Kranken wie des Arztes ein und führen damit zu einem Paradoxon: Der Arzt lindert mit Hilfe der Medikamente, die er dem Patienten verschreibt, sein Gefühl der ängstlichen Unsicherheit gegenüber einem Kranken, zu dem er keine Beziehung und mit dem er keine gemeinsame Verständigungsmöglichkeit zu finden weiß. Er kompensiert also durch eine neue Form der Gewalt seine Unfähigkeit... und praktiziert und perfektioniert weiter die medizinische Ideologie der Objektivierung. Durch die beruhigende Wirkung der Medikamente verharrt der Patient in seiner passiven Krankenrolle. Der positive Aspekt in dieser Situation liegt nur darin, daß sich schließlich und endlich eine Beziehung anbahnt, wobei diese Möglichkeit allerdings vom subjektiven Urteil des Arztes abhängt, d.h. ob er sie für sinnvoll oder nicht sinnvoll erachtet. Andererseits wirken die Pharmaka auf den Kranken in einer Weise, daß er die reale Distanz, die ihn vom anderen trennt, weniger kraß wahrnimmt, und dies läßt ihm die Möglichkeit einer Beziehung ahnen, die ihm sonst in jedem Fall versagt ist. Im Endeffekt ändert sich durch die Wirkung der Pharmaka also nicht die Krankheit, sondern die scheinbare Haltung des Arztes zur Krankheit (scheinbar insofern, als es sich um eine Form der Abwehr und damit der Gewalt handelt)" (13). Basaglia ist - wie dieses Zitat zeigt - einer der ersten Psychopharmaka-Kritiker. Er verneinte offensichtlich direkte Wirkungen von Neuroleptika auf psychopathologische Symptome. Aus seinen Ausführungen muß auf einen tiefreichenden Mangel an Sachkenntnis hinsichtlich der psychopharmakologischen Therapie geschlossen werden. Es bleibt völlig unklar, inwieweit die prophylaktische Wirkung einer

ambulanten Lithiumtherapie oder die Behandlung mit Depotneuroleptika irgendetwas mit Gewalt zu tun hat.
Vertreter der psychiatrischen Klinik widersprachen daher energisch. In einem anderen Zusammenhang schrieb beispielsweise Huber: "Neuroleptika können die (grundsätzlich reversiblen) produktiv-psychotischen Symptome und Syndrome zurückdrängen und insbesondere akute fluktuierende Zustandsbilder mit wahnhaften und halluzinatorischen Erlebnisweisen, akuter Denkzerfahrenheit, psychomotorischer Erregung und emotionaler Spannung beseitigen" (119). Er schränkte jedoch ein, daß sich ein festes oder gar starres Indikationsschema nicht aufstellen lasse, weil die Wirkung eines Psychopharmakons im Einzelfall von vielfältigen, nicht vollständig überschaubaren Faktoren abhänge, ein Sachverhalt, der sich bei allen medikamentösen Behandlungen in der Medizin zeigt. Entscheidendes Argument für den langfristigen Einsatz von Neuroleptika sei nach Huber ihre prophylaktische Potenz, die zu vollständigen (psychopathologischen) Heilungen führen könne: "Der wesentliche Fortschritt der modernen Psychopharmaka gegenüber den älteren somatischen Behandlungsverfahren liegt in der Möglichkeit der auch ambulant durchzuführenden Erhaltungs-, Langzeit- und Dauertherapie. Ihr Ziel ist es, nach Beseitigung der psychotischen Exazerbationen die Remissionen zu stabilisieren, psychotische Rezidive (und damit vermutlich auch Strukturverformungen) hintanzuhalten und die Voraussetzungen für eine dauerhafte Rehabilitation zu schaffen.... Bei frühzeitigem Beginn und adäquater Substanz und Dosis beeinflußt sie zumindest die Streckenprognose, vermutlich aber auch die Langzeitprognose günstig" (119). Mittlerweile hat die Evaluierung und Standardisierung der Therapie mit Psychopharmaka weitere Fortschritte erzielt, die z.B. in dem Lehrbuch von Benkert und Hippius zusammengefaßt sind (23). Dennoch bestehen in der Bevölkerung zahlreiche Vorurteile, Mißverständnisse und Fehlinformationen über die Behandlung mit Psychopharmaka (6,114,193), die in etwa den Pauschalisierungen Basaglias entsprechen.
Nachdrücklich warnte Huber davor, daß unbegründete Reduktion oder Absetzen der Medikamente häufig zu vermeidbaren psychotischen Rückfällen und Wiederaufnahmen in psychiatrische Kliniken führten, ein Sachverhalt, den jeder Kliniker täglich beobachtet. Insgesamt erleichtern die Neuroleptika eine Wiedereingliederung der Patienten in die Gesellschaft (254,304). Basaglia sieht in dieser Rehabilitation wahrscheinlich nur eine Perpetuierung der Abhängigkeit an die Gesellschaft, weil für ihn durch Medikamente die Unterdrückung auf eine andere Ebene verlagert worden ist.

Basaglias Stellung zur Antipsychiatrie

Basaglia maß der antipsychiatrischen Bewegung seit Anfang der 1970er Jahre, also nach seinen praktischen Erfahrungen, im Klassenkampf keine entscheidende Bedeutung mehr zu: "Man neigt dazu, bei der Antipsychiatrie und bei der Bewegung, die von diesem Konzept ausgeht, nur an den ideologischen Aspekt zu denken und ganz zu vergessen, daß sie auch eine praktische Seite hat. Ich will damit sagen, daß es viele Menschen gibt, die jetzt Bücher über Antipsychiatrie schreiben, nur um den Bestand an Ideologien um eine weitere zu vermehren. Sie befassen sich überhaupt nicht mit dem praktischen Problem, die Psychiatrie umzugestalten. In diesem Sinn lehne ich für meinen Teil die Bezeichnung Antipsychiatrie kategorisch ab.... Ich bin als Arzt auf einem Sektor des Gemeinwohls und in staatlichen Institutionen beschäftigt. Diesen Status akzeptiere ich. Das hat aber beileibe nichts mit dem Konformismus des opportunistischen Intellektuellen zu tun.... Vielmehr bin ich der Überzeugung, daß ich als Fachmann meine Position als Psychiater dazu zu nutzen habe, um mich in den Dienst der Öffentlichkeit und des Wohls der in Anstalten untergebrachten Menschen zu stellen" (229). Basaglias Position hat sich deutlich verändert. Der Optimismus und die Thesen der Anfangsjahre sind einer vorsichtigeren Haltung gewichen. Als Kritik an der radikalen Richtung schrieb Basaglia rückblickend: "Zuerst einmal muß festgestellt werden, daß es selbst für jemand, der für die Umgestaltung der Psychiatrie eintritt, sehr schwierig ist, zu verstehen, worin eigentlich die Versorgung der Kranken bestehen sollte, wenn man sich nicht an traditionelle Schemata halten will" (229).

Diese Zeilen verdeutlichen, welche Erfahrungen Basaglia mit der praktischen Antipsychiatrie gemacht haben muß.

Die Auseinandersetzung mit Basaglias Positionen sollte an der weltanschaulichen Entscheidung zugunsten des Marxismus ansetzen und sich auf das Menschenbild der marxistischen Philosophie beziehen. Basaglias Kritik richtete sich gegen die äußere Form der Psychiatrie, während er an psychopathologischen und medizinischen Problemen kein Interesse zeigte. Nach eingehender Erfahrung mit der Antipsychiatrie hat sich Basaglia von seinen ursprünglich formulierten Thesen distanziert. Offensichtlich hatte sich die Erscheinungsweise psychischer Störungen durch die Realisierung der These "Freiheit heilt" in keiner Weise geändert.

2.2 Giovanni Jervis: Der Mythos von der Antipsychiatrie

Jervis war von 1966-1968 unter Basaglias Leitung in Görz tätig und leitete die Selbst-Kritik der Antipsychiater an jenen Thesen ein, die ursprünglich von Cooper, Laing und Basaglia vertreten wurden. Seine Gedanken sind maßgeblich von Marx, der Frankfurter Schule, Fromm und der außerparlamentarischen maoistischen Linken in Europa beeinflußt worden (146). Jervis unterhielt durchaus Kontakte zu Cooper und Laing, vor allem aber zur französischen Antipsychiatrie und zur Gruppe des französischen Psychoanalytikers Lacan.
Jervis bewertete Basaglias Leitung der Klinik in Görz als "im Grunde autoritär" und die Klinik war in seinen Augen ein "Ort endloser Diskussionen". Das "Scheitern" der italienischen Psychiatriereform sei Folge der Geringschätzung der Psychoanalyse und der Integration der Bewegung in die KPI gewesen. Er meinte: "Vielleicht würde eine neue Psychiatrie nur innerhalb einer völlig neuen Art, Politik zu begreifen und umzusetzen, möglich sein: einer Politik, die auf radikale Weise das Private, die Familie, den Alltag, die gewohnheitsmäßige Auffassung von interpersonellen Beziehungen in Frage stellen müßte, anstatt sie zu erhalten" (145).

Die "Antipsychiatrie" sei ein "Mythos", weil die italienische Bewegung gezeigt habe, "daß die Tendenzen und Theorien antipsychiatrischen Typs einerseits sicherlich die politische Fruchtbarkeit einer Krise demonstrierten, anderseits aber diese Krise in bürgerliche, intellektuelle Kritik verwandelten". Die Antipsychiatrie blieb nach Jervis in den "Schlingen der klassischen Psychiatrie hängen". Insofern sei sie "regressiv" gewesen: "Im Laufe der Jahre hat der Begriff Antipsychiatrie seinen peinlichen anmaßenden Inhalt enthüllt: einerseits ist nach und nach klar geworden, daß in der Praxis die Antipsychiatrie immer noch Psychiatrie war, während sie andererseits im Himmel wissenschaftlicher Zweideutigkeiten verschwand" (145).
Die Kritik am Begriff Antipsychiatrie richtete sich gegen die praktische Seite der Antipsychiatrie, die für Jervis "nichts Neues" darstellte. Ironisch gab er zu bedenken, inwieweit Laing, "Vater und Papst der Antipsychiatrie", Antipsychiater gewesen sei, und inwieweit er nur "mit absoluter Konsequenz innere Tendenzen der abendländischen Psychiatrie weitergetrieben habe".
Die Zurückweisung der religiösen Elemente der Antipsychiatrie und die Betonung der traditionellen Verbindung der Antipsychiatrie mit der abendländischen Psychiatrie sind wichtige Gedanken, die Jervis zur "Entmythologisierung der Antipsychiatrie" beitrug. Auch die "romantischen Positionen" in Laings Schizophreniekonzept wurden von Jervis als unhaltbar zurückgewiesen: "Wer sich je der Welt der Psychose, der Schizophrenie, des Wahnsinns genähert hat, wird sich

früher oder später darüber klar, daß bestimmte Mythologisierungen irreal sind. Sicher, der Wahnsinnige und der Schizophrene sind gegenwärtig, um uns zu erinnern, daß irgendetwas in der herrschenden Rationalität nicht läuft... durch ihre Präsenz klagen sie uns - zu Recht - vor allem an, ihre Unterdrücker zu sein; schließlich zeigen sie uns manchmal, daß die Gefährlicheren, Irrationaleren und auch Wahnsinnigeren oft die anderen sind, daß es sich oft um uns handelt und nicht um sie, die dieses Etikett tragen. Aber aus ihrem Wahnsinn erreicht uns niemals, auch nicht beim geduldigsten Zuhörer, das Echo der Wahrheit, die von den anderen kategorisch geleugnet würde; über die Unordnung hinaus taucht kein Schema von Lehre auf. Der Wahnsinn bringt weder Kunst, noch Philosophie, noch Wissenschaft hervor; es erscheinen niemals, soviel man sie auch suche, Handlungsvorschläge: man erblickt keine praktikable Subversion, keine Methode, nicht einmal die Methode der Nicht-Methode, keine Alternative" (145).

Jervis, der den "Mythos der Antipsychiatrie" kritisierte, bildete Anti-Thesen zur Antipsychiatrie. Er sprach wie Cooper vom Ziel der "Nichtpsychiatrie" (146). Im Rahmen einer marxistischen Ontologie erscheinen diese Schlußfolgerungen richtig.

II.3. Thomas S. Szasz: Der Mythos der Geisteskrankheit

In seinem Buch "The Myth of Mental Illness" (1961) (Der Mythos der Geisteskrankheit, 1972) (298), dessen Leserkreis sich vor allem aus "intelligenten Laien" zusammensetzen sollte, erteilte Szasz der psychopathologischen Konzeption der Schizophrenien eine pauschale Absage, denn für ihn existierte keine logische Einheit "Geisteskrankheit". "Schizophrenie" ist für Szasz ein Mythos, der seinen Nutzen verloren habe. Als Mythos sei er der "rechtmäßige Nachfolger religiöser Mythen" und im besonderen des "Hexenglaubens".

Der Begriff "Schizophrenie" sei kein deskriptiver, sondern ein verfahrenstechnischer Ausdruck, er sei ein "Panchreston" (Alleserklärer). Szasz unterstellte somit, daß die theoretischen Wurzeln der Psychiatrie, ihre Behandlungsmethoden und die daraus resultierenden Fehlentwicklungen untrennbar mit der christlichen Theologie zusammenhängen: "Die moderne psychiatrische Ideologie ist die traditionelle Ideologie der christlichen Theologie, angepaßt an ein wissenschaftliches Zeitalter. Statt in Sünde wird der Mensch jetzt in Krankheit geboren.... Kurzum, war im Zeitalter des Glaubens die Ideologie christlich, die Technologie klerikal und der Fachmann der Priester, so ist im Zeitalter der

Verrücktheit die Ideologie medizinisch, die Technologie klinisch und der Experte der Psychiater" (299).*

Psychiatrische Diagnosen seien bereits unter anderen Bezeichnungen in der Geschichte bekannt gewesen: "Man hat die Zustände oder Verhaltensweisen, die wir jetzt Geisteskrankheit nennen, nicht etwa wie Diabetes mellitus oder Myokardinfarkt als Krankheiten entdeckt. Vielmehr waren sie früher schon unter anderen Namen wie Ketzerei, Unzucht, Sünde, Besessenheit und so weiter bekannt gewesen oder als gewöhnliche und natürliche Erscheinung akzeptiert und nicht mit eigenem Namen benannt worden. Im achtzehnten und neunzehnten Jahrhundert wurde eine Fülle solcher Phänomene - die man nie zuvor medizinisch aufgefaßt hatte - in Krankheiten umgetauft. Dieser Prozeß, der zum Entstehen der als Psychiatrie bekannten Fachrichtung führte, ist integraler Bestandteil eines größeren Prozesses, bei dem wissenschaftliche Konzepte religiöse ablösten. So rückt die Natur an die Stelle Gottes, der Staat an die der Kirche und die Geisteskrankheit an die der Hexerei" (281).

Schizophrene Zustände seien im Grunde genommen Ausdruck menschlicher Lebensprobleme: "Ich schlage vor, die unter dem Begriff der Geisteskrankheit gefaßten Phänomene von neuem zu betrachten, ja sie überhaupt aus der Rubrik der Krankheiten zu streichen, und als das zu nehmen, was sie sind: als Äußerungen der ständigen Auseinandersetzung des Menschen mit dem Problem, wie er leben soll. Mit Lebensproblemen meine ich jene explosive Kettenreaktion, die begonnen hat, mit dem Fall des Menschen aus der göttlichen Gnade in die Sünde, als er von den Früchten des Baumes Erkenntnis aß" (301).

Szasz deutete die psychiatrischen Erkenntnisse als Produkt einer "Gegenaufklärung" und verglich die Psychiater mit einer "Geheimgesellschaft", die sich mit der Diagnose Schizophrenie ein "religiöses Symbol" geschaffen habe, welches nur "Eingeweihte" verstehen können**.

* Wichtig zu diesem Thema erscheint K. Schneiders Rektoratsrede aus dem Jahr 1951, in der er diskutierte, ob die Seele aus sich heraus verirren könne. Schneider hatte sich intensiv mit der Philosophie Nicolai Hartmanns (1882-1950), aber auch Max Schelers (1874-1928) u.a., auseinandergesetzt. Hartmann versuchte (z.B. in Neue Wege der Ontologie, 1942) den Aufbau der Welt und des Seins aus verschiedenen Schichten des Seienden abzuleiten. Von diesen Gedankengängen blieb Schneiders Psychopathologie nicht unberührt. Stets "liebäugelte" er mit philosophischen und theologischen Gedanken (vgl. K. Schneiders Schrift zur Religionspsychopathologie, 1927, 280). Ein grundlegender Gedanke in K. Schneiders Psychopathologie ist die strenge Unterscheidung vom Dasein und Sosein einer Psychose, diese Vorgehensweise wurde wahrscheinlich ebenfalls von den Gedankengängen Hartmanns beeinflußt.

** Siehe hierzu die Ratgeber für Patienten und Angehörige über endogene Psychosen (202,203).

Szasz bezeichnete also, obwohl er das psychopathologische Konzept der Schizophrenie keiner nachvollziehbaren Prüfung unterwarf, den Begriff Schizophrenie als einen "wissenschaftlichen Skandal". Die Definition der Schizophrenie sei so vage, daß dieser Terminus auf fast jede Art von Verhalten angewandt werden könne, welches der, der ihn ausspreche, mißbillige. Einen "Überblick über die Phänomenologie der Schizophrenie" zu geben sei ebenso unmöglich, wie es unmöglich wäre, "die Phänomenologie der Häresie" zu beschreiben (302).

Diese Gleichstellung von Schizophrenien und Häresien (Irrlehre, Ketzerei, Abweichung vom Kirchendogma, Sektenbildung) reduzierte die schizophrenen Symptome auf Glaubensinhalte. Das vorherrschende stilistische Element, Analogien zwischen der Terminologie des Christentums und der Terminologie der Psychiatrie zu bilden, sollte die fehlende naturwissenschaftliche Grundlage der Psychiatrie und ihre im Kern religiöse Funktion zeigen. Kontrastierend hierzu benutzte Szasz den Krankheitsbegriff von Rudolf Virchow (1821-1902). In dessen Werk "Die Cellularpathologie" (1858) sei der Krankheitsbegriff erstmals konkret und empirisch gewesen und mit der Einführung psychopathologischer und psychodynamischer Konzepte und Begriffe in die Nosologie sei er wiederum abstrakt und theoretisch geworden (301). Szasz sympathisierte mit einem positivistischen Krankheitsverständnis, welches sich grundlegend von dem der übrigen Antipsychiater unterschied. Natürlich hatte Szasz recht, als er behauptete, der materialistische Krankheitsbegriff des 19. Jahrhunderts sei in den letzten Jahrzehnten stetig im Rückzug. Bemerkenswerterweise wünschte Szasz trotzdem keine Orientierung der Psychiatrie an der Neurologie und der biologischen Psychiatrie: "Zum Beispiel handelt es sich bei einer Erkrankung des Gehirnes, ganz ähnlich wie bei einem Haut- oder Knochenleiden, um einen Defekt - einen neurologischen Defekt - und nicht um ein Lebensproblem. Zum Beispiel kann man einem Defekt im Gesichtsfeld eines Menschen bestimmte Läsionen im Nervensystem zuordnen und ihn so erklären. Umgekehrt kann der Glaube eines Menschen - sei es nun ans Christentum, an den Kommunismus oder daran, daß seine inneren Organe verfaulten und sein Körper längst tot sei - wohl kaum mit einem Defekt oder einer Erkrankung des Nervensystems gedeutet werden" (301). Eine Erklärung psychischer Störungen mit somatischen Ursachen schloß Szasz jedenfalls aus, weswegen psychopathologische Überschneidungen von Symptomen körperlich begründbarer Psychosen und schizophrener Psychosen gar nicht erst untersucht wurden. Er wiederholte dagegen ein häufig benutztes, bekanntes Argument gegen eine körperliche Ursache der Schizophrenien: Die körperlich begründbaren Psychosen würden sich psychopathologisch meist von den wahnbildenden Schizophrenien unterscheiden. Diesem Standpunkt muß entgegnet werden, daß die Übergänge und Gemeinsamkeiten körperlich begründbarer Psychosen und endogener Psychosen nicht genügend gewürdigt worden sind, sie beruhen offenbar auf Szasz' unzureichender klinischer Erfahrung. Wiecks Lehre von den Durchgangssyndromen* und Bonhoeffers Konzeption des unspezifischen exogenen Reaktionstypus** stehen gegen Szasz' Vorstellung, körperlich begründbare Psychosen und die endogenen Psychosen seien phänomenologisch immer eindeutig zu trennen. Das Beispiel der progressiven Paralyse galt biologisch orientierten Psychiatern als Modell, daß gestörtes, wahnhaftes Verhalten körperliche Ursachen haben kann. Ein allgemein anerkanntes, psychologisches Modell für die Entstehung von wahnbildenden Psychosen gibt es dagegen nicht.

Szasz räumte ein, daß die Entdeckung des syphilitischen Ursprungs der progressiven Paralyse eine "brilliante wissenschaftliche Bestätigung der organisch-psychiatrischen Hypothese" gewesen sei (302). Für ihn ist die progressive Paralyse jedoch ein "Alibi der Psychiatrie", denn es werde kaum jemand behaupten, der Schizophrenie liege eine Infektionskrankheit zugrunde. Die Entdeckung der progressiven Paralyse als Folge einer Infektionskrankheit habe die Wahrnehmung

---

* Die Bonhoeffersche Konzeption eines unspezifischen exogenen Reaktionstypus (1908) besagte, daß organische Psychosen, unabhängig von ihrer speziellen Ätiologie, gemeinsame und einheitliche psychopathologische Symptome und Syndrome hervorrufen können. Ein psychopathologisches Symptom, das für eine bestimmte Grundkrankheit spezifisch ist, gibt es nicht (274). Dieses Prinzip der Unspezifität gilt für alle psychiatrischen Krankheiten und Störungen (322), obwohl es Symptome gibt, die nur bei Psychosen, nicht aber bei psychoreaktiven Störungen auftreten (Weitbrecht, 1957). Somit können endogene Psychosen und körperlich begründbare Psychosen zu gleichen psychopathologischen Zustandsbildern führen. Eine exakte Diagnose ist erst nach einer gründlichen internistischen und neurologischen Untersuchung möglich, gelegentlich entscheidet der Krankheitsverlauf über die richtige Diagnose, in sehr seltenen Fällen die postmortale Sektion. Allerdings gibt es für organische Psychosen Achsen- und Leitsymptome, die zwar nicht obligat, aber typisch sind. Das psychopathologische Leitsymptom der akuten körperlich begründbaren Psychose ist die Bewußtseinstrübung. Achsensymptome der chronischen körperlich begründbaren Psychose sind die organische Persönlichkeitsveränderung und die Demenz. Es muß darauf hingewiesen werden, daß hinsichtlich der Unspezifitätsregel abweichende Meinungen vertreten werden. Leonhard teilte in der Tradition von Wernicke und Kleist die endogenen Psychosen in seiner Auffassung nach voneinander unterscheidbare Krankheiten ein und meinte, eine Trennung von organischen Psychosen und endogenen Psychosen sei psychopathologisch bei entsprechend sorgfältiger Untersuchung fast immer möglich (198,199,251). Janzarik hielt dagegen die nosologische Differenzierung der idiopathischen Psychosyndrome für einen psychiatrischen Sisyphus-Mythos (138) und favorisierte ein Einheitskonzept endogener Psychosen.

** Nach der Lehre von den Durchgangssyndromen bezeichnete Wieck (1956) körperlich begründbare Psychosen ohne Bewußtseinstrübung als Funktionspsychosen bzw. Durchgangssyndrome (z.B. Halluzinosen, orientierte Dämmerzustände, paranoid-halluzinatorische Durchgangssyndrome etc.). Diese seien für keine Erkrankung spezifisch, so können z.B. nach einer Hirnkontusion verschiedene psychopathologische Prägnanztypen aufeinanderfolgen wie etwa Bewußtlosigkeit, Bewußtseinstrübung, paranoid-halluzinatorische, endogen-depressive und schließlich pseudoneurasthenische Zustandsbilder.

der Psychiater einseitig somatisch verfälscht, ein Standpunkt, den im übrigen auch Jaspers und Janzarik vertraten (134,144).
Es ist erstaunlich, daß die Antipsychiater ihre Kritik an psychiatrischen Krankheitskonzepten nicht an tatsächlich problematischen Begriffen wie Schizophrenia simplex (29), Borderlinestörung (263), multiple Persönlichkeit (266), atypische Depression (69) oder larvierte Depression (159) erläuterten, sondern fast ohne Ausnahme an dem Konzept der schizophrenen Psychosen. Dieser Sachverhalt macht erneut deutlich, daß die Antipsychiater keine wissenschaftliche Diskussion anstrebten.

Die vertragsmäßige Psychiatrie und Kritik an Laing und Cooper

Szasz trennte die vertragsmäßige von der institutionellen Psychiatrie. Ausgehend von seiner Kritik an der institutionellen Psychiatrie entwickelte Szasz Vorstellungen über eine ausschließlich auf "Freiwilligkeit fußende, vertragsmäßige Psychiatrie".
Ihre Ziele sind:
1.) Abschaffung der unfreiwilligen psychiatrischen Hospitalisierung.
2.) Der Geisteskranke sollte seine bürgerlichen Rechte behalten.
3.) Schuldunfähigkeit wegen Geisteskrankheit sollte es nicht geben.
4.) Abschaffung sämtlicher psychiatrischer Verwahrungsanstalten.
Diese Thesen sind ausschließlich negativ formuliert und enthalten keine therapeutischen Ansätze.
Unter Berufung auf Immanuel Kant (1724-1804) meinte Szasz, daß die Forderungen und Praktiken der modernen Psychiatrie menschenunwürdig seien, indem sie auf "der Grundlage pseudowissenschaftlicher Beweisführungen das Bestehen, ja schon die bloße Möglichkeit einer persönlichen Verantwortung bestreiten" (299). Das Konzept der persönlichen Verantwortung stehe im Mittelpunkt der Auffassung vom Menschen als moralisch handelndes Wesen. Ohne Selbstverantwortung werde die Freiheit des einzelnen, "das höchste Gut des westlichen Menschen, zu einer Leugnung der Realität, einer wahren psychotischen Täuschung mit dem Ziel, dem Menschen eine Größe anzudichten, die er in Wahrheit nicht besitze" (299). Szasz bemerkte kategorisch: "In Wirklichkeit setzt die institutionelle Psychiatrie die Inquisition fort" (300). In diesem Sinn schrieb Szasz: "Was Geisteskrankheit (oder Psychopathologie) genannt wird, entpuppt sich als Name für das Produkt einer bestimmten Beziehung zwischen Unterdrücker und Unterdrückten" (300).
Kisker warnte nachdrücklich vor den "riskanten Schlüssen auf die strafrechtliche Verantwortung" psychiatrischer Patienten. Lungershausen hat sich wiederholt mit

der Frage psychiatrischer Zwangsmaßnahmen beschäftigt und die antipsychiatrische Kritik zurückgewiesen (205,206,207). Szasz schien im übrigen keine Vorstellung darüber zu besitzen, daß eine psychotherapeutische Behandlung oft in einem gesetzlich kaum geregelten Rahmen stattfindet (336). Die Gefahr einer "wilden Psychotherapie" (168) ist für viele Patienten heute aktueller als die einer gerichtlich angeordneten psychiatrischen Zwangsbehandlung, die ohnehin in der Bundesrepublik Deutschland relativ selten durchgeführt wird.

Szasz kritisierte die Positionen Laings und Coopers, da diese am Konzept der Schizophrenien festhielten. Er halte den Terminus Antipsychiatrie für "unpräzise, irreführend und auf billige Weise selbstverherrlichend" (302) und bezeichnete in diesem Zusammenhang Laing als "religiösen Ereiferer" und "üblen Demagogen", der nur die Begriffe Wahnsinn und Gesundheit vertauscht habe. Szasz meinte: "Weder Cooper noch Laing lassen uns den geringsten Zweifel, was es mit ihnen und ihrer Antipsychiatrie auf sich hat: Sie möchten der Welt ihre eigenen Wertvorstellungen aufzwingen und zwar mit Methoden, die noch fanatischer und brutaler sind als diejenigen, welche sie zu ersetzen wünschen" (301). Er lehnte somit den politischen Charakter der britischen Antipsychiatrie ab und stellte sich gleichzeitig gegen die Antipsychiatrie und gegen die klinische Psychiatrie: "Die Psychiater und Antipsychiater gleichen einander, aber nicht nur wie das bei Gegensatzpaaren gewöhnlich der Fall ist, sondern auch im Hinblick auf ihre gemeinsame Besessenheit von der Schizophrenie und deren Behandlung" (302).

Unsere psychopathologische Kritik an Szasz' Positionen zielt nicht nur auf die ungenügende Auseinandersetzung mit neurologischen Krankheiten und dem Problemfeld der körperlich begründbaren Psychosen (273). Auch soziologisch sind Szasz' Thesen kaum haltbar, wie Glatzel nachdrücklich feststellte (90). Nach Auffassung von Schipkowensky setzte sich Szasz nicht mit der psychopathologischen Lehre auseinander und verkannte, daß sie dazu dient, pathologisches von soziologisch und moralisch abnormem Verhalten zu trennen (275). Er habe keinen Versuch unternommen, die klassischen Symptome der Schizophrenien (siehe 22) respektive der wahnbildenden Psychosen einschließlich des Wahnes (siehe 314) zu untersuchen.
Die letzte Konsequenz zog Szasz aus seinen Positionen nicht. Sie kann nur in der Abschaffung des Faches Psychiatrie bestehen.
Kisker wußte darüber zu berichten, daß Szasz in der von ihm geleiteten psychiatrischen Abteilung der Syracuse-Universität Neurosen und Psychosen "höchst konventionell" behandelte (165). Ein Kommentar erübrigt sich erneut.

II.4. Ivan Illich: Die Nemesis der Medizin

Illichs Thesen machen den weltanschaulichen Zusammenhang zwischen der "Antipsychiatrie" und der "Antimedizin" deutlich. So wie die Antipsychiater sieht Illich den gegenwärtigen Menschen als gesellschaftliches Opfer.

Illich, der nachdrücklich vor einer Hegemonie der Experten warnte (126-131), beschuldigte die Wachstumsideologie, Ursache für eine Reihe von Fehlentwicklungen zu sein, da sie neben der Umwelt auch den Menschen zerstöre. Die Hauptthese Illichs lautete, daß der Umgang mit Krankheiten ein ernstes Anzeichen für den "kulturellen Verfall der westlichen Zivilisation" sei. Illich forderte eine "Neuorientierung", so daß "gewählte Armut" an die Stelle einer "modernisierten Armut" trete, die sich in einem "frustrierenden Überfluß" zeige, der den Betroffenen die Fähigkeit raube, "autonom zu handeln und schöpferisch zu leben". Illich teilte die antipsychiatrische Kritik an der westlichen Kultur und Gesellschaft uneingeschränkt (130). Für ihn ist der hilflose Patient in den Händen der modernen Medizin ein Beispiel für die Situation einer von lebensgefährlicher Technik bedrohten Menschheit (siehe dagegen: 270). Um die verhängnisvolle Entwicklung speziell in der Medizin zu kennzeichnen, wählte Illich, nicht zufällig, einen Begriff aus der griechischen Sagenwelt: die Nemesis. "Nemesis" war bei den Griechen eine gerechte Strafe der Götter für Menschen, die sich hochmütig göttliche Tugenden aneignen wollten. Illich sieht in den negativen Folgen der modernen Medizin, die mehr Krankheiten verursache als heile, eine der Natur innewohnende Reaktion auf den menschlichen Übermut: "Diesen sich selbst beschleunigenden Kreislauf negativer institutioneller Rückkopplungen bezeichne ich nach einer Allegorie der griechischen Antike als medizinische Nemesis. Die Griechen sahen hinter den Naturgewalten Götter. Nemesis bedeutete ihnen die Rache der Götter, die jene Sterblichen sich zuzogen, die sich die eifersüchtig gehüteten Vorrechte der Götter anmaßten. Nemesis war die unausweichliche Strafe für den Versuch, nicht ein Mensch, sondern ein Heros zu sein.... Sie war die Reaktion der Natur auf die Hybris, die menschliche Anmaßung, sich göttliche Attribute beizumessen. Unsere moderne Hybris hat zu dem neuen Syndrom der medizinischen Nemesis geführt" (130). Die fehlende Selbstbegrenzung in allen technischen Bereichen ist Verhängnis einer Menschheit, die sich ihren "Experten" ausliefert (s.a.: 4).

Illich beschrieb drei verschiedene Schweregrade, die eine Gesellschaft hinsichtlich ihrer krankmachenden Fähigkeit aufweisen kann: klinische Iatrogenesis, soziale Iatrogenesis und kulturelle Iatrogenesis, die die tiefste Störung einer Gesellschaft widerspiegelt. In Anlehnung an Buytendijk (44) setzt nach Illich die kulturelle

Iatrogenesis dann ein, wenn der Medizin-Betrieb den Willen der Menschen schwächt, ihre Realität zu erleiden. Das sei mittlerweile der Fall (130).
Die medizinische Intensivstation ist für Illich das beste Beispiel für die medizinische Nemesis. An ihr zeige sich besonders deutlich, daß die Medizin an die Stelle von Religion getreten sei und "neues Opium für das Volk" darstelle. Intensivstationen sind nach Illich "teure Endstationen einer Hoffnung auf Unsterblichkeit" und die "unmenschlichen Apparate", die das Leben verlängern, sicherten das "kapitalistische Märchen von der Gleichheit vor dem Tode". Der Mensch habe die Autonomie verloren zu entscheiden, "wann die letzte Stunde geschlagen habe". Diese Entscheidung werde an die "Medizinexperten" abgetreten (130). Illich plädierte daher für eine Ausweitung der Allgemeinmedizin (siehe: 102).

Vordergründig findet sich zwischen den Antipsychiatern und Illich eine gemeinsame politische Haltung, die in der Ablehnung der kapitalistischen Produktionsweise besteht. Die Wurzel ihrer Kritik reichte aber weitaus tiefer, denn sie ist Folge kontroverser Probleme der abendländischen Theologie und enthält eine eindeutige Absage an die Okkupation des Menschen durch die Medizin. Noch im alten Testament war in Hiobs Krankengeschichte der Leidenscharakter im Kranksein und die Anfrage an Jahwe bestimmendes Element in der Krankheitssicht. Unter griechischem Einfluß kam es im neuen Testament zu einem Nebeneinander von religiösem Krankheitsverständnis und primitiver (Volks-) Heilkunst. Aber selbst Kant wollte, obwohl er in der Tradition der Aufklärung stand, zumindest den psychisch Kranken durch "philosophische" Gespräche heilen und eine Vorherrschaft der Medizin auf diesem Gebiet verhindern (152).
Illich und die Antipsychiater versuchten dementsprechend, den Krankheitsbegriff in einen persönlichen Erfahrungsbereich, in dem Krankheit mehr als ein mechanischer Fehler ist, zu stellen. Es ging ihnen also gewissermaßen um psychosomatische Gesamtzusammenhänge.
Diese Haltung machte wahrscheinlich die Popularität von Illichs Thesen aus, die in der Bundesrepublik Deutschland von den "Grünen" vertreten werden, wie ihre Stellung zu Problemen des Datenschutzes, des Wirtschaftswachstums, der Gesundheitspolitik und des Umweltschutzes zeigt (96). Deutlich sind die Parallelen zwischen Illich und den antipsychiatrischen Autoren zu erkennen, da sie einen Verlust der Einmaligkeit des Leidensvollzuges in einer nosologischen und klinischen Systematisierung befürchten. . Die wahre, das heißt politische Verursachung von Krankheiten werde verschleiert: "Menschen, die durch die industrielle Arbeit und Freizeit verstört, krank gemacht und invalidisiert werden, bleibt nur die Flucht in ein Leben unter ärztlicher Aufsicht, das sie zum Stillhalten

verführt und vom politischen Kampf um eine gesündere Welt ausschließt" (130). Diagnosen seien daher vor allem gesellschaftliche Handlungsanweisung: "Wie alle Kreuzzugsbewegungen schafft auch die Medizin, jedesmal wenn sie eine neue Diagnose für verbindlich erklärt, eine neue Gruppe von Außenseitern" (130).
Deshalb reklamierte Illich die Schriften von Szasz, allerdings weitete er die Argumentation aus, da er somatische Erkrankungen in seine Kritik einbezog.
Illich fuhr in seiner Analyse fort, indem er die medizinische Krankheitssicht als Ausdruck eines "sozialen Mythos", als "moderne Gnosis" bezeichnete*. Für eine gnostische Weltanschauung sei wesentlich, daß ihre "Bekenner Anhänger einer Bewegung sind, die mit der Welt, so wie sie ist, unzufrieden sind". Eine "Erlösung" sei möglich, zumindest für die "Auserwählten", und die Erlösung werde während der gegenwärtigen Generation geschehen. Sie sei von technischen Akten abhängig und "bleibe den Eingeweihten vorbehalten, welche die besondere Formel" dafür besitzen.
Nicht zuletzt im Hinblick auf moderne Erforschungen der gnostischen Systeme müssen die Thesen Illichs als unwissenschaftlich bezeichnet werden.**
Die von Illich gewählten Analogien zwischen der Geschichte der modernen Medizin und Aspekten aus der Geschichte des Christentums sind recht pauschal. Der Vorwurf an die naturwissenschaftliche Medizin, sie habe religiöse Funktion, wurde auch von Szasz erhoben. Möglicherweise kritisierte Illich die Selbsterlösungslehre der Gnosis, denn sie steht gegen die katholische Gnadenlehre, und er glaubte Elemente der gnostischen Erlösungslehre in den medizinisch-naturwissenschaftlichen Krankheitskonzepten wiederzuerkennen. Die Medizin, heute unter dem Blickwinkel mit den Möglichkeiten einer, wenn auch begrenzten, Genmanipulation, scheint den Kritikern der Medizin anmaßend und beängstigend, denn für sie ist "Gnosis" immer auch "Häresie".

Illich resumierte am Ende seines Buches "Die Nemesis der Medizin" wie folgt: "Die bewußt gelebte Gebrechlichkeit, Individualität und soziale Offenheit des Menschen machen die Erfahrung von Schmerz, Krankheit und Tod zu einem integralen Bestandteil seines Lebens. Die Fähigkeit, diese drei Dinge autonom zu bewältigen, ist die Grundlage seiner Gesundheit. Wird er von der bürokratischen Verwaltung seiner Intimsphäre abhängig, dann verzichtet er auf seine Autonomie, und seine Gesundheit muß verfallen. In Wahrheit ist das Wunder der modernen Medizin Teufelstrug. Es besteht darin, daß nicht nur Individuen, sondern ganze

* Illich bezog sich auf Eric Voegelin (1979) Wissenschaft, Politik und Gnosis. Kisel, Köln

** Wie problematisch bereits eine Definition des Gnostizismus ist, zeigte Kurt Rudolph (1990) Die Gnosis. UTB, Stuttgart

Bevölkerungen dazu gebracht werden, auf einer inhuman niedrigen Stufe der persönlichen Gesundheit zu überleben. Die medizinische Nemesis ist die negative Rückwirkung einer Gesellschaftsordnung, die ursprünglich jedem Menschen gleiche und bessere Chancen der autonomen Lebensbewältigung bieten wollte und schließlich dahin gekommen ist, diese zu zerstören" (130).

Schaefer, Flöhl und Pohl haben die Kritik Illichs analysiert und seine Argumentation zurückgewiesen (81,243,271). Trotzdem genießen Illichs Thesen in der Öffentlichkeit immer noch Sympathie.
Zusammenfassend sind für Illich Gesundheit und Krankheit Maßstab einer unheilvollen gesellschaftlichen Entwicklung, da der kranke Körper gegen die inhumane Industriegesellschaft "rebelliert". Krankheiten lassen daher Rückschlüsse auf die moralische und ethische Verfassung einer Gesellschaftsform zu. Diese Gedanken, die unerfüllbare Ansprüche an eine gesellschaftliche Medizin des nächsten Jahrtausends anmelden, lassen ein Fortbestehen der Antipsychiatrie erwarten (27,28,87,289).

II.5. Französische Autoren

In Frankreich hat es im Anschluß an die Schriften von Laing, Cooper und Basaglia eine erhebliche Anzahl antipsychiatrisch beeinflußter Autoren gegeben, deren Aufsätze größtenteils in Deutschland nicht veröffentlicht wurden. Die antipsychiatrische Bewegung Frankreichs, die sich ausdrücklich so nannte, wurde hauptsächlich von Psychologen, Soziologen und Literaten getragen. Ihr Widerhall in Literatur, Theater, Presse und Filmen war wesentlich größer als ihre praktische Bedeutung. Bekannt geworden ist von den Autoren vor allem Foucault (82-85), der zu zeigen versuchte, daß die Ergebnisse der Psychopathologie Folge der gesellschaftlichen Sicht des Geisteskranken sind. Für Foucault ist die Befreiung der Irren von ihren Ketten durch Pinel ein "tiefer Akt der Versklavung" gewesen, denn die anthropologische Bedeutung des Wahnsinns als "Chiffre für die Wahrheit" gehe in der medizinischen Deskription verloren. Die psychiatrische Praxis bestehe nach Foucault auch heute noch in einer "bestimmten moralischen, dem Ende des 18. Jahrhunderts zeitgenössischen Taktik", die in der "Anstalt bewahrt" und von den "Mythen des Positivismus" neu entdeckt wurde (82).
Einige der in Deutschland weniger bekannten Autoren seien erwähnt (229). Gentis hat sprachliche Äußerungen von Psychotikern veröffentlicht, um "die Wahrheit des Wahns" zu verdeutlichen. Jaccard versuchte in "La folie" (1983) einen

antipsychiatrisch geprägten Überblick über die Geschichte des Wahnsinns zu geben. Doltos "Der Fall Dominique" (1975) zeigte die enge Verbindung zwischen französischer Antipsychiatrie und sogenannter Antipädagogik. Noch weniger geläufig sind die Namen Hochmann, O. Mannoni, Benheim und Lefort. Ein Überblick über die französischen Vertreter der Antipsychiatrie findet sich bei Kisker (165).

Im folgenden soll kurz, da die anderen Autoren keine neuen Aspekte bieten, die auch in Deutschland bekannte Verfasserin antipsychiatrischer Texte M. Mannoni vorgestellt werden (210,211). Mannoni wurde von den Werken Lacans beeinflußt und bekleidete verschiedene Anstellungen im Bereich der Jugendpsychiatrie. Sie hatte keine Hemmungen, sich als Vertreterin der Antipsychiatrie zu bezeichnen: "Man sagt Antipsychiatrie wie man Antiroman sagt. Gemeint ist eine neue Einstellung, die sich bereits abzeichnet, die aber nur mit der Zeit Gestalt annehmen kann" (210). Für Mannoni ist der Wahnsinnige ein Mensch, der einen Kampf gegen die Familie oder die Gesellschaft verloren hat. Die Bezeichnungen Neurotiker, Psychotiker und Perverser seien "gesellschaftliche Etikette". Die "Krise der Psychiatrie" werde dadurch verursacht, daß eine Unterscheidung von Neurose und Psychose stattfinde (210). Die "pessimistische Prognose" der "traditionellen Psychiatrie" für den Schizophrenen sei nicht gerechtfertigt. Mannoni deutet die klinische Psychiatrie als eine Institution, die den Spielraum menschlichen Daseins für den Staat kontrolliere und stimmte den Gedankengängen Illichs zu. Sie übernahm in weiten Teilen die Argumente anderer Autoren. Für sie ist die Antipsychiatrie "positiver Neubeginn der Psychiatrie". Es stehe fest, daß der "antipsychiatrische Diskurs, hervorgegangen aus einer Praxis revolutionären Charakters, eine radikale Wende in der Geschichte der Psychiatrie markiere" (210). Wir meinen, daß die angeführten Gedankengänge ausreichend verdeutlichen, daß keine weiterführenden Thesen auftauchen, geschweige denn Kenntnisse über den Entwicklungsstand der klinischen Psychiatrie vorliegen.

II.6. Antipsychiatrische Ansätze in Deutschland

In der Bundesrepublik Deutschland fand eine intensive Auseinandersetzung mit Gedanken der Antipsychiater erst Anfang bis Mitte der 70er Jahre statt. Dann wurde Deutschland zu einem wichtigen Umschlagsort der antipsychiatrischen Thesen, was sich in zahllosen Veröffentlichungen ausdrückt. Eine herausragende Persönlichkeit läßt sich in der deutschen antipsychiatrischen Szene nicht ausmachen, die in ihren Standpunkten uneinheitlich ist und ihre Protagonisten v.a. unter Journalisten, Psychologen, Soziologen und politisch aktiven Psychiatern hatte. Glatzel begründete diesen Kreis der Anhänger antipsychiatrischer Thesen damit, daß die "Unkenntnis des wissenschaftlichen Entwicklungsstandes der attackierten Disziplin mit der notwendigen Ignoranz der Adepten erfreulich harmonisierte".

Originelle Thesen lassen sich nicht ausmachen, Keupp sprach pauschal vom "Krankheitsmythos der Psychopathologie" (156), während sich einige militante Projekte auf die politischen Thesen der Antipsychiater - insbesondere auf Basaglia - beriefen. Diese lösten sich jedoch schnell wieder auf. Aber vor allem die weniger lautstarken Anhänger psychiatriekritischer Gedankengänge bestimmen das bunte Bild der deutschsprachigen Psychiatrie bis heute (s.a.: 5). Es findet nach wie vor eine Aufweichung und Zurückdrängung psychopathologischer Erkenntnisse und Positionen statt (32,34,39,46,104,132,155,179,193,195,257,287,294).

Ein wesentlicher Gedanke der deutschen Psychiatriekritiker ist die Frage, inwieweit die Haltung der Psychiatrie während der nationalsozialistischen Diktatur und die Verdrängung dieser Zeit unmittelbar mit der objektivierenden und distanzierenden Betrachtungsweise der "klassischen" Psychiatrie zu tun habe. Einige Autoren sahen einen direkten, inneren Zusammenhang zwischen dem Mißbrauch der Psychiatrie während der NS-Zeit und den "klassischen Positionen", obwohl diese lange vor Hitler eingenommen wurden. Einige Beispiele sollen stellvertretend für andere die Spannbreite antipsychiatrischer Thesen in Deutschland belegen.

6.1 Klaus Hartung und Renate Wolff: Das Elend der Psyche

Mit dem Wort "Elend" knüpften die Autoren, die sich ausdrücklich auf die Thesen Basaglias beriefen, an die Vorhersagen von Marx über die Massenverelendung der Arbeiterklasse an. Das "Elend" ist analog der Marxschen Thesen von außen verursacht. Eine Analyse der Psychiatrie-Geschichte, die den historischen Materialismus kennzeichnet, führten die Autoren nicht durch: "Eine wissenschaftliche Auseinandersetzung mit der herrschenden Lehre der deutschen Psychiatrie ist nicht nötig. Diese Wissenschaft hat ebensowenig ein Recht, uns auf den Fortschritt ihrer Anstrengungen zu verweisen, wie auch die SS-Skelettforscher nie ein Recht hatten, ihre Forschungen zu Ende zu führen. Die Vernichtung des rebellisch Unbewußten im Namen des Staates ist nach wie vor der Inhalt der Psychiatrie. Insofern mußte das faschistische Euthanasieprogramm der Psychiatrie nicht erst aufgezwungen werden" (103).

Auf viele Vertreter der klinischen Psychiatrie wirkte es einigermaßen unverfroren, die deutsche Psychiatrie, die ja zu einem nicht unwesentlichen Teil durch jüdisch-deutsche Nervenärzte repräsentiert wurde, und ihre Vertreter mit SS-Mörderbanden gleichzusetzen.
Man begegnet bei Wolff und Hartung der radikalen Gruppe der deutschen Antipsychiatrie, die durch die Kriminalisierung des in Heidelberg tätigen Sozialistischen Patientenkollektivs (SPK) 1970/1971 Aufsehen erregte, die aber zahlenmäßig gering blieb.
Nach der oben getroffenen "Deutung" psychiatrischer Krankheiten sei eine "Endlösung" des Problems der psychisch Kranken nur durch eine gewaltsame politische Aktion möglich.
Die Autoren teilen die Ansichten britischer Antipsychiater über die Möglichkeiten, die einer Psychose innewohnen, nicht, weil durch das Ausleben einer Psychose das prinzipielle Verhältnis zwischen Unterdrücker und Unterdrückten nicht verändert werde: "Von diesem Beispiel her gesehen, ist der Radikalismus der Antipsychiatrie von Laing und Cooper abstrakt und elitär. Er geht an der Klassennatur des seelischen Leidens vorbei. Denn die Psychose selber ist ein ideologisches Produkt der kapitalistischen Gesellschaft, insofern in ihr das als psychischer Konflikt erscheint, was das Problem der Unterdrückten selbst ist. Das Angebot des radikalen Antipsychiaters, Reisegefährte zu sein, muß mit Mißtrauen betrachtet werden" (103). Hartung und Wolff gingen weder auf die Ursachen noch auf das Wesen der wahnbildenden Psychosen ein, sondern verwiesen auf einige tiefenpsychologische Deutungen und Familientheorien. Eine Unterscheidung zwischen Neurosen und Psychosen wurde nicht getroffen. Pauschal sahen sie die Psychiater als "Hüter" der Staatsraison. Die Psychiatrie fungiere als "Spitzel des Staatsapparates und horche die Seele nach verbrecherischen Motiven aus" (103).

6.2 Gunter Herzog: Logik und Geschichte in der Psychiatrie

In dem Buch "Krankheitsurteile - Logik und Geschichte in der Psychiatrie" (1984) vertrat der Psychologe Herzog die Auffassung, daß die Mißstände in der psychiatrischen Versorgung und die Wissenschaftslogik der Psychopathologie eine untrennbare Einheit bilden. Der Begriff der endogenen Psychosen impliziere ein Krankheitsurteil, dessen logischer Status im Sinne der naturwissenschaftlichen Krankheitsauffassung nach wie vor umstritten sei: "Die Grundwahrnehmung der endogenen Psychosen und ihre Konfiguration zu Gruppen geschieht nach

traditionellen Maßstäben, weder naturwissenschaftliche Befunde noch eine naturwissenschaftlich angeleitete Begriffskritik erleuchten sie, auch keine geisteswissenschaftliche Reflexion der verwendeten Denkmodelle. Die Vorstellung eines biologischen Krankseins geht überall der eigentlichen Wahrnehmungs- und Anordnungsarbeit voraus, als Vorurteil" (113). Im Mittelpunkt der Kritik stand somit die Konzeption der endogenen Psychosen, denn mit der symptomatologischen Ordnung des endogenen Bereichs komme ein "entscheidendes Ungleichgewicht in die Gesamtsystematik der Psychiatrie". Die psychiatrische Wissenschaft könne jedoch aufgrund ihrer traditionellen Sichtweise des "Irren" diese Vorurteile nur unzureichend reflektieren und nicht korrigieren.
Herzog ging davon aus, daß die Hypothese, endogene Psychosen seien biologisch determinierte Syndrome, ausschließlich Folge der Schwere der sozialen Auffälligkeiten war, die diese Patientengruppe bot, denn biologische Befunde ständen bei der psychopathologischen Beschreibung der Schizophrenie an nachgeordneter Stelle. Der Schluß, endogene Psychosen seien Krankheiten, sei eine Interpretation, die die Erforschung der endogenen Psychosen behindere. Bei der Diagnose einer schizophrenen Psychose handele es sich um eine psychopathologische Übereinkunft und nicht um ein biologisches Syndrom, eine Meinung, die von uns nicht bestritten wird.
Im weiteren Verlauf der Arbeit wird deutlich, daß Herzog eine behavioristische Kritik der Psychopathologie formulierte. Er schien lerntheoretische Konzepte der Schizophrenien zu favorisieren (216,309).
Nach Herzog werde die Psychopathologie noch immer durch die Lehren Griesingers und Emil Kraepelins (1856-1926) bestimmt. Die Strukturen psychiatrischer Anstalten würden dagegen den wahren Wert der Psychopathologie enthüllen: "Wir stoßen überall, wo wir diese Verklärung beiseiteschieben, auf das offene Geheimnis der Psychiatrie: Ihr historisches Grundgewebe ist die Haft; die Haft beherrscht auch die aktuellen Strukturen noch so weit, daß beim Anstaltspatienten die Frage seiner persönlichen Freiheit stets und unausweichlich in die Frage der Heilung oder Linderung seiner psychischen Störungen verwoben ist" (113).
Herzog bezog sich offensichtlich auf die Gedanken Foucaults: "Lange vor der Erkennbarkeit körperlich begründeter Geisteskrankheiten bestimmte die Anstalt, nicht die Wissenschaft, die Sichtweise auf die Irren. Der klinische Aspekt des Wahnsinns ist in seinem historischen und logischen Kern der Anstaltsaspekt, so wie ihn diese besondere historische Anstalt hervorgebracht hat, jenes Abtrennungs- und Ergänzungsproduktes des spätabsolutistischen Gefängnisses. Dieser Aspekt war weder wissenschaftlich noch gar naturwissenschaftlich und konnte es nicht sein,

sondern erfaßte den Irren nach einem traditionellen Register von Auffälligkeiten. Der Verdacht auf das Vorliegen von Krankheit wurde durch die Hartnäckigkeit der Irren gegenüber Korrekturmethoden hervorgerufen, deren Grundmuster stets Unterordnung war. Die naturwissenschaftliche Betrachtung von Krankheiten hätte die Auflösung jener Sichtweise oder ihre Verbannung aus der Medizin bringen können. Bis heute aber deutet die Psychopathologie im Zentrum ihrer Lehren als körperliche Krankheit, was ihr als soziale Auffälligkeit und als Ordnungswidrigkeit beschrieben wurde" (113). Die "historische Chance", die Griesinger hatte - die psychischen Störungen aus der Medizin zu "verbannen" - blieb ungenutzt. Mit ihm begann nach Herzog nicht die naturwissenschaftliche Erklärung des Psychischen, sondern die Abspaltung der Neurologie von der Psychiatrie. Das von Griesinger bevorzugte Konzept der Einheitspsychose stelle eine Fortsetzung der Anstaltstradition dar. Ähnlich schlecht wie Griesinger ergeht es Kraepelin in Herzogs Analyse: "In Kraepelins Theorie wird die zentrale erkenntnistheoretische Frage nach der Spannung zwischen Beobachtung und Kategorienbildung, Beobachtungsobjekt und beobachtetem Subjekt nicht gestellt. Seine Theorie ist in prägnantem Sinn naiv und vorkritisch. Im Kern des Schizophreniekonzepts, wie es nach Kraepelins Vorgang in die Psychopathologie eingegangen ist und bis heute gilt, liegt eine vorkritische, dilettantische Psychologie, die die traditionelle Wahrnehmung des Irreseins paraphrasiert. Sie gibt als Tatsache aus, was Interpretation im Licht einer unerkannten und unhinterfragten subjektiven Haltung ist" (113).

Auch die von Kraepelin durchgeführte Dichotomie endogener Psychosen in affektive und schizophrene leiste keinen Fortschritt in der Psychiatrie: "Der mittelalterliche Kern von Kraepelins Terminologisierungsarbeit besteht in der banalen Unterscheidung eines besonders irre wirkenden Irreseins, das in Blödheit enden kann, und einem weniger irre wirkenden Irreseins, das wieder vorübergeht. Beide Formen von Irresein sind unterschieden von einer Reihe von ähnlich wirkenden, aber körperlich verursachten und objektiv darstellbaren Krankheiten; nach Abzug dieser Krankheiten sind sie der Rest, der vom laienhaften Allgemeinbegriff des Wahnsinns übriggeblieben ist, ihre logische Binnenstruktur ist noch nicht wissenschaftlich, ihre Beschreibung wiederholt, gliedert und paraphrasiert nur, was traditionell an den Irren als unheimlich, verwirrend und gefährlich beklagt wurde" (113).

Besonders die Epilepsien zeigten, nach welchen Kriterien Kraepelin Störungen in die Rubrik des endogenen Formenkreises eingeordnet habe. Es sei bisher wenig beachtet worden, daß für "die älteren Psychiater die Epilepsie mit ihren eindrucksvollen motorischen Störungen" zum "Irresein gehörte und daß Kraepelin

dieses Leiden dem endogenen Formenkreis zurechnete". Mit dem EEG sei gelungen, was für die Psychosenlehre insgesamt zu fordern sei, die "Darstellung und Beschreibung einer Störung mit konstanten und objektivierbaren Kriterien". Sie habe der Ursachenforschung vorauszugehen.
Bemerkenswerterweise überschätzte Herzog die diagnostisch-apparativen Möglichkeiten bei der Epilepsie und unterschätzt den Wert der klinischen Diagnose, z.B. durch Anfallsbeobachtung und Anamnese. Herzog fuhr fort: "Für die Wahrnehmung des Irreseins durch die älteren Irrenärzte und die Logik der endogenen Störungsklasse ist die Epilepsie insofern bedeutsam, als diese schwere und anhand von biologischen Variablen beobachtbare Störung, wenn sie in einer Klasse mit anderen Auffälligkeiten zusammengefaßt wurde, die Wahrnehmung auch der anderen Störungen durch die Irrenärzte beeinflussen mußte. Wir konnten am Beispiel der Paralyse schon sehen, daß die Irrenärzte unter der Herrschaft der überlieferten Auffälligkeitskriterien eine motorische Störung logisch nicht von sozialen bzw. interpersonellen Auffälligkeiten unterscheiden konnten. Irre war eben irre, ob nun einer umfiel und zuckte oder ob er etwas redete, dessen Inhalt dem Irrenarzt wirr vorkam. Ein weiterer Hinweis auf die nachrangige Rolle des naturwissenschaftlichen Denkens in der psychiatrischen Tradition" (113).
Eine Auseinandersetzung mit der psychopathologischen Position von Jaspers und seinen Nachfolgern erfolgte nicht. Lakonisch bemerkte Herzog, Jaspers habe Diltheys Trennung zwischen naturwissenschaftlichem "Erklären" und geisteswissenschaftlichem "Verstehen" übernommen. Er habe es bei dieser Unterteilung "entlastend empfunden", daß mit dem geisteswissenschaftlichen Vorgehen in der Psychologie "exakte Methoden für überflüssig erklärt wurden, somit die Psychiater ihre Urteilsbildung nach Maßgabe vorwissenschaftlicher Konzepte nunmehr als Wissenschaft bestätigt sehen konnten".
Herzog forderte eine rigorose Veränderung der klinischen Psychiatrie. Es gelte, neue Gesetze zu schaffen und durchzusetzen, aber auch neue Formen des therapeutischen Handelns, der institutionellen und der nichtinstitutionellen Arbeit. Es gelte, die psychopathologischen Kategorien zu tilgen, die immer noch eine Selektion bewirken, ein Vorgang, der nicht allein theoretisch sein könne.
Deutlicher als andere Autoren forderte Herzog die Relativierung der psychopathologischen Wissenschaft und die Loslösung der Psychiatrie von der Medizin.
Herzogs Ausführungen sind ein schwerwiegender Beleg dafür, daß die antipsychiatrische Kritik in den 1980er Jahren mit unveränderten Argumenten weitergeführt wurde, und die zu Unrecht von der sogenannten etablierten Psychiatrie über Jahre ignoriert worden sind.

6.3 Dirk Blasius: Umgang mit Unheilbarem

Der Historiker Blasius hat mit der Veröffentlichung seines Buches "Umgang mit Unheilbarem" (1986) öffentliches Interesse hervorgerufen. Auch wenn er keine utopisch anmutenden antipsychiatrischen Thesen vertrat, lassen sich inhaltlich Aspekte aufzeigen, die eine Assimilation antipsychiatrischer Auffassungen widerspiegeln (28). Blasius begriff die Auseinandersetzung mit der Geschichte der Psychiatrie als wichtigstes Mittel zur Standortbestimmung der klinischen Psychiatrie heute, die immer noch vom "Dilemma einer nicht angemessenen Versorgung ihrer Patienten" gekennzeichnet sei. Nur aus einem historischen Verständnis heraus ließe sich die Frage nach der zukünftigen Rolle der klinischen Psychiatrie klären: "Das Interesse praktisch tätiger Psychiater an der Geschichte ihres Faches war bis zu den späten sechziger Jahren relativ gering. Erst der große Umbruch psychiatrischen Denkens und psychiatrischer Praxis, hinter dem in manchen Ländern und an manchen Orten das Pathos kulturrevolutionärer Veränderung stand, hat auch Geschichte für Psychiater wieder wichtig werden lassen. Man streifte den über Generationen weitergereichten Fortschrittsoptimismus der Psychiatrie ab und entdeckte im Irrenwesen ein Stück problematischer Kulturgeschichte. Die historische Blindheit der Psychiatrie hatte ihre wissenschaftsimmanenten Gründe. Das klassische Konzept von Emil Kraepelin.... war eine feste Bastion. Eine Psychiatrie, die sich aufs Registrieren und Systematisieren von Krankheitsbildern verlegte, konnte der Frage nach den komplizierten Verschichtungen von geistigen und sozialen Krankheiten wenig abgewinnen" (28).

Blasius weiß offensichtlich nicht, daß es vor ihm eine Fülle medizinhistorischer Literatur gegeben hat.

Die Herausforderung der Gegenwart sei also die Frage nach der psychiatrischen Versorgung der Zukunft. Blasius meinte, man brauche Dörners Meinung, daß die Psychiatrie keine medizinische Wissenschaft sei, nicht zu teilen, um mit ihm zusammen für eine philosophisch-anthropologische Fundierung und Verankerung der Psychiatrie einzutreten, wobei der Autor nicht erläuterte, wie eine solche Psychiatrie praktisch aussehen soll.

Die Versorgung psychisch Kranker sei im Kern ein soziales Problem: "Der Fortschrittsglaube der modernen Gesellschaft ist in vielen Bereichen fragwürdig geworden, ja man hat den Eindruck, daß das Grundproblem dieser Gesellschaft die Organisierung der von ihr selbst produzierten Defizite ist. Ein Blick auf die Umweltproblematik vermag das ebenso zu verdeutlichen wie der Hinweis auf das weite Feld der Sozialpathologie.... Wenn abweichendes Verhalten, wie es heute der

Fall ist, sich dermaßen massiert, muß etwas mit der Grundstruktur der Gesellschaft nicht stimmen, können die Probleme nicht ausschließlich auf seiten der Betroffenen gesucht werden. Einen der zentralen Krisenherde moderner Industriegesellschaften bilden psychische Krankheiten" (27).
Dieser gesellschaftlichen Sichtweise des Geisteskranken könne der medizinische Fortschrittsglaube nicht standhalten. Eine Heilung der Irren im Sinne eines medizinischen Heilens sei eine Illusion. Der "wissenschaftliche Zugriff auf seelisches Leid führe in eine Sackgasse", wenn er nicht die Annahme von sozialem Leid zu seiner Voraussetzung habe. Erst diese mache frei für das gesellschaftlich wie politisch "folgenreiche Eingeständnis, daß es Unheilbares im Bereich der Krankheiten des Geistes" gebe. Geisteskranke seien nicht nur ein "Gradmesser für den Entwicklungsstand der politischen Kultur", sie seien auch ein "integraler Bestandteil der modernen Gesellschaftsgeschichte", über deren "Wegrichtung sie in einer ernüchternden und erschreckenden Weise Auskunft" geben. Deshalb verlangte Blasius die Auflösung der psychiatrischen Großkrankenhäuser, und sah in den Ansätzen der Gemeindepsychiatrie die Chance vom "geschichtlich vererbten System der Fremdverwaltung des Wahnsinns loszukommen" (28).
Eine Auseinandersetzung mit psychopathologischen Syndromen erfolgte bei Blasius nicht, obwohl er die Öffnung geschlossener Anstalten fordert. Für Blasius sind die Landeskrankenhäuser lediglich "Stätten psychiatrischen Grabgeruches". Blasius erwartete von der Hochschulpsychiatrie keinen Fortschritt der Nervenheilkunde, da der Fortschritt der Psychiatrie "niemals in der Geschichte des Faches vom akademischen Bereich ausgegangen" sei. Er war überzeugt, daß eine angemessene Psychiatriereform zunächst den Freiheitsraum des Patienten erweitern müsse. Einen Fortschritt der Psychiatrie durch Verbesserung psychopharmakologischer Medikamente diskutierte er nicht, nach wie vor bleibt das italienische Modell von Basaglia Vorbild für eine Neugestaltung der Psychiatrie: "Daß Psychiatriereform bei dem institutionellen Gefüge der Psychiatrie, den Anstalten, anzusetzen hat und daß Neuroleptika nur ein schwacher biochemischer Trost für das Elend des geistig kranken Menschen sind - mit diesem zentralen Gedanken stieß Basaglia Anfang der 70er Jahre die psychiatrische Erneuerungsbewegung an. Libertà é Terapeutica - Freiheit heilt - hatten Mitarbeiter und Patienten auf die Mauer der von ihm geöffneten Klinik von Triest geschrieben. Dieses im Grunde schlichte, aber von einer tiefen therapeutischen Wahrheit erfüllte Motto konnte nur deshalb zur zentralen Herausforderung der Psychiatrie werden, weil es geschichtlich in Vergessenheit geraten war. Die historische Aufarbeitung des Freiheitsverlustes des psychisch Kranken könnte seinen trotz aller Reformenschritte noch immer engen Freiheitsraum in der Gegenwart erweitern helfen" (28).

Blasius fragen wir, ob er bei psychiatrischen und neurologischen Störungen über eine eingehende Erfahrung verfügt, die sein Votum für eine Öffnung geschlossener Anstalten unterstützen hilft. Es fällt am antipsychiatrisch beeinflußten Schrifttum der letzten Jahre auf, daß eine Auseinandersetzung mit den verschiedenen Formen psychischer Störungen (z.B. mit Demenzen, Oligophrenien, Schizophrenien, chronifizierten affektiven Psychosen, schweren Neurosen, suizidalem Verhalten etc.) nicht erfolgte. Hierin drückt sich nicht nur ein Desinteresse an psychopathologischen Klassifikationen aus, sondern schlichtweg fehlende praktische Erfahrung.
Nicht einmal die vom Historiker Blasius aufgestellten Thesen z.B. hinsichtlich der Haltung der deutschen Psychiatrie während des Nationalsozialismus erscheinen ausreichend differenziert, um zur kritischen Auseinandersetzung mit der Psychiatrie im Nationalsozialismus, an dem alle, die mit der Psychiatrie zu tun haben, interessiert sind, anzuregen. Blasius' Beiträge zur Sozialgeschichte des Wahnsinns sind nach unserem Urteil ein Musterbeispiel für die Verarbeitung antipsychiatrischer Thesen in Sekundärliteratur.

6.4 Beurteilung der antipsychiatrischen Bewegung in Deutschland

Es ist nicht möglich, eine in sich geschlossene antipsychiatrische Bewegung in Deutschland auszumachen, denn diese hat es nie gegeben. Die in Deutschland auftretenden Autoren waren politisch motiviert, wobei linksradikale bis linksgemäßigte Standpunkte vertreten wurden. Die untersuchten Autoren sind meist keine Ärzte oder Psychiater, sie sind mehr oder weniger deutlich antimedizinisch eingestellt. Die Antipsychiater scheinen keine Vorstellung darüber zu besitzen, daß es sich von Griesinger bis K. Schneider um Ärzte handelte, die aus ihrer täglichen nervenheilkundlichen Erfahrung - und nicht aus gesellschaftspolitischen Überzeugungen - die Erkenntnis gewannen, wesentliche Teile der Psychiatrie seien auf biologische Funktionsstörungen zurückzuführen.
Die antipsychiatrische Bewegung zog auch in Deutschland ihre "Erkenntnisse" nicht aus eigenen Studien, insofern hat es sich niemals um eine empirisch gestützte wissenschaftliche Diskussion gehandelt. Ihre Vorstellungen wurden zu einem Zeitpunkt aktuell, als mit dem Siegeszug der Psychopharmaka, die von den antipsychiatrisch beeinflußten deutschen Autoren halbherzig abgelehnt wurden, die Notwendigkeit institutioneller Verbesserungen in der Psychiatrie zwingender wurden, weil nun ein großer Teil der Patienten mit endogenen Psychosen rehabilitiert werden konnte. Ihre Kritik zielte aber auf eine institutionelle Psychiatrie

ab, deren Verbesserungen bereits von der "klassischen" Psychiatrie in den 50er und 60er Jahren angemahnt worden waren (76,100).
Die Bedeutung Deutschlands als Austragungsort der antipsychiatrischen Ideologie sollte nicht unterschätzt werden. Es gibt deutliche Hinweise dafür, daß nicht nur unterschwellig die Diskussion um die Psychiatrie weitergeht.
Keppler und Mehler leiteten 1987 ein Buch über die Mißstände in der Psychiatrie wie folgt ein: "Bei den vorliegenden Seiten handelt es sich um einen Report über unaussprechliches Elend, verursacht durch die Psychiatrie. Im Mittelpunkt steht die minuziöse Beschreibung der barbarischen Methoden einer Disziplin, deren wissenschaftliches Mäntelchen dazu benutzt wird, die größten Verbrechen, die an der Menschheit je begangen worden sind, zu tarnen". (154).
In dem Buch "Chemie für die Seele - Gefahren und Alternativen" (1986) von Zehentbauer und Steck wurden zum Teil abenteuerliche Thesen über die Wirkungen und Nebenwirkungen von psychopharmakologischen Substanzen aufgestellt, die vermuten lassen, daß die Autoren noch nie derartige Medikamente angewendet haben können. Die Grundannahmen der beiden Autoren sind typische, antipsychiatrische Thesen: "Insgesamt läßt sich sagen: psychische Störungen, auch die sogenannte Schizophrenie oder die Depression, sind im Grunde als unbewußte Auflehnung gegen ausweglose Lebenssituationen bzw. als verzweifelte Reaktionen darauf zu verstehen" (340). Im übrigen wird bei depressiven Syndromen eine Therapie mit Opium der mit Antidepressiva vorgezogen, und der Einsatz von Neuroleptika wird rigoros abgelehnt.
Es sollte nicht vergessen werden, daß die hohen Auflagezahlen antipsychiatrisch-feuilletonistischer Schriften und die permanente Kritik an der medizinischen Psychiatrie nicht ohne Einfluß an weiten Teilen der Bevölkerung und an administrativen Kreisen vorbeigegangen sind. Wahrscheinlich sind die Inhalte neuerer antipsychiatrischer Texte gar nicht von Bedeutung, entscheidend ist die permanente Kritik an der medizinischen Psychiatrie und die damit verbundene Fehlinformation der Öffentlichkeit.
Die aktuelle Kritik richtet sich zunehmend gegen die teure Universitätspsychiatrie, die mit ihren psychopathologischen Beschreibungen und biologischen Untersuchungen keinen Fortschritt für die Patienten entwickeln kann, da sie in der Medizin verankert ist. Somit könnte Herzog, der dafür plädiert, daß der "hoheitliche Anspruch der Medizin" auf die "Irren" nicht über die Jahrtausendwende aufrechterhalten werden sollte, durchaus recht behalten, sofern es der medizinischen Psychiatrie, für die wir Partei ergreifen, nicht gelingt, der Herausforderung psychiatriekritischer Konzepte in ihrer Öffentlichkeitsarbeit zu begegnen. Dafür ist vor allem ein minimaler Konsens der in sich zerstrittenen

Schulen und Auffassungen der medizinischen Psychiatrie notwendig, also eine größere wissenschaftliche Einheit. Davon scheint aber die Psychiatrie weiter entfernt denn je. Wir spekulieren, ob der Einfluß antipsychiatrischer Gedanken auf Administrationen, Öffentlichkeit, Politiker und Verwaltungen seinen Höhepunkt schon erreicht hat, oder ob im nächsten Jahrtausend erneut um den Wissenschaftsbegriff in der Psychiatrie diskutiert werden wird.

III. Klinische Psychiatrie und Antipsychiatrie

Neben der eventuell fruchtbaren Polemik existieren zwischen der klinischen Psychiatrie und der Antipsychiatrie unvereinbare Gegensätze, die unter keinen Umständen verschleiert werden dürfen und die im ersten Teil dieser Untersuchung dargestellt wurden (s.a.: 166). Die Auffassungen stehen sich wie Thesen und Antithesen unmittelbar gegenüber. Diesen Sachverhalt ignorierten einige Schriften über die Antipsychiatrie und gelangten zu amüsanten Schlußfolgerungen. So meinte Obiols: "Die Äußerungen der Antipsychiater mögen manchmal aggressiv, deplaciert, destruktiv oder überflüssig erscheinen. Sie stellen aber ernstzunehmende Fragen, deren Beantwortung eine tiefgehende Veränderung medizinischer und psychiatrischer Einstellungen erfordert. Uns will scheinen, als ob die Psychiatrie von morgen eine fruchtbare Synthese der besten Ideen aus den beiden heute existierenden Lagern sein könnte, obwohl uns natürlich klar ist, wie tief der Graben werden kann, der sich zwischen Ärzten mit so verschiedenen Ansichten auftun kann" (229).

Bopp, der der Antipsychiatrie wohlwollend gegenübersteht, bemerkte zum Disput zwischen Psychiatrie und Antipsychiatrie, daß besonders bei den "Kritikern aus dem Lager der traditionellen und liberalen Psychiatrie das unzureichende Niveau der wissenschaftlichen Auseinandersetzung" auffalle (34). Glatzel, der von Bopp als ein typischer Vertreter der "klassischen" Psychiatrie angesehen wurde, schrieb in seiner Analyse der antipsychiatrischen Thesen: "Ich bin allerdings der Überzeugung, daß gegenwärtig im wissenschaftlichen Meinungsstreit Kontroversen allzu zurückhaltend ausgetragen werden und daß es der Sache nicht dienlich ist, will man sich die Behutsamkeit des Gegners im Umgang mit den eigenen Arbeiten durch Wohlverhalten erkaufen, indem man es vermeidet, das als Unsinn namhaft zu machen, was anders angemessener nicht zu bezeichnen ist" (90). Glatzel ist nicht zuletzt aus Altersgründen Vertreter der "klassischen" Psychiatrie, wobei seine Aufsätze keinen Zweifel lassen, wie kritisch er den Entwicklungsgang der gegenwärtigen Psychiatrie sieht (93). Nach Glatzels Urteil habe die Antipsychiatrie "keine eigenständigen Beiträge" geliefert, die "Plaudereien" seien zu einem "mit psychopathologischen Fachtermini garnierten Feuilleton heruntergewirtschaftet" worden. Eine Auseinandersetzung mit der psychiatrischen Krankheitslehre und den Grundbegriffen einer allgemeinen und klinischen Psychopathologie, die Jaspers und die Autoren der ersten Heidelberger Schule nicht zur Kenntnis nehme, könne über das "Niveau einer mittleren Tageszeitung" nicht hinausgelangen (90). Glatzel vermißte eine historische Besinnung der Antipsychiater und schrieb provokativ: " Man schwankt nicht selten zwischen Lächeln und Zorn, wenn man bedenkt, daß die

Autoren von einem gründlichen Quellenstudium augenscheinlich deshalb absehen, weil sie dessen Ergebnis für ebenso unfruchtbar halten, wie es das eigene Nachsinnen über diese Probleme tatsächlich ist" (90).
Der Medizinhistoriker Schipperges bezeichnete die Antipsychiatrie als "blaue Blume roter Romantik" und als "utopische Schwärmerei der neuen Sektierer" (276). Janzarik sprach von "Paperback" und "Palaver-Psychiatrie", obgleich er feststellte: "Bei allem Ärgernis, das manche Antipsychiater durch arrogante Ahnungslosigkeit erregen können, registriert die Psychopathologie nicht ohne Sympathie die Entschiedenheit, mit der für die endomorphen Psychosen der biologische Krankheitsbegriff des 19. Jahrhunderts in Frage gestellt wird und in einer von Szasz auch ausdrücklich bemerkten Wesensverwandtschaft zur romantischen Psychiatrie Raum für die psychopathologische Interpretation zurückgewonnen wird. Daß dieser Freiraum im blinden und darum zuweilen gefährlichen therapeutischen Eifer psychopathologisch bisher nicht genutzt worden ist, ist eine andere Sache" (135).
Weitbrecht war darüber besorgt, daß die Antipsychiatrie die Sozialpsychiatrie mißbrauche, Sozio- und Familienpsychiatrie seien zu "wichtig und schade für solch unqualifizierten Mißbrauch". Er bezeichnete die Antipsychiater als "fanatische Soziopsychiater", deren "spektakuläre Vorstellungen" auf einer "miserablen, von Unkenntnis getragenen Aufgliederung psychopathologischer Symptome" beruhten (326). Kuhn, Vertreter der Daseinsanalyse, bemerkte, daß die Antipsychiatrie im "Negativ-Polemischen" stecken bleibe, insgesamt über "wenig Sachkenntnis" verfüge und in "Naivität verharre". Sie könnte die "Größe und Schwierigkeit" der sich selbst gestellten Aufgabe "weder theoretisch noch praktisch ermessen, geschweige denn meistern". Er sprach das deutlich aus, was viele dachten: "Oft kann man sich des Eindrucks schwer erwehren, daß die Ideen einzelner Psychiatriegegner durch psychopathologische Wesenszüge ihrer eignen Persönlichkeit entscheidend geprägt sind" (181). Von Baeyer bewertete das Heidelberger Sozialistische Patientenkollektiv, das aus den antipsychiatrischen Gedankengängen erwachsen war, als Ausdruck von "schmählich scheiternden Radikalismen". Das SPK sei trotz des revolutionären Pathos hinsichtlich seiner Krankheitstheorien an "Simplizität unübertroffen" (10). Kisker warnte vor der "Verführung psychiatrisch Ahnungsloser" und bezeichnete die Antipsychiatrie als "Lehrstück eines kulturpsychologischen Manierismus" (165). Bopp entgegnete: "Nun sei es Kisker zugestanden, die Produktion von feuilletonistischer Polemik einer wissenschaftlichen Auseinandersetzung vorzuziehen. Man muß sich aber fragen, welche Einstellung zur gesellschaftlichen Unterdrückung, zu den

repressiven Anstalten und den Möglichkeiten ihrer Veränderung sich hinter dem abschätzigen Urteil verbirgt" (34).

Im folgenden stellen wir einige Standpunkte von Vertretern der klinischen Psychiatrie und der Antipsychiatrie Anfang der 1970er Jahre wie Thesen und Antithesen gegenüber, um die Gegensätze der Aussagen zu zeigen.

	Klinische Psychiatrie (Kraepelin, Bleuler, Jaspers, K. Schneider, Weitbrecht, Huber)	Antipsychiatrie (Cooper, Basaglia, Laing, Szasz)
a) Das Gebiet der Psychiatrie	"Die Psychiatrie ist die medizinische Lehre von den Seelenstörungen, vom seelisch Abnormen, seinen Erscheinungsweisen, seinen leiblichen und seelischen Behandlungsweisen" (K. Schneider, 282)	Die Psychiatrie sollte keine medizinische Disziplin sein. "Ich werde in meiner eigenen Theorie und Praxis psychiatrische Begriffe nicht mehr verwenden. Für mich befindet sich die Psychiatrie in einem so verworrenen Durcheinander, daß ich persönlich bestens ohne sie auskommen kann" (Laing, 190).
b) Die psychopathologische Methode	"Man muß in der Flut psychopathologischen Geredes lernen, zu wissen, was man weiß, zu wissen, wie und in welchem Sinn und in welchen Grenzen man etwas weiß, mit welchen Mitteln dieses Wissen erworben und begründet wird. Denn des Wissen ist nicht eine Fläche vergleichmäßiger Wichtigkeiten, sondern eine gegliederte Ordnung ganz verschiedener Arten und Geltung der Wich-	Die psychopathologischen Begriffe und Definitionen sind pseudowissenschaftlich und subjektivistisch. Die Ergebnisse der Psychopathologie werden von der politischen Situation und der Gesellschaftsform bestimmt. Schizophrenie ist kein deskriptiver, sondern ein "verfahrenstechnischer Ausdruck" (Szasz).

	tigkeiten und Wesentlichkeiten" (Jaspers, 144).	
c) Die Klassifikation psychischer Störungen	Es gilt das triadische System bei der Klassifikation psychischer Störungen. Internistische und neurologische Kenntnisse sind Voraussetzung für eine angemessene psychiatrische Diagnostik und Therapie. Die klinische Psychiatrie hält sich an die traditionelle medizinische Vorgehensweise: Erhebung des Befundes - Stellung der Diagnose - Festsetzung einer Therapie.	Eine Auseinandersetzung mit anderen medizinischen Disziplinen erfolgt nicht. Es findet keine Klassifikation psychischer Störungen statt, unausgesprochen steht hinter den Auffassungen ein Einheitskonzept psychischer Störungen. Es gibt bei psychischen Störungen lediglich "diagnostische Etikettierungen". Die Tendenz der Antipsychiater besteht darin, auf Diagnosen aus grundsätzlichen Erwägungen zu verzichten, erklärtes Ziel sind die "Nichtdiagnosen" ("No diagnosis at all").
d) Endogene Geisteskrankheiten	"Die der Zyklothymie und Schizophrenie zugrunde liegenden Krankheitsvorgänge kennen wir nicht. Daß ihnen aber Krankheiten zugrunde liegen, ist ein sehr gut gestütztes Postulat, eine sehr gut begründete Hypothese. Die häufige Erblichkeit, Bindungen an die Generationsvorgänge, die oft vorhandenen allgemeinen körperlichen Veränderungen, der unbestreitbare Vorang der somatischen Therapie... sind dabei nicht so gewichtig wie fol-	Die Standpunkte sind unterschiedlich. Einige Antipsychiater glaubten, die Ursachen von Zyklothymien und Schizophrenien liegen in der Art und Weise des sozialen Umganges in einer kapitalistischen Gesellschaft (Laing, Cooper). Andere bestritten, daß es überhaupt eine psychopathologische Einheit der endogenen Psychosen gibt (Szasz).

	gende psychopathologische Tatsachen: Es treten unter anderen Symptomen auch solche auf, die im normalen Seelenleben und seinen abnormen Variationen keine Analogie haben" (282).	
e) Ursachen der endogenen Psychosen	Die genauen somatischen Vorgänge bei endogenen Psychosen sind unbekannt, auch wenn zahlreiche Hypothesen über gestörte Rezeptor/Transmittervorgänge pathophysiologische Bedeutung haben dürften. Weitbrecht konstatierte: " Es ändert nichts an der klinischen Erfahrung, daß die weitaus überwiegende Mehrzahl aller endogenen Psychosen nicht sinnvoll aus der Biographie des Menschen heraus verstanden oder psychologisch interpretiert werden kann, sondern daß die endogenen Psychosen vielmehr die Sinnkontinuität des Lebens des einzelnen Kranken unterbrechen oder zerreißen, wie es sonstige körperliche Krankheiten oder Unfälle auch zu tun pflegen " (323).	Der biologisch orientierten Psychiatrie wird ein materialistischer Positivismus unterstellt. Die Biographie erklärt das Zustandekommen einer Psychose.
	Die psychopathologisch orientierte Psychiatrie hat auf Spekulationen über den metaphysischen Sinn von Psychosen verzichtet.	Die Antipsychiater haben unterschiedliche Theorien über Sinn und Zweck von Psychosen aufgestellt, die grundsätzlich darauf abziel-

		ten, Psychosen als positives Element in der Lebensgeschichte zu verstehen.
f) Therapie der endogenen Psychosen	Psychopharmaka, Soziotherapie und supportive Gesprächstherapie stehen im Vordergrund der Behandlung. Neuroleptika heilen nicht ursächlich. Als funktionelle Dopaminantagonisten wirken sie im limbischen System und führen zu unerwünschten Wirkungen im Hypothalmus-Hypophysenbereich, in der extrapyramidalen Motorik und im vegetativen Nervensystem. Ihr Einsatz ermöglicht eine Reintegration der Patienten und kann in vielen Fällen Anzahl, Schwere und Dauer der psychotischen Schübe und psychische Strukturverformungen günstig beeinflussen. Über die Klinikeinweisung schrieb bereits E. Bleuler "Mit der Diagnose der Schizophrenie ist noch nichts über die Hospitalisierungsbedürftigkeit ausgesagt, im Gegenteil werden viele Schizophrene mit Vorteil außerhalb psychiatrischer Krankenhäuser behandelt".	Die Standpunkte sind unterschiedlich. Psychopharmaka werden als "chemische Lobotomie" (161) abgelehnt, obwohl einige der Autoren Psychopharmaka einsetzen. Nach Basaglia stört der Einsatz von Psychopharmaka die Arzt-Patient-Beziehung. Es wird die Auffassung vertreten, Basis der Therapie sei eine Art Psychotherapie, mit der alle endogenen Psychosen günstig beeinflußt werden können. Einige Ansätze (322) richten sich gegen jede pharmakologische Behandlungsmethode. Einige Antipsychiater fordern anstelle einer Therapie ein Ausleben der Psychose (Cooper, Laing). Die Gesellschaft versteckt die Schizophrenen hinter Anstaltsmauern, weil sie deren Anblick nicht erträgt (13). Ein Großteil der Störung beginnt erst in der psychiatrischen Anstalt (50,83).
g) Politik und Psychiatrie	Die psychopathologisch ausgerichtete Psychiatrie ver-	Nach Ansicht der antipsychiatrischen Autoren zeigt die

steht sich als politisch neutral. Die Antipsychiatrie wird als politische Bewegung abgelehnt.	Analyse der Psychiatriegeschichte die Abhängigkeit der jeweils praktizierten Psychiatrie von den politischen Verhältnissen: “Die Antipsychiatrie erfand nicht die Politisierung der Psychiatrie, sondern wollte der Psychiatrie eine Wendung in Richtung auf politische Befreiung geben" (34).
Ein ursächlicher Zusammenhang zwischen den Positionen der Psychopathologie und des Mißbrauchs der Psychiatrie während des Nationalsozialismus bestand nicht. Die klinische Psychiatrie bedauert die systematische Tötung psychisch Kranker während des Nationalsozialismus und sieht in dem Beharren auf psychopathologische Exaktheit die wichtigste Möglichkeit zur Verhinderung einer Wiederholung derartiger Geschehnisse. Der Antipsychiatrie wird vorgeworfen, durch Vernachlässigung der Psychopathologie einen erneuten Mißbrauch der Psychiatrie möglich gemacht zu haben.	Die Unverständlichkeitslehre der Heidelberger Schule habe den Mißbrauch der Psychiatrie während des Nationalsozialismus begünstigt (161, 338). Die Antipsychiater sehen einen direkten Zusammenhang zwischen der Tradition der deutschen Psychopathologie und den Geschehnissen im dritten Reich.

Die prinzipielle Unvereinbarkeit der Auffassungen ist augenscheinlich. Antipsychiatrische Thesen haben auf die Laienvorstellungen über psychische Krankheiten beachtlichen Einfluß ausgeübt. Ihren vordergründig einleuchtend erscheinenden Thesen zu folgen, sind nach wie vor auch Vertreter der Medien bereit. Kolitzus glaubte, daß es in der Öffentlichkeit immer noch einen "Anti-Psychiatrie-Bonus" gebe (172). Wer aber den antipsychiatrischen Auffassungen zustimmt, bejaht auch deren politische, philosophische und theologische Sicht vom Wesen des Menschen, die wir daher in den folgenden Kapiteln deutlich machen.

IV. Das geisteswissenschaftliche Bezugssystem der Antipsychiater

Nachdem im ersten Teil der Untersuchung die Thesen der bekannten Antipsychiater und Illichs Medizinkritik skizziert wurden, sollen nun Vordenker und Mitdenker der antipsychiatrischen Bewegung zu Wort kommen.

Das Auftreten der Antipsychiatrie verlief zeitlich parallel zum Entstehen einer politischen Richtung, die als "Neue Linke" bezeichnet wird (258,259,319). Hinsichtlich der organisatorischen Struktur entsprechen sich Antipsychiatrie und "Neue Linke", denn auch die Antipsychiatrie war zu keiner Zeit in sich geschlossen. Eine praktische Antipsychiatrie als echte Alternative zur Schulpsychiatrie hat es bekanntlich nie gegeben.

Die Veröffentlichung antipsychiatrischer Texte in Deutschland erfolgte mit dem Übergreifen der Studentenbewegung auf Deutschland, obwohl die bekanntesten Texte von Laing, Cooper, Basaglia und Szasz zum Teil bereits ca. 10 Jahre vorher geschrieben worden waren.

Mehrere Grundthemen bestimmten die Diskussion der "Neuen Linken", die auch die Vorstellungen antipsychiatrischer Autoren prägten und sie populär machten. Beiden Bewegungen war eine nonkonformistische Kulturkritik gemeinsam, die sich in einer Abkehr von der abendländischen Tradition und einem Suchen nach Vorbildern in den Entwicklungsländern ausdrückte (Ho Chi Minh, Ché Guevara u.a.). Die philosophischen Wurzeln der "Neuen Linken" entstammen dem Neomarxismus, als einer deren wichtigsten Vertreter Herbert Marcuse (1898-1979) zu nennen ist, der die Auffassungen der "Neuen Linken" nachhaltig geprägt hat. Kolakowski, der durch seine Versuche, Existenzphilosophie und Marxismus zu verbinden, Bedeutung erlangte, bestimmte für die "Neue Linke" die "Negation des Vorhandenen" als Methode (171), die von Cooper hinsichtlich der Psychiatrie übernommen wurde. Die linke Haltung sei demnach primär eine Methode der permanenten Aktion, die das Bestehende grundsätzlich überwinden und aufheben wolle (171). Für die "Neue Linke" ist nach Marcuse nicht mehr der Proletarier revolutionärer Hoffnungsträger, sondern die "Außenseiter" und "Intellektuellen"; dieses wurde von den Antipsychiatern in ihren Konzepten über endogene Psychosen aufgenommen.

Die Psychoanalyse und die amerikanische Soziologie gaben der "Neuen Linken" wesentliche Impulse, insbesondere in ihrer Synthese mit dem Marxismus, weil sie neue Erklärungen für die Tatbestände der Ausbeutung und der Beherrschung des Menschen durch Menschen anboten. Erich Fromm (1900-1980) betonte beispielsweise die starke soziale und kulturelle Überformung der Antriebs- und

Persönlichkeitsentwicklung der Menschen. Kaum auszumachen ist der Einfluß der "Neuen Linken" auf Soziologie und Psychologie. Davon konnte antipsychiatrisches Denken nicht unberührt bleiben.
Die Kritik an Eltern und Vorbildern aus vorherigen Generationen drückte sich in der Begeisterung der "Neuen Linken" für die Existenzphilosophie Sartres aus. Ekel an der Massengesellschaft und das Gefühl der Entfremdung, im Sinne einer inneren Verlassenheit in der von Menschenhand geschaffenen Apparatewelt des Industriezeitalters, waren vorherrschende Motive junger Menschen, sich für die "Neue Linke" zu begeistern (217). Das Bild des Schizophrenen ist offenbar ein einleuchtendes Beispiel für die katastrophalen Folgen der Konsum-Gesellschaft. Diese Interpretation des Schizophrenseins ist das Zentrum antipsychiatrischer Auffassungen.

IV.1. Der Einfluß von Psychologie, Psychosomatik und Psychoanalyse

Wer das Umfeld antipsychiatrischer Gedanken bestimmen möchte, kommt an einer Skizze der psychologischen Wissenschaft nicht vorbei. Die uneinheitlichen Grundrichtungen der Psychologie, wie z.B. als Gegenpole Psychoanalyse und Behaviorismus zu nennen wären, können jeweils zum Ausgangspunkt von antipsychiatrischen Gedanken gemacht werden. Eine Psychiatrie ganz ohne "Antipsychiatrie" erscheint aufgrund der Zerrissenheit der Psychologie nicht denkbar, ein Sachverhalt, der trotz aller Divergenzen gemeinsame Aspekte der Disziplinen signalisiert.
Zum anderen müssen der psychosomatische Krankheitsbegriff und die psychosomatische Medizin*, die als Gegenbewegung zur naturwissenschaftlichen Medizin mit besonderer Betonung des kranken Subjekts anzusehen ist, als eine mögliche Basis antipsychiatrischer Thesen aufgefaßt werden.

Karl Bühler (1879-1963) versuchte 1927 in einer heute kaum noch bekannten Monographie den wissenschaftlichen Zustand der Psychologie darzustellen und bezog sich auf die um die Jahrhundertwende entstehenden Richtungen Denkpsychologie, Psychoanalyse, Behaviorismus, geisteswissenschaftliche Psychologie und Strukturpsychologie. Diese Ansätze hätten einen "krisenartigen

* Die Psychosomatische Medizin befaßt sich mit Körperstörungen, die als Folge gegenwärtiger oder früherer emotionaler Konflikte aufgefaßt werden. Als psychosomatische Krankheiten im engeren Sinn gelten die Hypertonie, das Duodenalulkus, das Bronchialasthma, die Colitis ulcerosa u.a. (38).

Zustand der Psychologie" heraufbeschworen, der jedoch im weitesten Sinne noch als "Aufbau- und nicht als Zerfallskrise" anzusehen wäre (41).
Bühler erinnerte daran, daß die Krise der Psychologie erst durch die Vertreter der objektiven Psychologie, also dem Behaviorismus, akut geworden sei. Die Psychologie, die seit René Descartes (1596-1650) und John Locke (1632-1704) als die Wissenschaft von den Erlebnissen, als eine Theorie dessen, was der sogenannten inneren Wahrnehmung, der Selbstbeobachtung, zugänglich ist, gedacht war, sei durch den Behaviorismus in Bedrängnis geraten. An dem ursprünglichen Ausgangspunkt der Psychologie sei noch nichts geändert worden, als man beim Aufbau der Wissenschaft Hypothesen über die Seelensubstanz wie Descartes oder über das Unbewußte wie Freud einführte, nichts geändert "an dem solipsistischen Ausgang, wenn man nachträglich vom Ich zum Du und zu Annahmen über fremdes Erleben und fremdseelisches Geschehen fortschreitet" (41). Der Behaviorismus vernachlässige jedoch die Erlebnispsychologie und erhebe den Anspruch, etwas "Vollkommeneres" zu errichten, eine "Wissenschaft von den objektiv zu bestimmenden Verhaltensweisen der Tiere und Menschen". Zunehmend verhalte sich der Behaviorismus immer "ablehnender gegen Begriffe, die aus der Selbstbeobachtung" stammten.
Ihm gegenüber stehe die Psychoanalyse mit ihrer Auffassung von der relativen Determiniertheit psychischer Vorgänge, ihrem "Übermaß an Sinn und Tiefsinn". Bühler hoffte trotz der unterschiedlichen Richtungen, zu einem geschlossenen System wissenschaftlicher Erkenntnisse zu gelangen. Andererseits befürchtete er den Verlust der gemeinsamen Terminologie in der Psychologie und warnte: "Die Selbstbesinnung des Behaviorismus begann bei Thorndike mit der Ausbildung einer eigenen Terminologie. Auch die geisteswissenschaftlichen Psychologen sprechen da und dort schon einen besonderen Dialekt. Die Begriffe der älteren Erlebnispsychologie dazu gerechnet, wird es bald so sein, daß man in ein und derselben Wissenschaft mit drei Sprachen vertraut sein muß" (35). Von dieser Gefahr ist auch die psychiatrische Wissenschaft nicht zuletzt durch den Einfluß der Antipsychiatrie bedroht.
Die von Bühler vor 65 Jahren getroffenen Feststellungen haben aktuelle Bedeutung, da der zu besprechende krisenhafte Zustand der Psychiatrie auch Ausdruck der Krise der Psychologie ist. Psychologen haben bei der Verbreitung antipsychiatrischer Thesen eine beachtliche Rolle gespielt. Sowohl aus psychoanalytischen als auch aus behavioristischen Grundpositionen wird die deskriptive Psychopathologie kritisiert, obwohl Lerntheorien des Behaviorismus antithetisch zur psychoanalytischen Persönlichkeitstheorie zu sein scheinen. Beide Positionen sind in der antipsychiatrischen Szene vertreten. Glatzel wies darauf hin,

daß die Antipsychiatrie weitgehend in orthodoxen Behaviorismus gemündet sei (91).
Der krisenhafte Zustand der Psychologie, der bisher nicht überwunden wurde, ist ein Grund für die Kritik an der klinischen Psychiatrie. Antipsychiatrische Positionen sind eine fast unausweichliche Folge einer Ratlosigkeit, die das uneinheitliche Bild vom Menschen des 20. Jahrhunderts für die psychologische und psychiatrische Wissenschaft aufwirft (313).

Die Geschichte der Psychosomatik reicht bekanntlich, wenn auch nicht mit den modernen Termini, so doch in der Sache, bis zu den griechischen Philosophen zurück. Von Uexküll sprach von dem "vergessenen Gebiet der Heilkunde" (308). In der romantischen Medizin des 19. Jahrhunderts wurden psychosomatische Gedanken für einen kurzen Zeitabschnitt in der Medizin führend. Die tiefenpsychologische Betrachtungsweise von Krankheiten hat der psychosomatischen Medizin Aktualität gegeben. Die Psychosomatik begreift sich als Gegenbewegung zu der organzentrierten Krankheitsauffassung der naturwissenschaftlichen Heilkunde. Vertreter der psychosomatischen Methode betonen in ihrer Arbeit das Subjekt des Kranken und seine Beziehungsstrukturen, dem Leiden am Leib wird ein Sinn im Leben des Kranken zugesprochen. Ein Hauptgedanke ist, daß Krankheit nicht Folge eines Zufalls, also eines "kosmischen Ereignisses" ist, sondern vom Subjekt gestaltet und erzeugt wird. Das Leiden wird nicht nur fortgewünscht, sondern wird vom Subjekt "gebraucht und gewollt" (329). Das Sosein einer Krankheit liege dabei in der Organdisposition bereit, die die Krankheit in Bewegung setzenden und manifestationsfördernden Kräfte und Einflüsse, das Dasein, werde durch die Erlebnisverarbeitung und durch Umwelteinflüsse bestimmt (38). Die Erforschung von Motiven und Konflikten ist daher ein Ziel der psychosomatisch ausgerichteten Medizin.
Die dominierende Persönlichkeit der deutschen psychosomatischen Medizin im 20. Jahrhundert war Viktor von Weizsäcker (1886-1957), er gab der von ihm vertretenen Auffassung den Namen "medizinische Anthropologie" (328-332). Von Weizsäcker kam wie Freud aus der Physiologie, seine neuropsychologische Betrachtungsweise machte eine eigenständige Psychiatrie, der gegenüber er stets eine Abneigung verspürte, in gewisser Hinsicht überflüssig.
Mit der Idee des Gestaltkreises (1940) hat er ein Modell psychosomatischer Zusammenhänge veröffentlicht. Den komplizierten Gedankengängen nach können der Körper die Seele und die Seele den Körper "erläutern". Das Verhältnis von Seele und Körper besteht demnach nicht darin, daß es zwei Dinge sind, die nebeneinander da sind oder aufeinander wirken, sondern daß sie "einander wechselseitig

darstellen". Für V. von Weizsäcker können alle Organe "Ausdrucksmittel der leidenschaftlichen Lebensbewegung eines Menschen" sein. Der Mensch mache in den als krankhaft erscheinenden Funktionsstörungen Gebrauch von seinen Organen, der in der Physiologie so nicht vorgesehen ist. Mit dem Ausdruck der Stellvertretung ist gemeint, daß anstelle seelischer Erlebnisse körperliche Verhaltensweisen treten können und an die Stelle psychophysischer ein seelischer Inhalt, ein Wunsch oder Gedanke. Was aus dem Bewußtsein verbannt sei, werde im Körper wirksam und was ins Bewußtsein trete, verliere an leiblicher Kraft (329).
In dem Aufsatz "Erinnerungen eines Arztes" (1944) betonte V. von Weizsäcker den "oppositionellen Charakter" seiner Gedanken gegenüber der Schulmedizin. Er sah in der bedingungslosen Hoffnung auf technische Fortschritte die "große Krise der Medizin": "Das ist nun wirklich ein großes und hochragendes Thema: die naturwissenschaftliche Medizin, ihr gewaltiger technischer und begrifflicher Apparat ist in Frage gestellt, wenn sich ergibt, daß ihre allgemeinste Voraussetzung vom Wesen des kranken Menschen wo nicht falsch, so doch in entscheidender Beziehung unzulänglich ist. Wenn die Dinge so liegen, ist hier die Aufgabe einer Revolution, die Forderung nach einem Propheten gestellt. Und sie liegen so" (329).
Er bedauerte in diesem Zusammenhang die Absonderung der Psychotherapeuten von der Schulmedizin, für die er unter anderem die "feindliche Haltung der Psychiater" (Bumke, Bonhoeffer) verantwortlich machte, die unversöhnlicher als die Internisten gewesen seien. So habe sein Kritiker Oswald Bumke (1877-1950), eines der "Häupter der Psychiatrie", ihn aufgrund seiner Neigung zur Psychoanalyse und Philosophie für einen "verdorbenen Phantasten" gehalten. Die Psychiater neigten dazu, die Psychose als Minusvariante des Gesunden anzusehen, ohne auf die "Schöpferkraft des Wahnsinns" einzugehen. Deshalb räumte er den Psychiatern keine Bedeutung bei der Neuorientierung der Medizin ein: "Die Sache begann mit naturphilosophischen Bedenken gegen Mechanismus und Materialismus, sie führte weiter zu kasuistischen Untersuchungen, in denen die körperliche und seelische Erscheinung gleichmäßig und sorgfältig betrachtet und verglichen wurde, und sie endete mit einer veränderten Vorstellung vom Wesen der Naturvorgänge im Menschen. Die Psychiatrie hatte auf keiner dieser drei Stufen einen beachtlichen Anteil" (329).
V. von Weizsäcker begründete den Mißbrauch der Medizin während des Nationalsozialismus mit einer "moralischen Anästhesie", die durch die naturwissenschaftliche Denkweise begünstigt wurde. Eine Medizin, die sich ausschließlich naturwissenschaftlich und biologisch bestimme, entscheide sich "falsch und schuldhaft". Die naturwissenschaftliche Medizin hintertreibe "die letzte, die höhere, die religiöse Bestimmung des Menschen" (330).

Die "technisch-therapeutische Gesundheitsfabrik" mit ihren verdunkelten Zimmern, ihren radiologischen, chemischen und elektronischen Maschinen sei "eine Karikatur von der Bestimmung des Menschen".
Es besteht für uns kein Zweifel, daß V. von Weizsäcker, allerdings formal vollkommener, die Gedanken Illichs drei Jahrzehnte früher formuliert hat.
In dem Aufsatz "Von den seelischen Ursachen der Krankheit" (1946) drückte V. von Weizsäcker Kerngedanken seiner Krankheitslehre aus, die die enge Verbindung mit antipsychiatrischen Thesen deutlich macht: "Wir kommen, bei der Theologie anzufragen, um uns über den Sinn der letzten Bestimmung belehren zu lassen, und wir hoffen darauf, vorbereiteter zu sein, wenn wir selbst so weit sind, daß wir begriffen haben, das Ziel der Medizin sei nicht, jemand gesund zu machen, vielmehr sei die ärztliche Therapie nur hineingestellt, nur ein Teil der Aufgabe, einem Menschen auf dem Weg zu seiner letzten Bestimmung Dienste zu leisten, die Krankheit sei nur ein Mittel dazu, eine Gelegenheit mitwegs. Die Krankheit bekommt so, statt des negativen, einen höchst positiven Wert; eben Gelegenheit, die menschliche Unzulänglichkeit anzugreifen, und Gelegenheit, aus der Krankheit die Wandlung zu entwickeln....Der Körper stellt die Seele dar, die Seele den Körper; sie ringen miteinander, und sie lassen sich gegenseitig vertreten. Bedenken Sie, wieviel einschneidender für die gesamte Medizin es wäre, wenn von allen Krankheiten, vom Ekzem bis zur Paralyse, vom Furunkel bis zur Melancholie, von der Angina bis zum Diabetes, wenn von allen Krankheiten zu sagen wäre, daß der Mensch oder die Menschheit samt Tieren und Pflanzen sie selbst macht, daß sie alle gleichsam moralische Krankheiten wären! Daß sie alle Gelegenheiten zur Entschließung für die letzte Bestimmung der Schöpfung wären!" (329).
Die folgenden Auszüge aus einer Fallvorstellung von V. von Weizsäcker verdeutlichen eindrucksvoll seine Einstellung zur Psychiatrie und zur Psychosenlehre, aber auch seinen Mangel an psychiatrischer Kenntnis, an dieser Stelle hinsichtlich der Arbeiten E. Bleulers: "Was ich Ihnen heute vorstelle, ist, daß ich Jemanden nicht vorstelle. Die Kranke, die ich Ihnen heute zeigen wollte, will hier nicht erscheinen. Die Kranke hat kein Vertrauen zu mir als dem Arzt, und so mißtraut sie auch der Klinik, die als Universitätsklinik mit dem Unterricht und so mit der Öffentlichkeit zusammenhängt.... Sie stammt aus der Provinz Posen, ist einfacher Leute Kind.... Überhaupt die Kindheit war schön.... Die Kinderzeit, das ist ihr verlorenes Paradies. Als sie eben ein junges Mädchen wurde, wollte ein Bursche sie im Felde überwältigen. Den Ekel und die Scham hat sie nie überwunden. Sie hat noch mehr erlebt, aber sie blieb ein Fremdling in der Welt. - Kurz nach der Einführung des Sterilisationsgesetzes meldete sie sich als Hausmädchen in einer psychiatrischen Klinik. Die Erscheinung, die Behandlung,

das Schicksal der Geisteskranken haben sie furchtbar ergriffen, besonders, wenn sie dann sterilisiert werden sollten. Sie wurde ganz verwirrt und eröffnete sich der Oberin, zu der sie Vertrauen faßte. Aber am nächsten Tag wurde sie dem Chef vorgestellt und die Folge war, daß sie selbst als krank auf die Abteilung kam. Man erklärte sie selbst für geisteskrank, und was kommen mußte, kam: auch sie sollte sterilisiert werden. Die ganze Nacht weinte, schrie und betete sie - vergeblich. Gott half ihr nicht. So wurde die Sterilisierung an ihr vorgenommen, und seither ist ihr Leben zerbrochen.... Wenn man dieser Patientin zuhört, so kann man nicht anders als ergriffen sein, und bald wird man geneigt, Partei für sie zu nehmen.... Von geistigen Störungen ist, dreizehn Jahre nach der Sterilisation, nichts zu bemerken. Sie hat bei uns aufgenommen werden müssen, weil sie ein Magengeschwür hat. Mußte es zu dieser irreparablen Zerstörung eines völligen Vertrauens zum Arzt kommen?... Jeder Geisteskranke ist ein Kämpfer um seine geistige Existenz. Er muß es sein, denn er ist in der Minorität.... Befragen wir also die Krankenblätter. Da zeigt sich nun, daß die Diagnose "Schizophrenie" im Jahre 1934 nicht sehr gut und stark begründet war. Es waren auch damals z.B. weder Halluzinationen noch Wahnbildung vorhanden - mit einer Ausnahme: einmal sah die Kranke plötzlich sich im Bett liegend und zugleich neben dem Bett stehend. Da ist sie, die Spaltung, die der Krankheit den Namen Schizophrenie gibt und dies mag (wir wissen es nicht) die Stellung der Diagnose und die Anwendung des Gesetzes schließlich begründet haben. Blättert man weiter, dann folgen noch mehrere Aufnahmen wegen Umherstreunens, Herumirrens, Selbstmordversuchs; immer wieder wird das ironische, versteckte, unzugängliche, kontaktlose Verhalten hervorgehoben. Und hier fassen wir den immer bei der Schizophrenie betonten Zug: die Entfremdung, die Kontaktlosigkeit.... Wenn man von Kontaktlosigkeit spricht, dann handelt es sich offenbar um ein mindestens beidseitig bedingtes Phänomen.... Wer aber hat hier recht und wo liegt die Wahrheit ? Die Diagnose des Psychiaters war hier eine einseitige Entscheidung und sie hatte reale Folgen. Die Diagnose ist eine Art Übereinstimmung, ein Majoritätsbeschluß oder ein Autoritätsakt.... Wir haben jetzt immer noch die Freiheit behalten, uns auf die Seite unserer Kranken zu stellen oder der psychiatrischen Diagnose recht zu geben. Da fällt nun etwas weiteres auf. In dem Maße, als die Begeisterung für die vom Dritten Reich verordnete Psychiatrie abklingt, erweicht sich der Ton der Krankenblätter. Es endet nach 1945 mit dem Eintrag: "Psychopathische Reaktion bei schizoider Persönlichkeit".... Wir halten hier nur so viel fest: die der Kranken gegenübergestellte wissenschaftliche Majorität ist selbst (in Grenzen) wandelbar und hängt von zeitgeschichtlichen Bedingungen ab.... Es gibt eine weitere Überlegung. Der Kranke kann krank sein und trotzdem in einem präzisen Sinne mehr recht haben als der Gesunde. Wenn der Schizophrene

den Untergang der Welt voraussagt, haben wir denn den Mut, ihm darin Unrecht zu geben? Es sieht ganz so aus, als ob er einer Wahrheit ins Gesicht sähe, von der die Gesunden sich aus Feigheit oder Denkschwäche abzuwenden pflegen. Und wenn der Melancholische die Welt sinnlos findet, sich selbst beschuldigt, so könnte er immer noch mehr Wahrheit erkennen als die, welche sich mit Beschönigungen hinhalten.... Von dieser Einsicht her, so meine ich, kann man zum Beispiel jenes folgenschwere Ereignis nun wirklich verstehen, das hier zur Diagnose der Schizophrenie und zur Unfruchtbarmachung geführt zu haben scheint. Jene sinnliche Wahrnehmung, in der die Kranke sich im Bett und zugleich neben dem Bett stehend sinnlich wahrnahm, ist ein Verdoppelungswahn, der unvermeidlich war, nachdem dieser Mensch die Bindung an ein Du, das Vertrauen und die Geborgenheit im Wir verloren hatte. Dieser Verdoppelungswahn ist nichts anderes als die halluzinierte Wiederherstellung einer Zweisamkeit, nachdem sie die unerträgliche Einsamkeit erreicht hatte. Sie ist eine Darstellung der verfehlten Synthesis von Ich und Du; die Spaltung des Ich repräsentiert - für einen Augenblick - die unerreichbar gewordene Beziehung des Ichs zum Du; sie ist ein Ersatz derselben.... Wir haben jetzt für die Spaltung des Ich eine humane Erklärung gefunden. Und diese Erklärung ist nun etwas, was man verstehen kann. Unser Verständnis dessen, was vorher wie Absurdität oder objektive Verrücktheit erschienen war, beruht aber darauf, daß wir alle hier einem allmenschlichen Vorgang begegnen, an dem jeder Mensch, krank oder gesund, teilhat. Die Ich-Spaltung (und die daraus hervorgehende Selbstüberschätzung nach der positiven oder negativen Seite) ist uns nur zu bekannt. Die Ich-Spaltung ist etwas, was sich in Arten und Graden in jedem Leben findet.... Zur Bestimmung einer Grenze also, von der ab jemand als geistig abnorm, krank, geistig krank oder geisteskrank gilt, sind Maßstäbe unvermeidlich, die wir aus .... Beziehungen von Menschen untereinander nehmen, und in diesem Sinn ist der Begriff der Geisteskrankheit ein soziologischer und ein sozialer Begriff. Die "Tatsache" der Krankheit ist eigentlich keine Tatsache, sondern ein System von Bewertungen, und sie hängt ab, ist Funktion vom Vergessen, Vergleichen, von Sympathien und Interessen, und sie drückt diese persönlich menschlichen Verhältnisse aus" (332).
Die Gedanken V. von Weizsäckers betreffen die naturwissenschaftliche Medizin und die Psychiatrie gleichermaßen. Der Psychiatrie unterstellte er eine geradezu fanatische Unkorrigierbarkeit ihrer überholten Denkmodelle.

K. Schneider hat der psychosomatischen Medizin in den 50er Jahren pauschal vorgeworfen, sie entspringe dem Bedürfnis, Krankheiten durch ihre Einreihung in Motivzusammenhänge in den Willen des Menschen zu bekommen. Sie sei eine

"titanenhafte Auflehnung gegen das Schicksal und seinen transzendenten Ursprung". Ironisch bemerkte er, daß nach der psychosomatischen Krankheitslehre der Unterschied zwischen psychogener Körperstörung und wirklicher Krankheit entfalle. Wenn man zu Lebzeiten eine psychogene Lähmung annehme und bei der Sektion eine Hirngeschwulst finde, sei das grundsätzlich kein Einwand gegen die Psychogenese. Schon die Tatsache, daß es eine Veterinärmedizin gebe, daß auch Hühner und Kühe krank werden können, müsse von einer Übertreibung psychosomatischer Anschauungen überzeugend zurückhalten (281).
Weitbrecht verfaßte 1955 eine "Kritik der Psychosomatik" (321). Das Geleitwort hatte K. Schneider geschrieben, mündlich soll Schneider zu Weitbrecht von einem "selbstmörderischen Werk" (326) gesprochen haben. Weitbrecht nahm in der Schrift Stellung zu der psychosomatischen Krankheitslehre, den Ergebnissen der psychosomatischen Forschung und den psychosomatischen Persönlichkeitsuntersuchungen. Hinsichtlich der endogenen Psychosen wies Weitbrecht die psychosomatische Lehre als unbrauchbar ab, er sprach von einem "enthusiastischen Psychologisierungsdrang" und von "neurosenpsychologischen Anbiederungsversuchen", die das Dasein einer persönlichkeitszerstörenden Prozeßschizophrenie nur unzureichend erklären könnten. Er verwies auf die grundlegenden Arbeiten von Gruhle, Jaspers, Mayer-Gross und K. Schneider zum Fragenkomplex der endogenen Psychosen. Seine Ergebnisse zusammenfassend resümierte Weitbrecht: "Wir begrüßen den Ernst, mit welchem von der überwiegenden Anzahl der psychosomatisch orientierten wirklichen Ärzte der kranke Mensch als je einmalige Persönlichkeit und in seinen sozialen Bezügen in den Mittelpunkt des Forschens und Handelns gestellt wird und anerkennen viele einzelne, wohl begründete und nachprüfbare Ergebnisse, welche die große Bedeutung der seelischen Seite des individuellen Daseins für die Entstehung und den Verlauf mancher Krankheiten erweisen, die etwas anderes sind als die bekannten psychogenen Konversionen und Organneurosen. Wir lehnen jedoch die an den Phänomenen schlechterdings nicht aufweisbare grundsätzliche Psychogenese der somatischen Krankheiten ab.... Allein schon die umstürzenden Wandlungen der klassischen Freudschen Psychoanalyse zeigen die Fragwürdigkeit einer einseitigen Bindung der Psychosomatik an die problematische "Tiefenpsychologie", deren vielfach drohende und nicht selten schon geschehene Entgleisung in eine esoterische, religionsersetzende Weltanschauung vielleicht durch eine enge Fühlungsnahme mit der klinischen Psychopathologie noch rückgängig gemacht werden könnte. Von der Neurosenpsychologie her eine medizinische Anthropologie aufbauen zu wollen, ist unserer Meinung nach zum Scheitern verurteilt" (321).

Alexander Mitscherlich (1908-1982), der Oberarzt unter V. von Weizsäcker war, in die Diskussion um Fragen nach der Herkunft antipsychiatrischer Gedanken einzubringen, hat nicht den Sinn, ihn als Vertreter dieser Bewegung einzuordnen. Vielmehr soll ein weiterer Mosaikstein im Synkretismus der Antipsychiatrie dargestellt werden, in diesem Fall ihre unvollständige Rezeption tiefenpsychologischer Gedanken und psychoanalytischer Terminologie (s.a.: 86).*

Mitscherlich erlangte Beachtung und Popularität durch die Veröffentlichung der Protokolle der Nürnberger Ärzteprozesse von 1946-1947 (219,220,223). In diesen Schriften plädierte er für einen "politischen Arzt". Es ist wesentlich, daß die Aufarbeitung der Medizin im Nationalsozialismus** von Vertretern der Psychosomatik erfolgte, während die Psychiatrie lange brauchte, ehe erste Versuche erkennbar wurden, sich mit der belasteten Vergangenheit auseinanderzusetzen.

Mitscherlich sah einen inneren Zusammenhang zwischen technisierter Medizin und der Möglichkeit einer "Perversion ärztlichen Handelns": "Die Möglichkeiten einer

---

* In der psychoanalytischen Lehre und ihren Beiträgen zu den endogenen Psychosen nimmt der Begriff der Regression eine zentrale Stellung ein (108,200). Der psychodynamische Gesichtspunkt meint die Frage nach den zugrundeliegenden (unbewußten) Konflikten, der topische Gesichtspunkt beinhaltet ein Modell über die Psyche (Unbewußt-Vorbewußt-Bewußt), der strukturelle Gesichtspunkt betont, daß das Ich aus Strukturen (mit langsamer Veränderungsrate) und Funktionen besteht (Ich, Überich und Es) (Rapaport, 1959). Der genetische Gesichtspunkt, der zwischen (organischer) Reifung und (psychischer) Entwicklung differenziert, legt den Akzent auf die zeitliche Abfolge des psychischen Werdens (oral, anal, oedipal), während sich der adaptive Gesichtspunkt dem psychischen Umfeld widmet. Der adaptive Gesichtspunkt wurde u.a. von Lidz, Bateson, Searles, Bowen und Bowlby untersucht, Psychosen werden als Folge sozialer Entbehrungen in der frühesten Kindheit (Mitscherlich, 1966) aufgefaßt.
Die meisten Autoren haben sich besonders den strukturellen Veränderungen des Ichs bei schizophrenen Psychosen gewidmet (Federns sog. "Ich-Schwäche", 1926).
Aus genetischer Sicht werden verschiedene "praeorale" Fixierungsstellen für das Entstehen von Schizophrenien verantwortlich gemacht. Zum einen wird die Schizophrenie (als Hebephrenie) als Ausdruck eines Zurückfallens in primären Narzißmus (Freud, 1917; Abraham, 1924; Mahler, 1952; Spitz, 1954) gedeutet. Weitere Fixierungsstellen werden während der Dualunion zwischen Mutter und Kind (Mahler, 1968) und während der Lösung der Dualunion und der Differenzierung zwischen Selbst und Objekt vermutet (Pohlen, 1963; Kutter, 1971). Es kam bei den Schizophrenen nach dieser Auffassung nicht zur Ausbildung eines stabilen Ich-Kernes. Der bleibende Ich-Defekt zeigt sich in Funktionsstörungen des Ichs, von Seiten der Triebdynamik wird angenommen, daß dem Ich nicht genügend Aggressionen zur Verfügung stehen (Hartmann, 1953; Waelder, 1963) (nach: 200).

** Zu der Frage nach der Rolle, die die Psychiatrie in der Zeit des Nationalsozialismus spielte, gab es erschreckend wenige Veröffentlichungen der deutschen Hochschulpsychiatrie. Es sei deshalb auf Weitbrechts wichtiges Referat von 1968 verwiesen, in dem neben den Fällen ärztlicher Kooperation mit den Nationalsozialisten auch die weniger bekannten Fälle bewußter Diagnosefälschung zugunsten der Patienten rubriziert wurden (324). Insgesamt erfolgte von Vertretern der klinischen Psychiatrie allenfalls eine sporadische Aufarbeitung der Vergangenheit (siehe z.B. 56), was die Glaubwürdigkeit antipsychiatrischer Thesen gesteigert hat. Erst in den letzten Jahren wurde im Deutschen Ärzteblatt in einer Serie der Medizin im Nationalsozialismus nachgegangen (8,65,178,180,209,246,333).

historischen Analyse aus dem vorliegenden Material, selbst für das umgrenzte Gebiet ärztlicher Forschung und Zielsetzungen der täglichen Praxis sind beschränkt. Es sind aber doch Rückschlüsse wenigstens in zwei Richtungen erlaubt: auf den inneren Entwicklungsgang der naturwissenschaftlichen Medizin, wie auf die Stellung des Arztes in Staat. Technisierter Staat und technisierte Medizin verlieren in ihrer Praxis immer mehr ein verpflichtendes Gewissen für Empfindungen und Grundrechte des einzelnen Menschen" (219). Mitscherlich warf der naturwissenschaftlichen Medizin ihre positivistische Tendenz vor, da die Heilkunst zur bloßen Naturwissenschaft regrediert sei. Er beklagte die "Exkommunikation der Psychoanalyse" aus der medizinischen Wissenschaft und deutete sie ebenfalls als Folge einer weitgehend naturwissenschaftlich begründeten Medizin und Psychiatrie, denn "in ihrer ganzen Geschichte könne man die Psychoanalyse als eine dialektische Gegenkraft zur naturwissenschaftlich-technischen Manie der Gegenwart verstehen" (222).

Obwohl Mitscherlich in seinen Verweisen auf Freud immer wieder dessen biologische und neurologische Grundhaltung betonte, wird die Psychoanalyse als Instrument zur Kritik einer einseitigen naturwissenschaftlichen Haltung verstanden. Mitscherlich sah den modernen Menschen an die Technik ausgeliefert und warnte wie Illich vor der Entmündigung durch Experten, denn die Medizin wachse "bedauerlicherweise" mit Hilfe ihres technischen Instrumentariums, nicht mit Hilfe der Einsicht in die psychische Natur des Menschen (221-225). Er sprach in diesem Zusammenhang von einem "wissenschaftlichen Einparteiensystem einer verwalteten Menschheit" und beklagte die ungenutzte Chance einer Neubesinnung und Neuorganisation der Medizin nach dem zweiten Weltkrieg, denn die verbrecherischen Taten von Ärzten seien "nicht nur ein schreckliches Zwischenspiel" gewesen, sondern "repräsentativ für den Zustand der Ärzte", für ihr Selbstverständnis überhaupt (223).

Mitscherlichs Ausgangsposition beinhaltete berechtigte Kritik an der praktizierten Medizin, folgerichtig plädiert er für eine psychosomatische Ausrichtung der Medizin, die er in Übereinstimmung mit von Weizsäcker als eine "dialektische Gegenbewegung" zur naturwissenschaftlichen Medizin deutete.

Nach einer Phase der Überbetonung des Positivismus bestehe aber immer die Gefahr einer Überbewertung der Hermeneutik; denn zwischen Verflachung, Esoterik und wirklich differenzierter Betrachtung gebe es viele Zwischenstufen, die man permanent im Bewußtsein halten müsse. Deshalb warnte Mitscherlich nachdrücklich vor Gegenaufklärungsversuchen in Form von neuen "charismatischen Führern" (223).

Es kämen dann so törichte Verdächtigungen zustande wie die, dies und das, die Gesellschaft etc., sei an allem schuld (223). Man verfalle der Verlockung, Abwehrmechanismen zu benutzen und nicht differenzierte Ich-Leistungen.
Er kritisierte in diesem Zusammenhang auch die therapeutische Abkehr von der "großen Analyse" und die Hinwendung zu unterschiedlichen Formen von Psychotherapie und "Kurzpsychotherapie" (248).
Selbstkritisches Denken in der psychoanalytischen und psychosomatischen Theorie fehlt jedoch in der antipsychiatrischen Rezeption völlig.

Zusammenfassend muß für das Verhältnis zwischen Antipsychiatrie und Psychoanalyse festgehalten werden, daß die Aufnahme psychoanalytischer und psychosomatischer Gedanken durch die Antipsychiater unvollständig und elektiv erfolgte. Die antipsychiatrische Bewegung übernahm zu einem Teil die psychoanalytische Terminologie und trug durch ihre essayistische Anwendung zur Aufweichung des Begriffsapparates bei. Begriffe wie Neurose oder Psychose erfahren in den antipsychiatrischen Texten eine deutliche Simplifizierung ihres Inhaltes.
Auf der anderen Seite halten kritische Gedanken von Jaspers, Gruhle, Weitbrecht und K. Schneider eine psychoanalytische Deutung des Daseins endogener Psychosen für unmöglich. Die Fülle ihrer Argumente wurde bislang niemals systematisch aufgearbeitet. C.F. von Weizsäcker sprach anläßlich seiner Überlegungen zur Wahrnehmung der Neuzeit vom "Titanismus der Psychoanalyse" (327). Der Anspruch alles verstehen zu wollen, erweise sich als Illusion.

IV.2. Der Einfluß der Philosophie

Im Unterschied zu bisherigen Epochen findet sich im 20. Jahrhundert keine eindeutig vorherrschende Philosophie, die einen so dominierenden Einfluß auf das geistige und wissenschaftliche Leben genommen hat wie zu anderen Zeiten. Philosophische Gedanken erschienen eher verstreut an zahlreichen Stellen innerhalb der Einzelwissenschaften. Stellvertretend für dieses Jahrhundert seien die philosophischen Richtungen Pragmatismus, Lebensphilosophie, Existenzphilosophie, Neopositivismus, Sprachphilosophie und kritischer Rationalismus genannt.
In einem kleiner werdenden Teil der Welt ist der Marxismus-Leninismus noch Staatsphilosophie (303). Zu seinen Gedanken hat sich versteckt oder offen die Mehrzahl der antipsychiatrischen Autoren bekannt. Im Unterschied zu vielen

zeitgenössischen philosophischen Richtungen will der Marxismus eine Anleitung zum konkreten Handeln geben. Er bemüht sich um eine grundlegende Klärung der Gesellschaft, Geschichte und Wissenschaft und bietet ein verbindliches Welt- und Menschenbild an.
Im 20. Jahrhundert haben sich Georg Lukàcz (1885-1971), Ernst Bloch (1885-1977) und die Vertreter der Frankfurter Schule, auf die sich die antipsychiatrische Bewegung häufig bezog, um eine Aktualisierung marxistischer Positionen bemüht.
Manche Autoren haben (50,337) den Konflikt zwischen Antipsychiatrie und Psychiatrie als Ausdruck einer Kontroverse zwischen den Auffassungen von Jaspers und Sartre verstanden. Sie formulierten ihre Thesen gegen eine vermeintlich positivistische Medizin und Psychiatrie, zu deren Wegbereitern und Exponenten sie Jaspers zählten.
Zunächst muß festgestellt werden, daß der Begriff Existentialismus eine ziemlich heterogene Gruppe von Philosophen subsumiert. Die von Sören Kierkegaard (1813-1855) und Friedrich Nietzsche (1844-1900) ausgehende Existenzphilosophie hat als gemeinsame Grundhaltung, daß das Selbstbewußtsein als elementare Erfahrung des Menschen zum Ausgangspunkt des Philosophierens wird. Diese philosophischen Gedanken blieben selbstverständlich nicht ohne Einfluß auf die Wissenschaften vom Menschen. Trotzdem ist es zu pauschal, die Inhalte der psychiatrischen Lehre als Ausdruck einer bestimmten Philosophie zu bewerten. Es klingt paradox, wenn die Antipsychiater sich auf so verschiedene Philosophen wie Marx, Kierkegaard, Edmund Husserl (1859-1938), Martin Heidegger (1889-1976), die Vertreter der Frankfurter Schule und Sartre berufen. Hierin erweist sich die antipsychiatrische Bewegung als synkretistisch, letztlich unsystematisch.
Problematisch ist die Frage, ob und inwieweit die Philosophie der praktisch-klinischen Psychiatrie überhaupt von Nutzen sein kann. Aristoteles, der die Sammlung und Katalogisierung alles Bestehenden und eine streng logische Beweisführung als Grundlage des philosophischen und wissenschaftlichen Denkens verstand, wendete die Methode des naturwissenschaftlichen Vorgehens konsequent an. Für Aristoteles kann das Denken nur richtig sein, wenn es mit Begriffen arbeitet, die durch Definitionen gewonnen wurden. Aristoteles ist wegweisend für eine Philosophie, die Einheit von Theorie und Praxis ist. Auf diese Position zu verzichten war die antipsychiatrische Bewegung, die Katalogisierungen und Systematisierungen kategorisch ablehnte, uneingeschränkt bereit. Der Medizinhistoriker Ackerknecht schrieb zu dem inneren Zusammenhalt von Philosophie und Psychiatrie: "Ich habe das Gefühl, daß die philosophische Psychiatrie der praktischen Psychiatrie nicht viel geholfen hat mit ihren zahlreichen

Anstrengungen, durch Worterfindungen und sogenannte Tiefe tatsächliche Unkenntnis zu maskieren" (1).
Dörner dagegen begrüßte die "Wiederannäherung von Psychiatrie und Philosophie in diesem Jahrhundert" und sah in ihr eine "umfassende Zurücknahme der medizinischen Einseitigkeit" (63), er erwartete hiervon einen Fortschritt für die Psychiatrie.

2.1 Marxismus, Frankfurter Schule und die Antipsychiatrie

Im Unterschied zu der ursprünglichen kritischen Theorie im Sinne einer marxistischen Sozialphilosophie, die noch empirische und praktische Wissenschaft - im Kampf gegen Ungerechtigkeiten und für Freiheit - sein wollte, entwickelten Horkheimer und Adorno die kritische Theorie von 1940 bis 1947 zur Philosophie einer Geschichte und Gesellschaft, die unter dem Bann einer "in Mythos umschlagenden und totalitär gewordenen Aufklärung" stehe (97). Adorno und Horkheimer entwarfen eine "der zeitlichen Situation angemessene Theorie der Aufklärung". Aufgrund der ihr innewohnenden Dialektik schlage Aufklärung in der technisierten Welt und der sie konstituierenden Gesellschaft in ihr Gegenstück um. Sie werde von Positivismus und Pragmatismus mißbraucht (2). Aufklärung entwickele sich ihrem ursprünglichen Zweck entgegengesetzt. Es komme zu einer "rastlosen Selbstzerstörung der Aufklärung", Aufklärung werde zum "Betrug für die Massen". Horkheimer und Adorno sprachen in diesem Zusammenhang von einer "Krankheit der Vernunft", von einem Umschlag der "Aufklärung in den Wahnsinn". Kritisch negative Theorie sei "Therapie", quasi ein Ausweg für die negativen Folgen der so verstandenen "Aufklärung". Kurz und populär formulierten Horkheimer und Adorno: "Die Menschen bezahlen die Vermehrung ihrer Macht mit der Entfremdung von dem, worüber sie Macht ausüben" (2).
Dieser Leitgedanke der "Dialektik der Aufklärung", der nur ein Teil der Philosophie der Frankfurter Schule ist und in Zusammenhang mit Horkheimers Lebensgeschichte und Gesamtwerk gesehen werden muß, wurde von den Antipsychiatern aufgenommen, denn es galt, die positivistischen Tendenzen der Psychiatrie und Medizin als Teil einer kranken Gesellschaft aufzudecken. Übersehen wurde jedoch von den Antipsychiatern, daß sich Horkheimers Philosophie in doppelter Frontstellung befindet: sie richtete sich sowohl gegen den Positivismus als auch gegen eine spekulative Metaphysik.
Illich wandte die These von der Verkehrung der Aufklärung in ihr Gegenteil auf die Medizin an, denn mit zunehmender vermeintlicher Aufklärung über das Wesen von

Krankheit erzeuge die Medizin neue und gefährliche Krankheiten, unfähig, ihre positivistischen Positionen zu korrigieren. Für Szasz und Basaglia ist die Psychiatrie keine Wissenschaft, sondern Herrschaftsinstrument der Gesellschaft.
In der antipsychiatrischen Bewegung sind theologische und metaphysische Gedanken formuliert worden, die eine Parallele in der "Dialektik der Aufklärung" finden. Die "metaphysische Kraft der Dialektik der Aufklärung" bestehe darin, daß sie "das Verlorene des ganz anderen um so mächtiger hervorrief, je entschiedener sie sich als Negation des Bestehenden begriff" (97). Kritische Theorie ist für Horkheimer und Adorno "säkularisierte Form des jüdischen Monotheismus" (2).
Die beiden Horkheimer-Biographen Gumnior und Ringguth beschrieben den metaphysischen Gehalt der Philosophie der "Dialektik der Aufklärung" wie folgt: "Dieser latente, eher von Adorno als von Horkheimer herrührende Messianismus einer Wahrheit, die sich jeglicher menschlicher Anstrengung verweigert und erst in der Majestät des Erlösungstages offenbart, wird um so stringenter, je weiter kritische Theorie im Urteil über das bestehende Schlechte zu universalen Folgerungen gelangt. Die Selbstentlarvung der Aufklärung, ihr dialektischer Umschlag vom Kampf um Recht und Freiheit des Menschen zur technologischen Perfektionierung sämtlicher bestehender Herrschaftsstrukturen, verweist ebensowohl die Hoffnung auf ein Reich der Freiheit in das Reich der Utopie, wie sie die Menschen aus Individuen in Angestellte aller bestellbaren technischen Bestände verwandelt. Der Zerfall des Menschen, der nichts mehr aus sich selber tut, sondern zum Abziehbild seiner Kollektive, Massenmedien und Sozialneurosen wird, der universale Betrieb einer Selbsterhaltung, die nicht Erlösung des Einzelnen, sondern Permanenz der Strukturen bedeutet, die Instrumentalisierung von allem und jedem auf den schlechten Schein dieser selbst das Leiden perfektionierenden Selbsterhaltung hin bilden daher zentrale Themen für Eclipse* und Dialektik der Aufklärung" (97). Diese Auffassungen sind zweifelsfrei der Kern der antipsychiatrischen Psychiatriekritik.
Neben der Frankfurter Schule hat H. Marcuse die Argumente der Antipsychiater wie kein anderer geprägt. Marcuses Kerngedanke, daß der politisch und gesellschaftlich unfreie Mensch auch innerlich unfrei sei, gipfelt in der These von der "Gleichschaltung der psychischen Natur". Der moderne Mensch sei durch Repressionen verschiedener Art so manipuliert, daß er sich nur noch in eine einzige Richtung zu bewegen vermag. Er sei außerstande, sich über sich selbst, über die Welt, in der er lebt, und über seinen Platz in ihr klar zu werden (212,213).

* Der Aufsatz Eclipse of Reason (Verfinsterung der Vernunft) erschien auf deutsch in 115.

Die hohen Produktionsleistungen und ein hoher Lebensstandard hätten in den Industriestaaten dazu geführt, daß kaum jemand "an der Verödung des Systems interessiert" sei. Es komme nach Marcuse zu einem "betrügerischen Einverständnis zwischen Kapital und Arbeiterschaft", weswegen der Proletarier als Antreiber für die Revolution ausscheidet. Die Hoffnungen Marcuses auf revolutionäre Veränderungen gründeten sich auf die Randgruppen der Gesellschaft: "Unter der konservativen Volksbasis befindet sich jedoch das Substrat der Geächteten und Außenseiter, die Ausgebeuteten und Verfolgten anderer Rassen und anderer Farben, die Arbeitslosen und die Arbeitsunfähigen. Sie existieren außerhalb des demokratischen Prozesses: Ihr Leben bedarf am unmittelbarsten und realsten der Abschaffung unerträglicher Verhältnisse und Institutionen... Die Tatsache, daß sie anfangen, sich zu weigern, das Spiel mitzuspielen, kann die Tatsache sein, die den Beginn des Endes einer Periode markiert" (212).
Deutlich tritt der Ursprung von Basaglias und Coopers Hoffnung auf die revolutionäre Kraft des Schizophrenen hervor, denn auch zum Fehlen einheitlicher Begriffe gab Marcuse einen entscheidenden Anstoß: "Die kritische Theorie der Gesellschaft besitzt keine Begriffe, die die Kluft zwischen dem Gegenwärtigen und seiner Zukunft überbrücken könnten; indem sie nichts verspricht und keinen Erfolg zeigt, bleibt sie negativ. Damit will sie jenen die Treue halten, die ohne Hoffnung ihr Leben der großen Weigerung hingegeben haben und hingeben" (212).
Offensichtlich suchte Marcuse nach einem Ausweg aus dem Dilemma, daß es entgegen der Voraussagen von Marx nicht zu einer Verelendung der Arbeitsklasse gekommen war. Deshalb richtete er sein Augenmerk auf die "Ausgeschlossenen" der Gesellschaft.
Marcuse sprach die "seelische Verarmung in der modernen Gesellschaft" an - die Antipsychiater stellten dem entfremdeten Menschen den erfahrungsreicheren Psychotiker gegenüber. Marcuse gab zu bedenken: "Die traditionelle Grenze zwischen der Psychologie einerseits und der politischen und Sozialphilosophie andererseits ist durch die Lage des heutigen Menschen unscharf geworden... Private Verwirrungen spiegeln heute in viel unmittelbarerer Weise die Verwirrungen des Ganzen wieder, und die Heilung persönlicher Störungen hängt viel direkter als ehedem von der Gesamtstörung ab" (213).
Marcuse hat mit derartigen Vermutungen die Aufnahmebereitschaft für antipsychiatrisches Gedankengut erhöht, denn er gehört zu den einflußreichsten marxistischen Autoren der Gegenwart.

In dem vielbeachteten Werk "Der Fortschritt in der Philosophie" hat der Horkheimer-Schüler Haag (1983) versucht, eine Antwort auf die "Krise der gegenwärtigen Philosophie", also dem Verlassen des Anspruches der Philosophie, eine "zeitlose philosophia perennis" zu sein, zu geben. Die Krise der Philosophie sei mit der Grundlagenkrise der Wissenschaften identisch. In einem Überblick über die abendländische Philosophie stellt Haag dar, wie "das innere Wesen als die konstituierende Form der empirischen Dinge" zentrales Thema des Philosophierens war: "Durch die Geschichte der Philosophie von der Antike bis in die Gegenwart zieht sich ein Problem, das sie in ihren klassischen Zeiten als die fundamentalste aller Wissenschaften definiert hat, das aber nie gelöst worden ist. Manche Epochen haben seine Berechtigung geleugnet, es für ein Scheinproblem gehalten... Es ist das Problem der objektiven Möglichkeit von erscheinender Natur, die metaphysische Grundlage der Phänomene, die Gegenstand menschlicher Erkenntnis sein können. Seine unwiderlegbare Auflösung liegt in der Natur verschlossen" (98).

Unwissentlich - so die Hauptthese Haags - ist der moderne Positivismus, den er in einem Atemzug mit Poppers kritischem Rationalismus ablehnt, ein Nachfahre jenes Denkens, das der Positivismus stets aufs äußerste bekämpft hat: die abendländische Metaphysik, die auf Erringung eines "absoluten Wissens" bedacht war. Beide verfahren nach der Methode "der fortschreitenden Reduktion von Seiendem auf immer allgemeinere Begriffe". Der positivistischen Weltauffassung seien natürliche Phänomene nichts weiter als Erscheinungen ihrer wissenschaftlichen Formeln, sie seien keine "Manifestationen immanenter Wesenheiten". Eine kritische Erkenntnislehre in Fortführung des Denkens Kants habe sich sowohl vom modernen Positivismus wie von der abendländischen Metaphysik zu distanzieren.

Der Ursprung des materialistischen und positivistischen Denkens seien die atomistischen Vorstellungen von Leukipp (5. Jhd. v. Chr.) und Demokrit (ca. 470-360 v. Chr.) gewesen, die die Unterschiede in der empirischen Welt auf Anordnung und Lage, also aus Bewegung, unteilbarer Korpuskeln erklärten. Die allein realen Atome verboten ihnen die Annahme eines anordnenden Prinzips, also eines ideellen Grundes, der "die materiellen Prozesse auf ein Telos" bezieht.

Dagegen stellte Plato seine Ideenlehre: materielle Dinge besitzen Struktur und Gestalt nur durch Partizipation an ihren ideellen Urbildern. Jedes sichtbare Ding sei die Repräsentation eines sinnlich nicht wahrnehmbaren Eidos. Nach Haag geht die Faszination der europäischen Philosophie seit Plato von der Scheidung des Ansichseienden und des sinnlichen Phänomens aus.

Über die neuplatonische Philosophie bis hin zu Augustinus (354-430) blieb "der metaphysische Stufenbau der Welt" unbestrittener Bestandteil der philosophischen Erkenntnislehre. Johannes Eruigena Scotus (810-1877) trieb diese Lehre in der Frühscholastik bis zur Entmaterialisierung des Kosmos weiter. Für ihn kam wahres Sein nur "den unkörperlichen Universalien" zu. Fortschritt der Philosophie sei nur

noch in die entgegengesetzte Richtung möglich gewesen, nämlich in einem Nominalismus, für den ausschließlich den wahrnehmbaren Einzeldingen ein objektives Sein zukam. Haag meinte: "Daß es in den Sachen selbst etwas geben muß, das Vergleiche erlaubt und so vom Singulären abstrahieren läßt, übersah der Nominalismus". Und weiter: "Der philosophiegeschichtliche Prozeß, der vom neuplatonischen Denken des frühen Mittelalters zur hochmittelalterlichen Metaphysik des Thomas von Aquin geführt hat, stellt durch die Positionen, die es zu überwinden galt, einseitiger Universalienrealismus und einseitiger Universaliennominalismus, eine Wiederholung der antiken Entwicklung dar" (98).
Thomas von Aquin löste das Problem vorläufig, indem er den Dingen vermöge ihrer göttlichen Herkunft restlose Erkennbarkeit zusprach, diese jedoch für den leibgebundenen menschlichen Geist ausschloß. Die "thomistische Scheinlösung des Universalienstreites" führte dazu, daß "nominalistisches Denken zur bestimmenden Philosophie" werden konnte. Die Vorherrschaft nominalistischen Denkens habe mit der Unterscheidung von Subjekt und Objekt zu Beginn des modernen Denkens die rationale Naturbewältigung ermöglicht.

Übersehen wurde jedoch nach Haag, daß das Erkennen der Naturvorgänge nichts über das innere Wesen der Erscheinungen aussagt: "Was die Phänomene in metaphysischer Betrachtung an sich selber sind... ist auf dem Wege experimenteller Naturerkenntnis prinzipiell nicht auszumachen". Physik gehe nicht kontinuierlich in Metaphysik über. Descartes erklärte die Welt mechanisch. Haag meint dazu: "Das cartesianische Abstraktionsverfahren endete bei dem, was seit der nominalistischen via moderna einzig an der Natur noch wesentlich schien: der meßbaren Größe". Strukturell sei solche Wesensbestimmung nicht verschieden von der "scholastischen via abstraktionis" gewesen. Der cartesianische Rationalismus, der die Welt auf meßbare Größen reduzierte, sei eine Regression der philosophischen Naturerklärung auf die Position des antiken Atomismus.

Der Empirismus, wie ihn Locke und David Hume (1711-1776) vertraten, bestritt, daß die mechanischen Prozesse die Ursache der sichtbaren Dinge sind, Locke und Hume forderten bereits eine Verneinung von Metaphysik im Sinne der "via moderna der Philosophie".

Erst durch Kants Erkenntnislehre gelang eine Überwindung von Nominalismus und Empirismus, denn die reale Welt gehe in ihrer Faktizität allein nicht auf. Für Kant stand, so Haag, unzweifelhaft fest: wie weit menschliche Vernunft auch in die Mechanismen der Naturgesetze eindringen würde, "ein teleologisches Prinzip wird ihrer Erklärung organisierter Körper immer unentbehrlich bleiben".

In Hegels Transzendentalphilosophie wurden dann die substantiellen Begriffe der idealistischen Philosophie durch Funktionsbegriffe ersetzt. Er wollte durch unmittelbare Ableitung der Welt aus Gott die abendländische Metaphysik zu "höchster Rationalität" entfalten. Das Absolute, Gott, das reine Sein, wurde lediglich noch als Funktion gedacht, welche die Welt stiften müsse. Für Haag stellte Hegels idealistische Dialektik "die Vollendung der europäischen prima philosophia" dar, gleichzeitig habe sie durch "Bildung des absoluten Begriffes als Bewegung von Nichts zu Nichts die Entstehung des modernen Positivismus" gefördert. Hegels Position habe letztlich "die Selbstauflösung der europäischen Metaphysik" beinhaltet, denn genaugenommen sei Realität im strengen Sinne nur noch den empirischen Dingen zugekommen: "Der Positivismus, die Sackgasse der europäischen prima philosophia, beschließt die geschichtliche Entsubstantialisierung ontologischer Kategorien. Alle seine orthodoxen Vertreter seit Auguste Comte halten sie für bloße Abstraktionen von sinnlich Gegebenem als dem allein Wirklichen".

Für Haag hat Marx in seiner "negativen Bestimmung der der Materie immanenten Form" den kritischen Weg der Kantschen Metaphysik fortgesetzt. Seine Nachfolger hielten jedoch an der völligen Erkennbarkeit der Welt fest; so bestimmte Engels die Dialektik zum inneren Wesen der Natur und Lenin reduzierte das Verhältnis von Erscheinung und Ansichsein der Dinge auf den Unterschied von Erkanntem und noch nicht Erkanntem. Diese Position sei ungeeignet zur Überwindung des subjektiven Idealismus.

Von daher konnte die Faszination des modernen Positivismus z.B. bei Ernst Mach (1838-1916), der die "Ausmerzung jeglichen metaphysischen Denkens", also auch der okkulten Metaphysik im Marxismus, vorantrieb, entstehen, denn nun bestand die Aufgabe des philosophischen Denkens im exakten und methodologischen Denken. Folgerichtig forderte der moderne Positivismus, wovon man nicht sprechen könne, darüber müsse man schweigen (Wittgenstein).

Der sogenannte Wiener Kreis (Schlick, Neurath, Carnap) habe die "Reinigung der Philosophie von Metaphysik" fortgeführt. Haag meinte: "Im totalen Verzicht auf Fragen von solchem Charakter begründet der moderne Positivismus seinen Anspruch auf Wissenschaftlichkeit. Seine antimetaphysische Selbstbeschränkung aber macht ihn für die exakten Wissenschaften unbrauchbar. Er muß unerörtert lassen, was sie voraussetzen: eine Natur, die von sich aus erkennbar ist". Deshalb kritisierte Haag die Philosophie von Popper: "Wie positivistisches Denken bestreitet er ein intelligibles Ansichsein empirischer Dinge als ontologische Grundlage gesetzmäßiger Naturvorgänge. Auch den nihilistischen Folgerungen des Positivismus hätte er zustimmen müssen: insbesondere der Verneinung realer Gesetzmäßigkeiten, denn ihre Annahme ist nach Poppers eigenem Wissen nur innerhalb einer ontologischen Weltauffassung legitim. Um gleichwohl die Idee einer kosmischen Ordnung wiederzugewinnen, postuliert der kritische Rationalismus den unwissenschaftlichen Glauben an die Existenz allgemeingültiger Naturgesetze" (98). Haag sah in Poppers Position eine "auf nominalistisches Denken aufgespannte Evolutionstheorie", die den "Zufall als Hauptfaktor der Evolution" begreift und "metaphysisches Denken von Heraklit bis Hegel und Marx" verwirft.

Der fundamentale Fehler modernen Denkens besteht nach Haag in dem nominalistischen Irrtum, der Natur und Mensch ein Ansichsein bestreitet: "Entgegen nominalistischer Wertvorstellung läßt sich die Annahme eines intelligiblen Substrates der Natur zeigen - nicht jedoch, worin es inhaltlich besteht". Es sei wider der Gesetze der Logik, wenn aus der Unmöglichkeit, das Wesen von Seiendem positiv zu bestimmen, der Schluß gezogen werde, Wesen sei ein sinnloser Begriff. Der Schritt ins Metaphysische könne nur negativ vollzogen werden (98).

Die Position von Haag entspricht in weiten Teilen der Spätphilosophie Horkheimers und beinhaltet für die Beurteilung der antipsychiatrischen Bewegung einige wichtige Aspekte, da die antipsychiatrische Bewegung Wurzeln in der abendländischen Philosophie und dem Universalienstreit hat.

Die psychiatrische Wissenschaft, die stärker als andere medizinische Fächer Definitionsprobleme zu lösen hat, ist in ihrer Theorie und Praxis eng mit dem Leib-Seele-Problem konfrontiert. Da dieses erkenntnistheoretisch nicht abschließend zu durchdringen ist, muß die Psychiatrie sich immer wieder die Frage nach ihrem Menschenbild stellen.

Vliegen beschrieb daher den Zustand der klinischen Psychiatrie heute, die unter starken biologischen Einflüssen steht, wie folgt: "Psychiatrie der Gegenwart ist von einem Pluralismus der Anschauungen und Methoden beherrscht, die nicht nur die Vielfalt und Aktivität theoretisch-praktischer Ambitionen der Nervenheilkunde spiegeln, sondern auch das Bild einer Ratlosigkeit vermitteln, deren Wurzeln m.E. in den ungeklärten philosophischen und theologischen Voraussetzungen des gegenwärtigen Zeitalters liegen. Dieses Dilemma läßt sich weder durch Willensdekrete noch Klagelieder beseitigen. Bei dem starken Einfluß von Neopositivismus und kritischem Rationalismus, welche die Fragen nach Wahrheit und Irrtum bewußt ausklammern, diese zutiefst menschlichen Fragen auf die Unterscheidung von falschen und richtigen Aussagen reduzieren (Popper), ist eine fast übermenschliche Anstrengung gefordert, um das trügerische Element in einer sich wertfrei und voraussetzungslos gebenden modernen Wissenschaft zu entlarven. Man gewinnt angesichts der jetzigen Situation den Eindruck, daß die um die Jahrhundertwende leidenschaftlich geführte Diskussion um den Wissenschaftsbegriff in der Psychiatrie am Ende des Jahrhunderts eine Wiederholung erfährt. Daß bestimmte Prämissen, d.h. unausgesprochene

Voraussetzungen Verlauf und Ergebnis dieser Diskussion bestimmen werden, steht außer Zweifel" (313).
So kam Vliegen zu der Auffassung, daß der zersplitterten Psychiatrie der Gegenwart eine uneinheitliche Auffassung über das Bild vom Menschen zugrundeliegt. Auffassungen über das Wesen des Menschen müssen jedoch den erkenntnistheoretischen Rahmen, den ihr die Philosophie und Theologie vorgeben, beachten. Die Antipsychiater, die diese erkenntnistheoretischen Grenzen überschritten, konnten weder theoretische noch ethisch-praktische Grundlagen für den Umgang mit psychisch kranken Menschen schaffen.
Unseres Erachtens steht die antipsychiatrische Bewegung - was ihren Einfluß auf Öffentlichkeit, Administration und Verwaltung angeht - vielleicht erst am Beginn ihres Wirkens.
Szasz "Antipsychiatrie" ist in ihren Grundsätzen eine überzüchtete nominalistische Position: psychopathologische Begriffe und Einheiten existieren nur als Mythos. Ihnen kommt keine Realität zu. Es handelt sich bei psychisch kranken Menschen um individuelle Lebenskrisen. Von einer solchen Position läßt sich jedoch nur schwer eine allgemeinverbindliche Ethik ableiten, denn eine nominalistische Weltauffassung enthält keine Maxime für rechtes Handeln, da dieses nicht zu begründen wäre.
Fast als entgegengesetzte Standpunkte lassen sich in der Antipsychiatrie spekulativ metaphysische Gedanken ausmachen. Unausgesprochen handelt es sich um das Modell einer psychischen Einheitsstörung, die jeweils durch äußere, also gesellschaftliche Mechanismen in Gang gebracht wird.
Man kann u.E. in der Psychiatrie einige empirisch gewonnenen Grundpositionen nicht ignorieren, ohne in biologischen Positivismus oder in spekulative Psychologie zu verfallen.
Die psychopathologischen Begriffe (z.B. Halluzinationen, Wahn, Gedankenausbreitung etc.) können ihrem Wesen nach nicht bestimmt werden. Andererseits läßt die Uniformität psychiatrischer Befunde in allen Kulturen keinen Zweifel daran, daß sie als Phänomen des (kranken) Seelenlebens anzuerkennen sind. Bis zum Wesen psychopathologischer Begriffe kann nicht vorgedrungen werden, eine Klassifikation nach Form und Inhalt (z.B. von Halluzinationen) ist dennoch sinnvoll.

2.2 Jaspers Psychopathologie und Sartres Existenzphilosophie

Die antipsychiatrische Kritik richtete sich vehement gegen die Psychopathologie von Jaspers und seinen Nachfolgern der sog. Heidelberger Schule v.a. K. Schneider, der, maßgeblich von der Philosophie Hartmanns geprägt, geradezu als Psychiatrie-Scholastiker und Schulmeister erlebt wurde (113). Jaspers und Schneider wurden von den Antipsychiatern für die institutionellen Fehlentwicklungen der Psychiatrie verantwortlich gemacht. Es soll gar nicht abgestritten werden, daß sich im Werk von Jaspers und K. Schneider Wertungen und Positionen finden, die von uns nicht aufrechterhalten werden (92,177). Beispielsweise hat Jaspers pauschale Absage an die Psychoanalyse einen fruchtbaren Austausch zwischen der klinischen Psychiatrie und der Tiefenpsychologie verhindert; diese Auswirkungen reichen bis in die Gegenwart. Auch kann die Psychopathielehre mit ihren Wertungen (z.B. gefühlsarmer Psychopath) kaum noch als zeitgemäß beurteilt werden (177,240,264). Trotzdem muß die zu einem großen Teil unsachliche Kritik an Jaspers und Schneider durch die Antipsychiater zurückgewiesen werden.

Jaspers entwickelte seine Psychopathologie in Anlehnung an die frühe Phänomenologie Edmund Husserls (1859-1938) und der beschreibenden Psychologie Wilhelm Diltheys (1833-1911).

Die Jasperschen Arbeiten zur Psychopathologie haben ihren Anhängern zufolge eine Reihe von Innovationen in die wissenschaftliche Psychiatrie eingebracht, die weiterhin Gültigkeit haben (121,136,137). Zunächst habe Jaspers die Methode der Phänomenologie auf die klinische Psychiatrie übertragen und so eine phänomenologische Psychopathologie begründet, was für die Psychiatrie eine tiefreichende gedankliche und begriffliche Systematisierung und erkenntnistheoretische Besinnung bedeutete, nachdem jahrzehntelang u.a. begriffliche Unschärfe und psychopathologische Spekulation einen wesentlichen Wissenszuwachs verhindert hatten. Ferner habe er die Methode der wissenschaftlichen Pathographie etabliert und sei durch eigene Studien (Strindberg, van Gogh, Nietzsche u.a.) für diese Forschungsrichtung wegweisend gewesen (142,260). Seelische Krankheit wurde von Jaspers "als Grenzsituation der menschlichen Existenz" verstanden, und damit ging Jaspers in seinem Krankheitsverständnis über eine naturwissenschaftliche Betrachtungsweise hinaus, er erkannte in der Geisteskrankheit eine philosophische Dimension. Entscheidend aber sei, daß er eine Methodologie für das psychiatrische Wissen entfaltet und zugleich die Kritik des psychopathologischen Erkennens formuliert habe. Jaspers Einstieg in die Psychopathologie erfolgte auf breiter Front. Er verlangte eine

Durchsicht der gesamten Psychiatrieliteratur, um einen ständigen Rückfall der Erkenntnisse durch Vergessen zu vermeiden. Jaspers zog aus einer historischen Analyse der Psychiatrie die Konsequenz, daß Geisteskrankheiten eben Geisteskrankheiten seien und seelische Krankheiten und Krankheiten der Persönlichkeit, womit er sich gegen jede einseitige naturwissenschaftliche Deutung der Schizophrenen verwahrte. Nach Jaspers müsse sich die Psychiatrie gerade an den Geisteswissenschaften, an der Psychologie und an der Anthropologie orientieren (260). Wer Psychopathologie betreibe, müsse "denken lernen".
Für Jaspers ist die begriffliche Klarheit höchstes Ziel der Psychopathologie: "In der Psychopathologie sollte begrifflich klar werden, was man weiß, wie man es weiß, und was man nicht weiß" (142). Das Jaspersche Denken war an einem philosophischen Menschenbild ausgerichtet: "Dieses Prinzip methodologischer Besinnung und Ordnung schien um so wichtiger, als der Gegenstand der Psychiatrie der Mensch ist. Er ist ein von allen Dingen in der Welt Unterschiedener dadurch, daß er als Ganzes so wenig zum Gegenstand werden kann wie die Welt im Ganzen. Wenn er erkannt wird, dann wird etwas in seiner Erscheinung, nicht er selbst erkannt". Jede Totalerkenntnis des Menschen erweise sich als Täuschung, die dadurch zustandekomme, daß eine Betrachtungsweise zur einzigen, eine Methode zur Universalmethode erhoben werde. Für Jaspers ist Verstehen immer ein Deuten, denn "es ist stets auch noch anderes Verstehen möglich". Das psychopathologische Verstehen bleibt "in der Sphäre des Möglichen", es wird nicht zur Gewißheit. Die Grenze der Forschung gegenüber dem Menschen dürfe nicht verlorengehen, denn die Forschung "scheitert, und sie irrt, wo sie zuviel, wo sie das Ganze zu wissen oder grundsätzlich wissen zu können meint". Für Jaspers steht hinsichtlich des Menschen fest, daß sein Wesen und Ursprung außerhalb der Erkennbarkeit liegen (141).
Insofern kann es für Jaspers in der Psychopathologie auch nicht um die Klärung einer ätiologischen Auffassung hinsichtlich der endogenen Psychosen gehen. Er polemisierte gegen eine einseitige somatische Auffassung: "Sie glauben das 'Wesen' der Seelenkrankheit in der körperlichen Krankheit erkannt zu haben. Für den Psychiater als Psychopathologen wäre dieser Standpunkt ein Verrat an seiner eigentlichen Aufgabe. Er will nicht Hirnprozesse untersuchen, die schon die Neurologie und die Hirnhistologie untersuchen, sondern Seelenvorgänge". Nach Jaspers gelang es bisher nicht, "das Seelenleben in Funktionen zu zerlegen, deren Lokalisation möglich wäre". Er meinte: "Der Satz, alle Geisteskrankheiten seien Hirnerkrankungen und alles Seelische sei nur Symptom, ist ein Dogma. Fruchtbar ist nur, Gehirnprozesse zu suchen, wo man sie anatomisch, histologisch zeigen kann. Dagegen sich Lokalisationen auszudenken, etwa Vorstellungen und

Erinnerungen in Zellen, Gedankenverbindungen in Fasern zu lokalisieren, das ist Spielerei, erst recht, sich hypothetisch ein Bild des Ganzen der Seele zu machen, als lokalisatorisch repräsentiert im Gehirn. Damit ist die Suggestion verbunden, das Gehirngeschehen zur Substanz des Menschen zu verabsolutieren, alles menschliche Geschehen für Hirngeschehen zu halten". Vom Standpunkt psychologischer Betrachtung aus seien Gehirnerkrankungen eine der Ursachen seelischer Störungen neben anderen. Der Gedanke, alles Seelische sei durch das Gehirn wenigstens mitbedingt, sei zwar richtig, sei aber in solcher Allgemeinheit nichtssagend.
Nach Jaspers sind die Psychiater von der Erforschung seelischer Vorgänge als Ausdruck biologischer Vorgänge "unendlich weit weg". Nachdenklich meint er über den Ursachenstreit bei den Schizophrenien: "Je mehr Ursachen behauptet werden, desto geringer ist unsere kausale Erkenntnis" (144).
Jaspers hält in seinem psychopathologischen Konzept an einer doppelten Abgrenzung fest. Er wendet sich sowohl gegen spekulatives psychologisches Denken als auch gegen einseitiges somatisches Denken (s.a.: 233). So entdeckte er in den somatischen Theorien über schizophrene Psychosen die unreflektierte Voraussetzung, "daß die Gliederung des Seelenlebens, wie wir sie auf mannigfache Weise psychologischen Denkens uns vergegenwärtigen, sich in der Gliederung des Gehirns verkörpern müsse; oder wieder anders: daß die Struktur des Seelenlebens und die Struktur des Gehirns zusammenfallen müßten". Diese Voraussetzung sei nie bewiesen worden. Sie sei unbeweisbar, weil sie sinnlos sei: "Das Heterogene kann nicht koinzidieren, sondern nur füreinander allenfalls als gleichnishafte Redeweise dienen. Jene Voraussetzung entspringt dem Bedürfnis nach faßlicher Gegenständlichkeit im Raum, das bei eigentlich psychologischem Denken und Forschen nicht befriedigt werden kann, vor allem aber den Tendenzen des positivistisch-naturwissenschaftlichen Zeitalters" (144).
Nicht übersehen wurden von Jaspers anthropologische Fragen, die die Existenz der endogener Psychosen aufwirft, er blieb aber seiner kritischen Methode treu: "Die Psychose hat einen Sinn, als Ganzes oder im einzelnen. Sie dient zur Abwehr, zur Sicherung, zur Flucht, zur Wunscherfüllung. Sie entsteht aus dem Konflikt mit der Realität, die, so wie sie ist, nicht mehr ertragen wird. Aber dieses ganze Verstehen ist seiner Bedeutung nach nicht zu überschätzen. Erstens können nie die Mechanismen der Umsetzung selber verstanden werden, zweitens sind durchweg mehr abnorme Erscheinungen da, als in einem verstehbaren Gesamtzusammenhang hingenommen werden könnte, drittens ist, wenn auch das erschütternde Erlebnis als Kausalfaktor mitspielt, das Maß dieser kausalen Bedeutung schwer abzuschätzen". Trotzdem meinte Jaspers: "Der Geisteskranke ist für uns nicht bloß eine empirische Realität... Was wir angesichts seiner erfahren, ist nicht Sache psychopathologischer

Wissenschaft, aber diese macht die Tatbestände klar, welche solche metaphysische Erfahrung reiner machen: daß das Psychotische zu einem Gleichnis allen Menschseins werden kann durch sein Äußerstes, daß hier verzerrt und verkehrt Verwirklichungen existentieller Situationen und Verarbeitungen zu geschehen scheinen; daß in Menschen, die krank werden, eine Tiefe sich zeigt, die nicht zur Krankheit als empirisches Forschungsobjekt gehört, sondern zu diesem Menschen in seiner Geschichtlichkeit: daß eine Fülle von Gehalten in einer psychotischen Realität auftreten, die die Grundprobleme des Philosophierens sind: das Nichts, das schlechthin Zerstörende, das Gestaltlose, der Tod. Die äußersten menschlichen Möglichkeiten werden hier im Durchbruch durch alle Grenzen des sich bergenden, beruhigenden, gestaltenden und abschließenden Daseins wirklich" (144).
Die Zitate verdeutlichen die Spannbreite, die sich durch die psychopathologischen Arbeiten von Jaspers zog. Er blieb erkenntnistheoretisch zurückhaltend, ohne die grundsätzlichen Fragen, die das Schizophrensein aufwirft, zu übersehen.

Sartre kann als Lieblingsphilosoph der Antipsychiater angesehen werden, wenn auch seine Gedanken eklektisch übernommen wurden (50). Zentrales Anliegen der Sartreschen Philosophie ist die schonungslose Aufdeckung der Unaufrichtigkeit der bürgerlichen Gesellschaft (26). Unverkennbar ist bei Sartre die Abneigung gegen das "Normale". Wichtig für die antipsychiatrische Bewegung wurde der Sartresche Freiheitsbegriff: "Die Menschen sind frei, aber sie wissen es nicht". Frei ist für Sartre, wer sich entschieden hat und für seine Entscheidung einsteht. Freiheit bedeutet nicht, sich eine Reihe von Möglichkeiten offenlassen, sondern eben sich entscheiden können und für diese Entscheidung die Verantwortung zu übernehmen. Sartre hat sich unseres Wissens nie eingehend mit den Problemen der psychiatrischen Praxis beschäftigt. Dennoch schrieb er: "Ich bin... der Meinung, daß man psychische Störungen nicht von außen, aufgrund eines positivistischen Determinismus, verstehen noch durch eine Kombination von Begriffen rekonstruieren kann, die außerhalb der erlebten Krankheit liegen. Ich glaube ebenfalls, daß man eine Neurose weder untersuchen noch heilen kann, ohne ständige Anstrengung, seine Grundsituation zu begreifen und nachzuvollziehen, ohne herauszufinden, wie diese Person auf die Situation reagiert und ich halte... Geisteskrankheit für den Ausweg, den der freie Organismus in seiner totalen Einheit erfindet, um eine unerträgliche Situation ertragen zu können" (50).
In seinem philosophischen Hauptwerk "Das Sein und das Nichts" (1943) steht der Blick (le regard) im Mittelpunkt der Untersuchung über das Wesen des Menschen. Mit den Untersuchungen über den Blick (le regard) eröffnet sich die Dimension des Zusammenseins von Mensch zu Mensch. Der Mensch kann nur im Zusammenhang

mit anderen existieren. wobei das Dasein der Anderen die erlebte Integrität eines Individuums gefährden kann: "So ist plötzlich ein Objekt erschienen, das mir die Welt gestohlen hat. Alles ist an seinem Platz, alles ist immer noch für mich da, aber alles ist zugleich durch ein unsichtbares und starres Ausfließen zu einem neuen Objekt hin durchzogen. Das Erscheinen des Anderen in der Welt entspricht also einem starren Entgleiten meines gesamten Universums, bedeutet eine Dezentrierung der Welt, die die Zentrierung unterhöhlt, auf die ich zugleich aus bin" (262). Das Ich verliert seine zentrale Stellung, denn das Ich hat mit dem Erscheinen des Anderen zu erkennen, daß der andere auch ein Zentrum ist. Das Ich kann so seiner Welt verlustig werden. Sobald der Andere als Subjekt erkannt wird, muß das Ich erkennen, daß es vom Anderen gesehen werden kann und die Position des Ichs gerät in Gefahr. Durch den Blick des Anderen werde ich auf mich selbst zurückgeworfen. Das Angeblicktwerden ist auch ein Beurteiltwerden, ja es kann sich zu einem Ertapptwerden (z.B. beim Lauschen an der Tür) oder Überraschtwerden entwickeln.

Nach Sartre bestimmen zwei Momente das menschliche Sein: die Transzendenz und die Faktizität. Transzendenz ist dabei das Vermögen, sich auf Möglichkeiten zu entwerfen. Faktizität bedeutet dagegen das Moment des Festgelegtseins. Faktizität und Transzendenz sind gegeneinander wirksam. Beim Angeblicktwerden verliert das Ich seine Transzendenz, es wird auf eine Möglichkeit (z.B. das Lauschen an der Tür) festgelegt. Der "eigentliche Sündenfall" sei somit die Existenz des Anderen. Jedoch kann das Ich seine Transzendenz zurückgewinnen, indem es sich vom Anderen losreißt und sich auf selbstgewählte Möglichkeiten entwirft, dazu ist das Bewußtsein von Freiheit nötig. Allerdings trägt das Ich dann auch die Verantwortung für das eigene Sein (262).

Dieser Exkurs in die Philosophie Sartres soll die überragende Rolle des Anderen in der Selbsterfahrung des Ichs verdeutlichen.

Cooper entwickelte aus diesen Gedanken Sartres eine Ätiologie der Schizophrenien (50-52) und interpretierte paranoide Symptome und Ichstörungen als Folge der Einflüsse durch die Anderen. Es liegt aber eine Übertragung von philosophischen Gedanken auf die klinische Psychopathologie vor, die empirisch unhaltbar ist.

IV.3. Der Einfluß der Antipsychiatrie auf die Sozialpsychiatrie

Mit Wulff und Dörner werden die Auffassungen von zwei sozialpsychiatrischen Autoren untersucht, deren Gedanken offenbar von den Antipsychiatern nachhaltig beeinflußt wurden.

3.1 Erich Wulff: Psychiatrie und Klassengesellschaft

Wegweisende Bedeutung für Wulffs Vorstellungen kam einem mehrjährigen Aufenthalt in Vietnam und einer Lehrtätigkeit dort zu. Wulff, für den psychiatrische Tätigkeit immer auch eine politische Dimension hat, arbeitete dementsprechend im sogenannten Russell-Tribunal mit, das sich nach dem Vietnamkrieg mit der Untersuchung von Kriegsverbrechen in Indochina beschäftigte.
Wulff bekannte sich in seinen Schriften zum historischen Materialismus, insbesondere stehen seine Arbeiten aus den 1970er Jahren unter dem Einfluß der Thesen von Basaglia (337,338). Er glaubte in der Konzeption der Psychopathologie bei Jaspers und der Heidelberger Schule die wichtigste Ursache für Fehlentwicklungen der deutschsprachigen Psychiatrie zu finden. Aufgrund dieser theoretischen Ausrichtung sei die Psychiatrie vor dem zweiten Weltkrieg zum "Helfer" der nationalsozialistischen Rassenideologie und später zum "Helfer" des kapitalistischen Systems geworden. Durch eine "Nivellierung psychopathologischer Symptome" im Zuge der Pharmakopsychiatrie sei nun aber die Möglichkeit geschaffen, die sozialpsychiatrische Praxis in das Zentrum psychiatrischen Handelns zu stellen. Wulff erläuterte dazu: "Ebenso wie andere wissenschaftliche Erkenntnisse kommen auch klinisch-psychiatrische Beobachtungen nicht in einem neutralen, wertfreien Raum zustande. Was überhaupt ins Gesichtsfeld einer Untersuchung tritt, hängt schon vom Standpunkt ab, den der Beobachter einnimmt. Im Gegensatz zu bloßen Vorstellungen hat die Wirklichkeit..... perspektivische Struktur. Nun kann aber ein Psychiater sich den Standpunkt, den er einnehmen möchte, nicht völlig willkürlich aussuchen. Er sieht nämlich seine Kranken von vornherein im vorgegebenen Rahmen einer bestimmten Institution.... Wenn dieser institutionelle Rahmen erstarrt, so beginnen auch die Ergebnisse der psychopathologischen Wissenschaft spärlicher zu fließen. So konnten Kurt Schneider und seine Schüler die Vermutung aussprechen, das Feld der Psychopathologie sei - nicht zuletzt durch die Arbeiten der Heidelberger Klinik - nahezu ausgeschöpft. Die letzten 15 Jahre haben diese Vermutung allerdings gründlich widerlegt. Teils durch die pharmakologische Dynamik, teils aber auch

durch die Einführung neuer institutioneller Betreuungsformen wie der therapeutischen Gemeinschaft und durch die Integration extramuraler Dienste in die klinische Psychiatrie hat sich ein neues Blickfeld eröffnet, das vieles vom Verhalten und Erleben der Kranken in einem anderen Licht erscheinen läßt als seinerzeit im Rahmen der Verwahrungspsychiatrie" (337)*.

Wulff bezeichnete das Jaspersche Denken nicht zu Unrecht als u.a. verantwortlich für die Abneigung deutscher Psychiater gegen die Psychoanalyse: "Zu einem der erbittertsten Gegner der Freudschen Lehre stilisierte sich K. Jaspers hoch - nicht nur Existenzphilosoph, sondern auch einer der Gründer der Heidelberger Psychiatrieschule, dessen Verdikt auf nahezu allen Lehrkanzeln Geltung hatte, und dem als Vertreter der inneren Emigration dazu noch der Ruf einer makellos demokratischen und antinazistischen Einstellung vorausging. Bei den Psychiatern, die ihm zustimmten, war dies allerdings nicht immer der Fall. Antisemitische, antisexuelle und antiliberale Ressentiments konnten sich schon sehr früh auf einem wissenschaftlichen Umweg ungestraft Geltung verschaffen. Dieses mag die Dauer der Fernhaltung der Psychoanalyse sowohl von der psychiatrischen Praxis, als auch vom akademischen Unterricht in der BRD teilweise erklären" (337).**

Erst die Auseinandersetzung mit der Daseinsanalyse brachte nach Wulff eine Wende von der "Unverständlichkeitslehre der Heidelberger Schule"*** zur patientenbezogenen Psychiatrie. Wulff berief sich auf die Ansätze Schweizer Psychiater (Binswanger, Kuhn), auf französische Existentialisten (Merleau-Ponty, Sartre), auf den holländischen Anthropologen Buytendijk und den Amerikaner Strauss. Ihre Analysen, die psychotisches Erleben in einen Gesamtzusammenhang mit allgemeinem menschlichen Erleben stellten, seien Ausdruck der Abkehr von der

---

* Die Gedankengänge Wulffs widersprechen historischen Analysen, wie sie beispielsweise Glatzel vorlegte. Er zeigte, daß sich zeitlich parallel zum Entstehen der Heidelberger Schule in Deutschland eine Blütezeit sozialpsychiatrischer Tätigkeit fand (90). Nach allgemeiner Einschätzung siedelte Jaspers, der in Anlehnung an Dilthey zwischen den Kausalzusammenhängen der Naturwissenschaften und den verständlichen Zusammenhängen in den Geisteswissenschaften unterschied, die wesentlichen Erkenntnisse der Psychopathologie innerhalb der Geisteswissenschaft an, ein Sachverhalt, der Wulffs Thesen relativiert.

** Die Ablehnung von Jaspers, der offenbar etwas wie ein kritisches Scheidewasser gegenüber der Antipsychiatrie darstellt, ist evident. Es ist zu überlegen, ob Jaspers entschiedene Absage an den Marxismus und den historischen Materialismus wesentlich Wulffs Haltung bestimmt haben. Grundsätzlich sollte nach Jaspers die praktische Psychiatrie nicht politisch begründet werden. Die beschreibende Psychopathologie verlange eine Besinnung auf eine wissenschaftliche Methode, die keinen Spielraum für eine weltanschauliche, politische und religiöse Interpretation läßt. Jaspers hatte außerdem in den 1960er Jahren der deutschen Linken z.B. durch die Veröffentlichung "Die Atombombe und die Zukunft der Menschheit" (140) und mit seinem Werk "Wohin treibt die Bundesrepublik?" (143) eine klare Absage erteilt.

*** Glatzel hat die Kritik an der "Heidelberger Unverständlichkeitslehre" zusammengefaßt und aufgezeigt, daß ihr ein grundsätzliches Mißverständnis innewohne, welches auf einen Mangel an psychopathologischer Kenntnis beruhe (90).

"klassischen" Psychiatrie gewesen. Erstaunlicherweise verschwieg Wulff, daß die Daseinsanalyse u.a. aus den Gedankengängen der von ihm so bezeichneten klassischen Psychiatrie hervorging (182).

Es ist wichtig, daß Wulff den Krankheitswert von endogenen Psychosen nicht in Frage stellte. Er ging davon aus, daß Inhalt, Prognose und Krankheitsauslösung Folge des ökonomischen Kontextes seien. Offensichtlich filterte Wulff den radikalen antipsychiatrischen Ansatz, so daß unhaltbare Positionen nicht übernommen wurden, obwohl der politische und philosophische Einfluß der Antipsychiater immer wieder deutlich wird.
Wulff forderte, anstelle eines komplizierten psychopathologischen Begriffsapparates, den Studenten pharmakologische Kenntnisse zu vermitteln, die für den "zukünftigen Arzt wichtiger als die Fähigkeit zu abstrakten psychopathologischen oder nosologischen Differenzierungen im Stil der Heidelberger Schule" seien (337). Dieser Punkt ist außerordentlich bedenklich, da eine exakte psychopathologische Diagnostik einer psychopharmakologischen Behandlung vorausgehen sollte. Gerade die Vernachlässigung der psychopathologischen Diagnostik z.B. depressiver Syndrome machte einen unkritischen Masseneinsatz von Antidepressiva und anxiolytisch wirkenden Medikamenten möglich. Sicher ist Wulff einer der ersten Kritiker dieser Fehlentwicklung (339), obwohl sie die unmittelbare Folge der Geringschätzung psychopathologischer Grundpositionen ist. Die Relativierung psychopathologischer Forschung zugunsten einer Betonung der Pharmakopsychiatrie war möglicherweise eine direkte Folge des Verarbeitungsprozesses antipsychiatrischer Thesen.

Wulff ist innerhalb dieser Studie über die Antipsychiatrie vor allem aktuell, weil bei ihm in den 1970er Jahren eine sozialpsychiatrische Filterung des antipsychiatrischen Ansatzes stattfand. Wichtig ist, daß er eine Verbindung zwischen einer vermeintlichen Krise der Psychopathologie und der Einführung der Psychopharmaka sah. Es ergibt sich die paradoxe Situation, daß deutsche Autoren in der Gefolgschaft der Antipsychiater erst durch die Erfolge der Psychopharmaka in der Lage sind, eine Krise der Psychopathologie zu konstatieren, obwohl ursprünglich Psychopharmaka und Psychopathologie gleichermaßen abgelehnt wurden.

3.2 Klaus Dörner: Irren ist menschlich

Dörner hat sich als einer der ersten Psychiater bemüht, die Handlungsweisen der Psychiatrie während des Nationalsozialismus aufzuarbeiten und der Öffentlichkeit zugänglich zu machen (65).
Das psychiatrische Lehrbuch "Irren ist menschlich" (1. Aufl., 1978) zeigt stellvertretend für andere die subtile Einarbeitung antipsychiatrischer Thesen in die deutsche Sozialpsychiatrie (s.a.: 334) und die damit verbundene Distanz zu klassischen psychopathologischen Positionen (63). In der Einleitung zum Lehrbuch heißt es: "Der Titel rät zur Bescheidenheit. Er zeigt, daß wir versuchen, die Psychiatrie wieder von ihrem Anlaß her zu verstehen: vom Menschlich- Allzu-Menschlichen des Menschen" (56). Dörner beabsichtigte demnach nicht, die Terminologie der deskriptiven Psychopathologie zu vermitteln, sondern die "verstehbaren Anteile" z.B. der Schizophrenien ins Zentrum seiner essayistischen Beschreibungen zu stellen: "Der Mensch hat viel erfunden, um Spaltungen zu überbrücken und zu kitten, Fremdes auszuhalten und Konflikte zu leben. In der Architektur wird das Maß der Spannungen und der Belastungen bestimmt, denen Konstruktionen ausgesetzt sind. Schizophrenes Handeln ist eine allgemein-menschliche Möglichkeit, so daß ich grundsätzlich mich und den Anderen in einer Zerrissenheit, einer Teilung verstehen kann. Gleichzeitig kann ich bestehende Möglichkeiten der Überbrückung zwischen mir und dem anderen wahrnehmen, obgleich er mir fremd ist, und auch bestehende Möglichkeiten der Überbrückung in ihm, obgleich er sich fremd ist. Wieviel Erschrecken muß in ihm sein, wenn ich schon vor ihm erschrecke" (63).
An diesem Vorwort zum Krankheitskapitel "Schizophrenien" zeigt sich, daß diese mit psychologischen Begriffen beschrieben wurden. Der Übergang zwischen gesund und pathologisch erscheint recht fließend. Auswirkungen dieser Betrachtungsweise, die in Distanz zu einer exakten deskriptiven Psychopathologie steht, finden sich heute in vielen, begrifflich wenig sorgfältigen Krankenberichten der heute praktizierten Psychiatrie.
Neben einer abstandsuchenden Einstellung gegenüber der Psychopathologie vertritt Dörner in seinem Lehrbuch provozierend eine kritische Haltung gegenüber den akademischen Therapeuten, denn an zahlreichen Stellen wird der geneigte Leser mit der These konfrontiert, daß Ärzte im Behandlungsteam eine nachgeordnete Rolle spielen: "Der Arzt verabschiedet sich nachmittags, um nach Hause zu gehen, oder vormittags, weil er Unterrichts- oder Forschungsaufgaben hat oder zu seiner Psychotherapieausbildung muß. Anschließend sagt jemand von der zurückbleibenden Pflegegruppe, nicht ohne vorher den überlasteten Arzt

bemitleidet zu haben: 'So, jetzt machen wir Psychiatrie ohne Ärzte'. Mit einem Mal wird die Sprache des Rest-Teams offener und praktischer. Undurchführbare, abstrakte Vorschläge des Arztes werden vergessen oder in lebensnähere umgedeutet" (64).

In der zweiten Auflage von "Irren ist menschlich" (1986) wurde Dörners Text grundlegend überarbeitet, so daß der alternative Charakter des Lehrbuches zur Universitätspsychiatrie noch mehr zum Tragen kam. In der Einleitung verkündete Dörner, daß seit 1978 100.000 Exemplare seines Buches verkauft wurden, eine für ein Fachbuch hohe Auflage. Dörner begründete die Neufassung des Lehrbuches u.a. mit einer veränderten politischen Landschaft: "... wir es bei zunehmender Bürokratisierung, ungleicher Verteilung der Arbeit und sozialen Sicherheit, rational begründeter tödlicher Ausbeutung der Natur und äußerster, auch atomarer Bedrohung des Menschen durch den Menschen für erforderlich halten, den Irrsinn zu kennzeichnen, den Menschen sich antun, und von den Problemlösungen zu berichten, die wir für wissenschaftlich begründet und für gesund halten" (64). Zusammenfassend beurteilt er die Neuauflage wie folgt: "Mit der 1. Auflage haben wir versucht, die Psychiatrie in einer Lehre vom Menschen, also anthropologisch zu begründen, wobei wir die Aufmerksamkeit vor allem nach innen gelenkt haben, auf die bisher wissenschaftlich vernachlässigte Subjektivität des Menschen. Mit der vorliegenden Umarbeitung bemühen wir uns, die Wahrnehmung der Psychiatrie nun auch nach außen zu erweitern, die Aufmerksamkeit darauf zu lenken, daß wir es nie nur mit einem isolierten Menschen zu tun haben.... Wir versuchen nunmehr, die Psychiatrie nicht nur anthropologisch zu begründen, sondern auch ökologisch" (64).

Erneut soll das Buch für Laien, Patienten und Angehörige lesbar sein, "damit die Psychiatrie aufhört, eine Geheimwissenschaft zu sein."

Deutlich sprach Dörner aus, daß er die Zukunft der Psychiatrie nicht als Teilgebiet der Medizin versteht: "Die Psychiatrie ist keine medizinische Wissenschaft, obwohl sie unendlich viele wichtige medizinische Aspekte hat" (64). Entsprechend findet sich ein Krankheitsbegriff, der den psychisch Kranken als einen Menschen auffaßt, der bei der Lösung einer altersgemäßen Lebensaufgabe in "eine Sackgasse" geraten ist. Das Ergebnis könne man Krankheit, Kränkung, Störung, Leiden oder Abweichung nennen. Eine Unterscheidung zwischen psychotischen und nicht-psychotischen Störungen fand nicht statt, wie das folgende Zitat nachdrücklich verdeutlicht: "Wenn wir unser Essen immer mit alldem im Bewußtsein äßen, was wir darüber wissen, - wenn wir die Luft immer mit alldem im Bewußtsein atmeten, was wir darüber wissen, - wir spalten - notwendigerweise - Wissen ab. Und dennoch ist es wichtig, sich dem Schmerz des Widerspruchs immer wieder zu nähern, sonst kann man sich gegen das, was giftig ist, nicht wehren. Man wird, weil man das innere und das äußere Gift abspaltet oder abspalten läßt, verfügbar. Ähnliches gilt auch für die Bauweise. Es gibt viele Aussagen über die Lebensqualität New Yorks. Die Menschen, die dort leben, haben wohl (noch) nicht die Kraft gefunden, ihre Stadt zu verändern. Sie spalten ihr Leid davon täglich ab: wo wollen sie auch sonst leben. Mit dem Anpassungssyndrom, das ihren verspürten Mangel an Wärme enthält, gehen viele als "borderliner" (das sind Menschen, von denen man nicht sagen kann, ob sie noch in neurotischer Weise oder schon in schizophrener Weise mit ihren Gefühlen umgehen, ob sie noch Zugang zu Angst haben, oder ob die Angst schon abgespalten ist) in Psychotherapie" (64). Zurückhaltend äußerte sich Dörner - im Unterschied zu den ursprünglichen Antipsychiatern - zu der Frage, ob die Familien für das Entstehen einer schizophrenen Psychose verantwortlich sind. Es gebe keine ausreichenden Beweise dafür, daß die Familie durch ihr Verhalten eine schizophrene Erkrankung verursachen könne, "auch wenn jemand immer wieder aus mißglückender Abnabelung, aus zu viel Liebe in der Familie den schizophrenen Problemlösungsweg wählt".

Bemerkenswert erscheinen in diesem Zusammenhang Dörners Konzepte einer Therapie mit Neuroleptika (NL): "Wir geben NL nur als Hilfsmittel im Rahmen unserer Begegnung mit dem Patienten. Daher sollen und können NL auch nicht einfach seine Symptome wegmachen, zumal er ihren Schutz (Angstabwehr) braucht, bis er innerlich und äußerlich etwas gefunden hat, aus dem heraus er besser leben kann. NL sollen den Patienten und mich begegnungs- und gesprächsfähig machen.... Insofern geben wir Neuropharmaka dem Patienten immer auch zu unserer eigenen Selbstbehandlung. Solche Ehrlichkeit zahlt sich aus. Wir kommen damit auch um die Lüge herum, dem Patienten das Medikament als Heilmittel zu verkaufen. Es ist vielmehr immer auch ein Sozialisierungsmittel, ein Erziehungsmittel - nicht nur für ihn, sondern auch für uns bzw. seine Angehörigen" (64). Wenig wird darüber ausgesagt, für wen und wann derartige Mittel indiziert sind. Dörners Instruktionen sind insgesamt wenig konkret, eher verschwommen. Grundhaltung, Therapie-Gesamtplan, strenge Indikation sowie ständige Anstrengung, die Gefahren gering zu halten, seien die Voraussetzungen, damit die Neuroleptika sich "segensreich" auswirken können. Die Neuroleptika verwandelten einen psychiatrischen Patienten in einen neurologischen Patienten, was für die Behandelnden psychisch entlastend sei. Im Unterschied zu anderen Lehrbüchern (29,119,283,305) wurden diagnostische, differentialdiagnostische und psychopathologische Probleme von Dörner nicht angemessen diskutiert. Andererseits fällt auf, daß unhaltbare (z.B. die Leugnung schizophrener Psychosen) anti-

psychiatrische Positionen in Dörners Lehrbuch nicht vertreten werden. Die Behandlung mit Psychopharmaka wird offensichtlich - trotz theoretischer Bedenken - durchgeführt. In der Einleitung zum Kapitel über endogene Depressionen, die sich in der "anthropologischen Landschaft zwischen Preßlufthammer und trautem Heim" (Dörner) abspielen sollen, findet sich erneut eine essayistische Einleitung. Etwas verblüffend heißt es über das Abklingen einer endogenen Depression ("Spieldauer und -ende") dann, daß kein Mensch dauerhaft schwer depressiv sein könne. Es sei "lächerlich", "das Ende einer (mehr endogenen oder mehr reaktiven) Depression als therapeutischen Erfolg zu feiern". An der Richtigkeit dieser Thesen besteht erheblicher klinischer Zweifel, der sich vielfältig belegen ließe (123,124). Gerade für chronifizierte oder stuporöse, wahnhafte endogene Depressionen, die ja häufig mit ausgeprägtem suizidalen Verhalten einhergehen, erscheint auch der nächste Satz eher zynisch: "Daher darf Behandeln nur im Rahmen von Verhandeln stattfinden, Diagnosen ('Ich diagnostiziere dich') nur im Rahmen von Selbst-Diagnose, Therapie ('Ich therapiere dich') nur im Rahmen von Selbst-Therapie. Die Psychiatrie wäre weiter, wenn sie die "Krankheitseinsicht" hätte, daß sie niemanden direkt therapieren kann. Daher möge auch der geneigte Leser spätestens ab heute das Wort "Therapie" nur noch mit dieser Selbstbescheidung in den Mund nehmen. Sonst sind wir nur für die je gegenwärtige Symptom-Reparatur (kurativ), nicht für die Zukunft (präventiv) tätig, machen uns nicht überflüssig, sondern eher zum Dauerkorsett für einen immer größeren Teil der Bevölkerung" (64).
Man fragt sich, welche Kompetenzen als Kliniker von Dörner beansprucht werden, oder entwickelte er eine Schreibtischpsychiatrie?

Es treten in Dörners Lehrbuch zwei Tendenzen deutlich hervor: zum einen finden sich subtil eingearbeitet "antipsychiatrische" Vorstellungen und zum anderen werden unbestreitbare "klassische" psychopathologische Positionen (z.B. Psychosen auch als krankhafter Prozeß, defektuöse Verläufe von Psychosen etc.) verschleiert.
Dörner entzog sein Psychiatrielehrbuch und seine Konzepte durch den Anspruch, für jeden Leser verstehbar zu sein, einer wissenschaftlichen Diskussion. Für andere Wissenschaftsbereiche wie etwa der theoretischen Physik wäre ein solches Unterfangen - für alle verständlich zu sein - ebenfalls unmöglich. Die Betonung der prinzipiellen Ähnlichkeit zwischen psychotischen und normalen Erlebnisweisen führte einerseits zu einem Abbau der Vorurteile über "Geisteskranke". Hierin sehen wir ein positives Anliegen von Dörner. Andererseits ist sein Verzicht auf eine genaue psychopathologische Terminologie Voraussetzung für eine Aufweichung der psychiatrischen Fachsprache, ihrer Diagnostik und damit verbunden ihrer

Therapie (61,62). Sie beinhaltet indirekt die Gefahr, einen "Mythos" von der prinzipiellen Heilbarkeit psychischer Störungen entstehen zu lassen.
Es bleibt aber festzuhalten: Dörners Lehrbuch hat die höchste Auflage in der psychiatrischen Szene. Der Einfluß seiner Vorstellungen kann daher kaum überschätzt werden.
Als Dörner 1980 - er war 1. Vorsitzender der Deutschen Gesellschaft für soziale Psychiatrie - zu einem Sternmarsch auf Bonn aufrief und die sofortige Auflösung der Großkrankenhäuser forderte, antwortete ihm Lungershausen in einem offenen Brief in ungewöhnlich scharfer Form und bezichtigte ihn einer "penetranten Schwarz-Weiß-Malerei" und als Vertreter einer kurzsichtigen "Tagesmode". Er habe den Aufruf "mit Bestürzung gelesen" und halte die Tragweite von Dörners Behauptungen für "zumindest fahrlässig" (204). 1988 berichtete Dörner dann auch von korrektiven Erfahrungen, die er mit Langzeitpatienten in Gütersloh machte (66).
Anstadt zeigte in ihrer authentischen Schilderung, wie die Folgen derartiger kurzschlüssiger Psychiatriereformen für Patienten und ihre Angehörigen verliefen. Für sie haben ernsthaft gestörte Schizophrene ein Recht auf ein Zuhause und dieses Zuhause könne auch eine Anstalt sein (7).

IV.4. Der Einfluß der Soziologie auf die Antipsychiatrie

Bei der Darstellung der Thesen der Antipsychiaten ist trotz der z.T. gegensätzlichen Standpunkte klar geworden, daß ihre Konzepte der schizophrenen Psychosen auf einer Gleichsetzung von pathologischen und sozial abweichenden Verhaltensweisen beruhten (89-91).
Glatzel hat darauf hingewiesen, daß die Antipsychiatrie, obwohl ihr die gleichen wissenschaftlichen Arbeiten wie der "klassischen Psychiatrie" zur Verfügung standen, an der sozialen Ätiopathogenese der körperlich bisher nicht begründbaren Psychosen festhielt und diese Anschauung sogar als bewiesen ansah. Am Ende seiner Ausführungen über verschiedene soziologische Ansätze abweichenden Verhaltens resümierte Glatzel: "Ob man die strukturell-statischen oder die prozessualen Theorien abweichenden Verhaltens nimmt; keine von ihnen erlaubt es, Schizophrensein als abweichendes Verhalten zu interpretieren. Diese Feststellung wird auch durch den Umstand nicht in Frage gestellt, daß jene gescheiten Analysen des Phänomens der Abweichung das Studium der sozialen Implikation psychischer Krankheit und speziell schizophrener Psychosen außerordentlich anzuregen im Stande waren" (90).

Die Antipsychiater und ihre Gefolgschaft verwiesen auf die amerikanischen Soziologen Howard S. Becker (1899-1960) und Goffman (94), die neben dem Begründer George Mead (1863-1931) zu den bekanntesten Vertretern des symbolischen Interaktionismus* gezählt werden.

Vereinfacht ausgedrückt ist abweichendes Verhalten nach Becker keine der Handlung innewohnende Qualität, sondern entsteht erst durch die Reaktionen und gegebenenfalls Sanktionen der Anderen. Für Becker wird abweichendes Verhalten also von der Gesellschaft "geschaffen" und unterliegt somit einer "Zeitgestalt" (21). Die Regeln, nach denen Handeln bewertet wird, werden eindeutig von der politischen Situation mitbestimmt. Diese Theorie abweichenden Verhaltens wurde als "Etikettierungstheorie (labelling-theory)" bezeichnet, obgleich Becker selbst die Bezeichnung für unangemessen hielt.

Becker und Goffman vertraten in ihren Arbeiten nicht explizit die Auffassung, daß Schizophrenien ausschließlich als soziologisch abweichendes Verhalten zu werten seien. Goffman, der das psychiatrische Großkrankenhaus in den USA mit Gefängnissen verglich und den Begriff der "totalen Institution" (1961), den Basaglia übernahm, prägte (90), sah in der Vorgehensweise der psychiatrischen Institutionen ein wesentliches Moment für die negative Dynamik zahlreicher psychischer Krankheiten.

Trotzdem blieben Beckers und Goffmans Analysen soziologisch. Ein pauschales Urteil über den Entstehungsmechanismus von schizophrenen Psychosen wurde nicht gefällt, aber die Beschreibung sekundärer sozialer Folgen dieser Erkrankungen machten die Arbeiten für alle, die an der praktischen Psychiatrie interessiert sind, wertvoll. Luckmann, ein deutscher Soziologe, schrieb in der Einleitung zu Beckers "Außenseiter" zurückhaltend: "In der vorliegenden Ausgabe findet sich als letztes Kapitel und als eine Art Nachwort ein Aufsatz hinzugefügt, in dem Becker auf verschiedene Probleme der von ihm mitgeschaffenen sogenannten Etikettierungstheorie (labelling-theory) eingeht.

Seine besonnene Abgrenzung der Aussagekraft dieser Theorie muß besonders hervorgehoben werden, da manche enthusiastischen Vertreter dieses Ansatzes weit über das Ziel hinausgeschossen waren, was zu allzu romantisierenden idealistisch-subjektivistischen Vorstellungen von Außenseitern führte" (21).

---

* Der symbolische Interaktionismus ist eine in seinen Ursprüngen in das Ende des 19. Jahrhunderts zurückreichende Theorie sozialen Handelns. Er geht unter anderem von der Annahme aus, daß das Individuum seine Identität nur in der sozialen Beziehung zu anderen gewinnt und daß die Erklärung menschlichen Verhaltens die Einsicht in den symbolischen Charakter der Umwelt voraussetzt. Darunter versteht man, daß alles Wahrgenommene seine Bedeutung erst im Rahmen sozialer Beziehungen erhält (90).

Die antipsychiatrischen Autoren haben zu der Frage einer sozialen Ätiopathogenese der schizophrenen Psychosen nur wenige Untersuchungen (Laing, Cooper) vorgelegt, die aber keine grundsätzlich neuen Aussagen zuließen. Die amerikanischen Soziologen, auf die sie sich beriefen, lehnten eine unsachgemäße Auslegung ihrer Arbeiten ab.
Aufsehen erregte 1973 eine Veröffentlichung des nordamerikanischen Psychiaters Rosenhan. Er beschrieb ein "Experiment", bei dem Gesunde sich in psychiatrische Kliniken einweisen ließen und dort das Symptom "Stimmenhören" angaben. Natürlich wurden die Probanden daraufhin untersucht und zunächst als Patienten angesehen, ein Beweis für die Antipsychiater, wie leicht man psychiatrischer Patient werden kann (256). Ein Kommentar erübrigt sich.

Insgesamt ergibt sich die paradoxe Situation, daß die antipsychiatrischen Autoren ohne wissenschaftliche Rückendeckung der von ihnen zitierten Autoren soziologische Theorien auf die Genese von Geisteskrankheiten übertrugen.

Auch Bastide, französischer Soziologe, hat sich in seinem Buch "Soziologie des Maladies Mentales" (17) mit den Fragen einer sozialen Ätiopathogenese von Geisteskrankheiten beschäftigt. Er tritt dafür ein, daß man "selbstverständlich" die Neurosen von den Psychosen unterscheiden muß. Es führe nicht weit, wenn man nur von den sozialen Faktoren der psychischen Störungen im allgemeinen spreche. Für Bastide, auf den sich antipsychiatrische Autoren berufen, ist die letzte Ursache von Geisteskrankheiten ungeklärt, obwohl für ihn der Inhalt des Wahnsinns eine soziale Sache ist.

Von den genannten Soziologen müssen jene meist eine Generation jüngeren Autoren unterschieden werden, die nach dem Erscheinen antipsychiatrischer Texte in Deutschland die soziale Ätiopathogenese von Geisteskrankheiten als bewiesen betrachteten. Anstatt neue soziologische Untersuchungen vorzulegen, wurden jahrzehntealte Theorien angeführt.

Nach Beschreibung soziogenetischer Ansätze z.B. der "schizophrenogenen Mutter", der "marital schism", der "Double-bind-Theorie", des "Sündenbocks", der "Drei-Generationen-Theorie", der "Pseudogemeinsamkeit" und anderer kam Krüll

(179) zur Überzeugung: "In allen hier genannten Untersuchungen* ist es gelungen, die jeweiligen schizophrenen Symptome eines Patienten auf seine besonderen Erlebnisse und Erfahrungen in seiner Herkunftsfamilie zu beziehen, die Entstehung der Schizophrenie also als einen Sozialisationsprozeß zu beschreiben". Für sie ist "Schizophrenie ein Verhalten, das nicht grundsätzlich von normalem Verhalten verschieden ist" (179).

Jaccard, französischer Soziologe, behauptete in "Der Wahnsinn", daß die Anzahl der Forscher zunehme, welche die Meinung vertreten, daß der Wahnsinn ebenso wie die Kriminalität nicht auf einen an der Persönlichkeit einer handelnden Einzelperson offenkundig gewordenen oder ihr innewohnenden Fehler zurückzuführen sei, sondern daß "der Wahnsinn im Gegenteil die unumgängliche Konsequenz des Aufbaus von Gesamtkomplexen oder Gesellschaftsgruppen" sei (132). Jaccard nannte aber lediglich Autoren (Bateson, Goffman, Foucault, Szasz u.a.), die vor zwanzig Jahren und mehr ihre nicht unwidersprochen gebliebenen Ansätze veröffentlichten.

Die heute weite Akzeptierung einer soziogenetischen Auffassung des Wahnsinns und die Bejahung antipsychiatrischer Konzepte können nicht auf aktuelle überzeugende Befunde zurückgeführt werden, sondern müssen als Ausdruck einer politischen und weltanschaulichen Kritik an den "klassischen" Positionen gedeutet werden (272,297). Bopp, Befürworter der Antipsychiatrie, schrieb in diesem Sinne: "Es ist ein wesentlicher Impuls der antipsychiatrischen Konzepte, die technokratischen Monopole von psychiatrischer Macht und Wissen abzubauen und mit dem Kranken in eine offene Auseinandersetzung über ihr gesellschaftliches Schicksal, über die Ursachen ihrer Störungen und über die psychiatrischen

---

* Im Konzept der schizophrenogenen Mutter (36) wurden die schizophrenen Verhaltensweisen eines Patienten auf bestimmte Charaktereigenschaften seiner Mutter zurückgeführt. So wurde eine übertriebene Fürsorglichkeit (overprotection) der Mutter als ein wesentliches Moment in der Schizophrenieentstehung angesehen (Bowlby, 1958).

Das "marital schism" (Spaltung der Ehe) meint eine Ehesituation, in der die Partner in ständiger Auseinandersetzung leben und doch zusammen bleiben, ohne daß Hoffnung auf Besserung ihrer Beziehung besteht. Diese Situation soll schizophrene Verhaltensweisen der Kinder fördern (Lidz, 1969)

Die "Double-bind-theory" (Bateson, Weakland, Watzlawick) ist an anderer Stelle erläutert worden.

Searles glaubte, daß Eltern mit ungelösten psychischen Problemen ihre Kinder unbewußt in die Verrücktheit erziehen (Sündenbocktheorie).

Nach der "Drei-Generationen-Theorie" sind die Großeltern des Patienten relativ "reif", übertrugen dann ihre kombinierte Unreife auf eines ihrer Kinder, welches vielleicht einen ebenso unreifen Partner heiratet. Dann wird aus dieser Ehe meist ein Kind extrem unreif sein und unter Umständen schizophren werden (Bowen und Murray, 1969). Anklänge an die Degenerationslehre sind überdeutlich.

Unter "Pseudo-Gemeinsamkeit" wurde eine Kommunikationsform in der elterlichen Ehe von schizophrenen Erkrankten verstanden, die durch Erstarrung der gesamten Interaktion und Kommunikation bis zur Entwicklung gemeinsamer Wahnvorstellungen gekennzeichnet ist (Wynne, Lyman u.a. 1969).

Institutionen und Rollen einzutreten. Weiterhin ist es ein Verdienst der Antipsychiatrie, die Wahrheit psychiatrischer Versorgung aus dem Nebel technokratischer Geheimhaltung ans Licht geholt und einer breiten Öffentlichkeit zugänglich gemacht zu haben" (34).
Allen von den Antipsychiatern angeführten soziologischen Theorien über die Entstehung schizophrener Psychosen ist gemeinsam, daß mit dem Sündenbock "Gesellschaft" in monotoner Vereinfachung das Übel der Welt erklärt wird.

IV.5. Antipsychiatrische Gedanken in der modernen Literatur

Die antipsychiatrischen Texte wurden nicht in wissenschaftlicher Form, sondern als essayistische Beiträge veröffentlicht. Vergegenwärtigt man sich, daß ab 1950 ein Theaterstil populär wurde, der vornehmlich von einer Gruppe jüngerer Autoren der Pariser Avantgarde ausging und im weitesten Sinne als Anti-Theater, als Theater des Absurden, zu verstehen war, so wird deutlich, welches intellektuelle Klima die antipsychiatrischen Autoren literarisch beeinflußt hat. Als wichtigste Vertreter des absurden Theaters seien Samuel Beckett (1906-1993) und Eugéne Ionesco (1909-1983) stellvertretend für andere genannt.
Das absurde Theater verweigerte nach der Katastrophe des zweiten Weltkrieges das versöhnende Happy-End. Der Inhalt war als Absage an die vorgefundene Realität zu verstehen. Sprachlich benutzte z.B. Beckett eine Art Traumlyrik, die sich nicht mehr an Kausalzusammenhängen und verstehbaren Folgerichtigkeiten orientierte. Die Wirklichkeit wurde in eine surreale Vorstellungswelt aufgelöst. Unschwer erkennbar ist der Einfluß von Sigmund Freud (1856-1936), Franz Kafka (1883-1924) und James Joyce (1882-1941) auf diese Stilrichtung. Die verwendeten Begriffe entzogen sich einer exakten Definition und blieben für eine Interpretation offen.
In dieser symbolischen Verwendung von Begriffen (siehe: 78) sind auch Gesundheit und Wahnsinn gleichartig, weil es qualitative Unterschiede in einer sinnlosen Welt nicht geben könne. Im Gegenteil: der "Wahnsinnige", der "Irre" oder der "Verrückte" wurden häufig zum letzten, verläßlichen Pol einer unmenschlichen Menschheit. Der "Wahnsinn" im absurden Theater hat aber mit den psychopathologischen Wahnkriterien kaum mehr als den Namen gemeinsam.

Im übrigen ist die Frage nach psychopathologischen Vorstellungen in der "schönen" Literatur und eine entsprechende Kritik an den Psychiatern nicht neu. Der Psychiater Mayer veröffentlichte 1918 eine Schrift mit dem Titel "Bemerkungen eines Psychiaters zu den Angriffen auf die Psychiatrie in der neueren Literatur" (279). K. Schneider kritisierte 1922 psychiatrisch-literarische Interpretationen wie folgt: "Aber wir erinnern uns auch - als nicht vereinzelte Erscheinung - an den Roman eines Modernen, an 'Die Armen' von Heinrich Mann, der in einer an die Ehre gehende Weise Ärzte und Irrenwesen schildert.... und es gehört die ganze Gewissenlosigkeit und innere Verantwortungslosigkeit des Literaten dazu.... mühsam erobertes Vertrauen zu untergraben, ohne sich vorher irgendwie die Mühe zu geben, die Dinge anzusehen" (279).

Im folgenden soll an einigen Beispielen das Erläuterte vertieft werden. Die genannten Autoren sind nicht Vertreter des absurden Theaters, aber von ihm beeinflußt worden. Besonderes Augenmerk verdient die Umdeutung der Begriffe Gesundheit und Krankheit.

In Dürrenmatts "Physiker" (67), das nach den klassischen Regeln der Einheit von Ort, Zeit und Handlung aufgebaut ist, wurde das Dilemma der "Physiker" dargestellt. Sie waren mit ihrer Erkenntnis der Wirklichkeit weit voraus, die Wirklichkeit war ihnen in der Auswertung ihrer naturwissenschaftlichen Gedanken uneinholbar voraus. Den "Physikern" blieb nur die Möglichkeit "verrückt" zu spielen. ("Nur im Irrenhaus sind wir noch frei. Nur im Irrenhaus dürfen wir noch denken. In der Freiheit sind unsere Gedanken Sprengstoff"). Im Laufe der Komödie entpuppt sich die Anstaltsleiterin als die eigentlich Wahnsinnige, die die Aufzeichnungen der "Physiker" benutzt, um die Welt ins Verderben zu stürzen. Die selbstgewählte Emigration ins Irrenhaus war für die "Physiker" eine absurde Möglichkeit ihre Gedanken zurückzunehmen. ("Wir sind in unserer Wissenschaft an die Grenzen des Erkennbaren gestoßen.... Wir haben das Ende unseres Weges erreicht. Aber die Menschheit ist noch nicht soweit.... Unsere Wissenschaft ist schrecklich geworden.... Es gibt für uns Physiker nur noch die Kapitulation vor der Wirklichkeit. Sie ist uns nicht gewachsen. Sie geht an uns zugrunde. Wir müssen unser Wissen zurücknehmen".)

In Bernhards "Der Ignorant und der Wahnsinnige" und in "Der Weltverbesserer" wird das Problem moralischer Gesundheit und Krankheit behandelt. Für Bernhard ist die Menschheit in Schwachsinnige und Wahnsinnige unterteilt. Die Schwachsinnigen vegetieren dahin und sind Statisten, während die Wahnsinnigen die Welt beherrschen. Der "Verrückte" ist in "Der Ignorant und der Wahnsinnige" ein Arzt, der beschreibt, wie er seine Leichen seziert, während er Mitgefühl oder andere menschliche Regungen angesichts seines Handwerks abgelegt hat. In dem

"Weltverbesserer" wird ein alter, lächerlicher und bösartiger Mann von der Universität ausgezeichnet, obwohl niemand seine Lehre verstanden hat. Die Hauptthese des Weltverbesserers ("Die Welt läßt sich nur verbessern, wenn sie total abgeschafft wird") ist ein Beispiel dafür, daß diejenigen, die ausgelöscht werden sollen, ihr Todesurteil feiern.

In Sartres Erzählung "Das Zimmer" ist Eve, die Tochter von Madame und Monsieur Darbedát, mit einem Geisteskranken verheiratet. Für Sartre ist dabei nicht die Person des Kranken das Interessante, sondern die Reaktion der Umwelt. In der vorurteilsbeladenen, bürgerlichen Gesellschaft hat der "Kranke" keine Existenzberechtigung, es sei denn hinter den Mauern einer geschlossenen Anstalt. Monsieur Darbedát lehnt den "Kranken" entschieden ab ("Kranke Menschen verstimmen ihn immer ein wenig - und ganz besonders die Verrückten, denn sie waren im Unrecht"). Er will seine Tochter überreden, ihren Mann zu verlassen. Die geschlechtlichen Beziehungen zu ihrem psychotischen Ehemann erscheinen den Darbedáts als Gipfel des Unmoralischen ("Man müßte ihr zwei starke Kerle schicken, die diesen armen Abfall mit Gewalt fortnähmen und ihn, ohne ihn um seine Meinung zu befragen, unter die kalte Dusche stellen"). Offensichtlich können nach Sartre "die Gesunden" "die Geisteskranken" nicht ertragen. Sartre forderte deshalb eine Änderung unseres Verhaltens, damit wir die psychisch Kranken aushalten können (Eve sagt auf den Vorwurf ihres Vaters, sie sei völlig verrückt, traurig: "Nicht genug".) Eine gewisse Glorifizierung des Geisteskranken kam bei dieser Erzählung Sartres zum Ausdruck (261).

Heiner Kipphardt (1922-1982) kann als meistgelesener antipsychiatrischer Schriftsteller bezeichnet werden, weil das "Leben des schizophrenen Dichters Alexander März" 1975 als Fernsehspiel, 1976 als Roman ("März") und 1980 als Theaterstück eine breite Zuhörerschaft in der Bundesrepublik fand (161). Kipphardt berief sich ausdrücklich und uneingeschränkt auf Laing und Basaglia. Die Titelfigur "März" ging auf die von Navratil* publizierten Gedichte des kranken Dichters Herbrich (Pseudonym) zurück. Mit der Anlehnung an die Schriften von Navratil wird deutlich, daß sich die antipsychiatrische Bewegung gerade an Randgebieten der Schizophrenieforschung wie etwa dem Verhältnis von Kunst und Wahnsinn orientiert hat.
Alexander März war bereits seit Jahren in der Heilanstalt in Lohberg "interniert", wo ihn der Anstaltsleiter nur noch routinemäßig "verwaltete" und als

* Leo Navratil ist ein österreichischer Psychiater, der sich hauptsächlich mit literarischen und künstlerischen Werken von schizophrenen Patienten beschäftigt hat (228).

"hoffnungslosen Fall" abstempelte. Der Assistenzarzt Dr. Korfler gab hingegen den Kranken nicht auf und versuchte, Zugang zu ihm zu finden. Korfler erschloß die Vorgeschichte: März kam mit einer Hasenscharte zur Welt, weshalb er von den Eltern vor Besuchern versteckt wurde. Die Familie wurde als kleinbürgerlich beschrieben, wobei der tyrannische Vater und die übermäßig verzärtelnde Mutter gleichermaßen Alexanders "vorklinische Karriere" prägten. Bei der Bundeswehr wurde Alexander auffällig, und nachdem er den häuslichen Fernseher auf die Straße warf, "ging die entsetzte Mutter mit ihm zum Psychiater". Kipphardt scheute sich nicht, ein pauschales Bild der Psychiatrie und ihrer Kranken zu skizzieren.

Korflers Ansichten über Wesen und Sinn von Geisteskrankheiten sind Wiederholungen der Standpunkte der besprochenen antipsychiatrischen Autoren: "Mit den neuroleptischen Mitteln, die den Patienten psychomotorisch dämpfen und emotional gleichgültig machen, sehen sich viele Psychiater fast am Ziel ihrer Wünsche... es sich bei den pharmakologischen Mitteln um nichts anderes als eine chemische Leukotomie handelt.... Verursachungen müssen sicher im Feld der zwischenmenschlichen Beziehungen gesucht werden.... Die deutsche Psychiatrie hat sich nie Gedanken gemacht, wie sie zu dieser aktiven Mordkomplizin wurde. Wer in dem Schizophrenen den unverständlich anderen mit dem degenerierten Erbgut, dem degenerierten Hirn sieht, kann der Logik der Nazipsychiatrie nicht leicht widersprechen.... Das Problem der Wahrheit, das Problem des Wahnsinns und das Problem der Revolution sind ein und dasselbe Problem.... Eine Gesellschaft, die massenhaft psychisches Elend produziert, muß bekämpft werden" (161).
Der Einfluß dieser Gedanken auf akademische Kreise kann nicht überschätzt werden. Kipphardts Roman zeigt erneut, daß die antipsychiatrische Bewegung eine außerklinische Diskussion suchte.

Der Literaturherbst 1983 brachte eine Reihe von literarischen (Erst-) Produkten meist jüngerer Autoren, die entweder als Ärzte oder als Patienten "die Anstaltsmauern" von innen sahen. Das Nachrichtenmagazin "Stern" schrieb: "Die Schreie derer, die hinter Anstaltsmauern sitzen, verhallen ungehört oder werden erstickt. Wer einmal drinnen ist, hat nur die Wahl zwischen erzwungener Anpassung oder lebenslanger Verkümmerung" (295). Ein Autor wurde folgendermaßen charakterisiert: "Heimgesucht von bösen Träumen und Erinnerungen an die Zeit im psychiatrischen Krankenhaus, wo brutale Pfleger ihn zusammenschlugen und mit Neuroleptika niederspritzten, wird auch ein anderer Autor: Bernd Jaeger" (295).

Es zeigte sich an jenem Bericht des "Sterns" vom Herbst 1983, daß die Diskussionen um eine "inhumane Psychiatrie" in Deutschland in den 1980er Jahren immer noch in Gang war und journalistische Kreise die Diskussion mit Vorurteilen weiterhin anheizten. Wesentlich erscheint, daß diese Form der antipsychiatrischen Beiträge sicherlich die Angst vor einer Einweisung in psychiatrische Kliniken erhöht hat.

Zehentbauer und Stecks "Chemie für die Seele" (1986), Kepplers und Mehlers "Der sanfte Schrei" (1987), Heitkamps "Wahnsinn - meine Reise durch die deutsche Psychiatrie" (1987) und Specks "Anstalt statt Krankenhaus" (1987) bieten eine grotesk unkritische und gefährliche Darstellung der vermeintlich praktizierten Psychiatrie (111,154,294,340).

Es erhebt sich manchmal die Frage, ob die Autoren und ihre Verleger sich ihrer Verantwortung beim Schreiben bewußt sind.

Kolitzus meinte in seinem Aufsatz "Materialien und Überlegungen zum Spannungsfeld Psychiatrie-Journalisten-Öffentlichkeit", daß die Psychiatrie ein "faszinierendes Gebiet" sei und "dessen Vertreter nicht aus der Defensive handeln sollten", eine These, die auch für den Umgang mit antipsychiatrischen Schriften gilt (172).

V. Die Antipsychiatrie und die Geschichte der Psychiatrie

Glatzel betonte, daß die Antipsychiater weder die Geschichte der Psychiatrie noch die Geschichte der abendländischen Psychopathologie genügend zur Kenntnis nahmen (89,90). Nach ihrer Auffassung seien die Ergebnisse der psychopathologischen Forschung durch die jeweilige klassenpolitische Situation so sehr beeinflußt, daß Psychopathologie an der Perpetuierung der Strukturen teilhabe. Deshalb sei erkenntnistheoretischer Fortschritt in der Psychiatrie nur möglich, wenn der gesellschaftliche Rahmen, aus dem Erkenntnis erwachse, vorher erhellt und gegebenfalls verändert wird. Diese Auffassung ist kontradiktorisch zu der von Jaspers, der wissenschaftlichen Fortschritt in der Psychiatrie auf dem Boden einer kritischen Anwendung ihrer Methodologie nicht nur für möglich hielt, sondern als Voraussetzung ansah, daß ein Mißbrauch der Psychiatrie verhindert werde. Im antipsychiatrischen Schrifttum erfolgte dagegen die Vernachlässigung historischer Quellenforschung geradezu systematisch (90). Deshalb wußten die Autoren offenbar nicht, daß ihre Thesen in der Geschichte der abendländischen Psychopathologie, wenn auch zum Teil mit anderen Worten und Akzentuierungen, bereits eine über 2000-jährige Geschichte haben. Aber nach einem ironischen Slogan leben die Psychiatriekritiker der Gegenwart mit einem "Korsakow-Syndrom" (111).

Der Beginn und die darauf folgende Kontinuität der Nervenheilkunde erfolgten in Europa mit der Wende vom 18. auf das 19. Jahrhundert. Als Begründer der klinischen Psychiatrie gelten die französischen Ärzte Philippe Pinel (1745-1826) und Jean Etienne Dominique Esquirol (1772-1840), die beide durch die anthropologischen Vorstellungen der Aufklärung und die Freiheitsideale der französischen Revolution geprägt waren (3). Andererseits gab es bereits in der hellenistischen Antike Erklärungen der Ursachen und des Wesens psychischer Störungen, die, betrachtet man es genau, jeweils Ausdruck des favorisierten Welt- und Menschenbildes waren (1,3,196,335). Sofern man dem Wahnsinn im frühzeitlichen griechischen Epos überhaupt eine eigene psychopathologische Dimension zusprechen möchte, so haftet ihm in jenen Überlieferungen eine übernatürliche Herkunft an. Er ist von Göttern geschickt und Strafe für individuelle Verfehlungen.

Bei den Tragikern des fünften vorchristlichen Jahrhunderts (Aischylos, Euripides, Sophokles) wurde der Wahnsinn in einem tiefenpsychologischen Vorverständnis als Folge eines unlösbaren psychischen Konfliktes verstanden. In der medizinischen Schriftensammlung des Corpus Hippocraticum (4.und 5. Jhd. v. Chr.), welches in der Nachfolge der vorsokratischen Philosophen die Welt auf rationale Art zu erklären

versuchte, waren dann aber kontrastierend dazu entweder das Gehirn oder das Blut zum Träger der Geisteskrankheiten bestimmt worden. Der Logos sollte den Mythos aufheben. Diese Sicht war überwiegend materialistisch-somatisch.
Die Stellungnahmen Platos (427-347 v.Chr.) zu seelischen Störungen waren insgesamt nicht einheitlich. Eine Präexistenz der Seele annehmend, die die Vorstellung eines strengen Dualismus von Geist und Körper beinhaltete, wobei der Seele die Priorität zukam, forderte Plato ein ständiges Sichbesinnen auf die Urgründe der Seele für das Erlernen und Verstehen der Welt.
Es ging Plato in seinen Analysen der seelischen Zusammenhänge um das Aufdecken "anthropologischer Grundbefindlichkeiten" (196), weswegen platonische Gedanken bis heute Einfluß auf psychotherapeutische und psychosomatische Vorstellungen ausüben.
Bemerkenswert ist, daß man bei Aristoteles, der aufgrund seiner methodischen Überlegungen als Begründer der Naturwissenschaften gilt, erstmals den Entartungsbegriff in Zusammenhang mit Geisteskrankheiten findet (196). Seine Gedanken in bezug auf Systematisierung und Katalogisierung der Erscheinungsweisen haben die Aufteilung psychischer Störungen in verschiedene Gruppen ermöglicht.

Einige Reminiszenzen aus der Psychiatriegeschichte sollen die Eingebundenheit der Antipsychiatrie in diese verdeutlichen.
Schipkowensky zog eine Parallele zwischen den Gedanken der zeitgenössischen Antipsychiater und den Thesen der "Psychiker", die in der ersten Hälfte des 19. Jahrhunderts im Disput mit den "Somatikern" standen (275). Die Vorstellungen der Psychiker entstammten dem deutschen Idealismus und waren mit der Naturphilosophie Friedrich Wilhelm Joseph Schellings (1775-1854) eng verbunden. Die Hauptthese der Psychiker bestand darin, daß sie Geisteskrankheiten für Erkrankungen der körperlosen Seele hielten, sie waren Folge von Sünde. Gott bestrafte nach diesen Vorstellungen den Sünder mit dem Verlust seiner Willensfreiheit. In diesem Sinn war psychische Erkrankung selbst verschuldet, es handele sich um eine Krankheit der Person und ihres Lebenslaufes. Diesen Thesen entsprechend schied eine biologische Vererbung von Geisteskrankheiten aus. Die anthropologische Grundposition der Psychiker bestand in dem Gedanken, daß die psychischen Krankheiten ihren Grund in der Seele selbst haben. Der geistesgeschichtliche Hintergrund der "Psychiker" reichte von Plato, über Augustinus (354-430), Johann Gottfried Herder (1744-1803), Johann Gottlieb Fichte (1762-1814), Kant, Schelling und Georg Wilhelm Friedrich Hegel (1770-1831) bis hin zu den aktuellen Verfechtern der psychosomatischen Medizin. Die beiden bekanntesten

Vertreter der Psychiker waren Karl Wilhelm Ideler (1795-1860) und Johann Christian August Heinroth (1773-1840), der, wofür einige Quellen sprechen, möglicherweise das Wort "Psychosomatik" kreierte.
Den Psychikern standen die "Somatiker" gegenüber, zwei ihrer bekanntesten Vertreter waren Christian Friedrich Nasse (1778-1851) und Maximilian Jacobi (1775-1858). Diese vertraten die Auffassung, daß die unsterbliche Seele nicht erkranken könne. Psychische Störungen seien somit als Symptome einer organischen Erkrankung aufzufassen.
Vergessen werden darf bei der scheinbaren Polarisierung von Psychikern und Somatikern nicht, daß beiden Anschauungen eine Anthropologie gemeinsam war, die "zutiefst von der Einheit des Menschen geprägt war" (313). Pauleikhoff meinte, daß trotz der erkennbaren Gegensätze keiner der Autoren die Selbständigkeit und Einheit der Psyche jemals in Frage gestellt habe. Niemand betrachtete ihre Erscheinung und ihr Wirken lediglich als Erzeugnis und Funktion des Körpers (234). Die Auseinandersetzung zwischen Psychikern und Somatikern erscheint uns heute wie eine Kontroverse zwischen Rationalismus und Romantik auf dem Boden einer gemeinsamen Anthropologie. Sowohl Psychiker als auch Somatiker leiteten ihre Gedanken von theologischen und philosophischen Positionen ab, die unreflektiert blieben. Eine terminologische Basis, die sich an den klinischen Erscheinungsweisen psychischer Störungen orientierte, wurde nicht geschaffen. In der Tradition einer romantischen Anthropologie stehen nach unserer Auffassung auch die Ansätze der meisten Antipsychiater. Der Medizinhistoriker Ackerknecht wertete den romantischen Zweig der deutschen Medizin in der ersten Hälfte des 19. Jahrhunderts zurückhaltend negativ. Er meinte, es sei zwar unbestritten, daß gelegentlich "fruchtbare und sogar geniale Ideen im Gestrüpp der romantischen Vorstellungen verborgen" seien. Um sie aber aus dem "spekulativen und moralistischen Wortgemengsel" der Epoche herauszulösen, "bedarf es beinahe übermenschlicher Anstrengungen". Die Gefahr, Nichtwissen mit leeren und seltsamen Worten zu verhüllen, bestehe immer. Selten aber sei man dieser Gefahr so gründlich erlegen wie in dieser Epoche (1).

Mit zunehmender Reklamation naturwissenschaftlicher Errungenschaften gewann eine materialistische und positivistische Betrachtungsweise während der zweiten Hälfte des 19. Jahrhunderts die Oberhand in der Medizin. Unter dem Einfluß von Griesinger kam es in der psychiatrischen Wissenschaft zu einer Vorherrschaft der somatischen Richtung, obwohl Griesinger nicht nur einseitig somatisch dachte. So finden sich bereits bei ihm, dem Kliniker, Ansätze für ein "Vulnerabilitätskonzept" der Geisteskrankheiten und ein Plädoyer für eine gemeindenahe Psychiatrie

(107,253). Nachhaltig beeinflußt wurden die deutschen Somatiker Griesinger und Richard Freiherr von Krafft-Ebing (1840-1902) durch die sogenannte Degenerations- bzw. Entartungslehre (112). Glatzel sah in den Ideen der Entartungstheoretiker des 19. Jahrhunderts und den Akzentverschiebungen und Modifikationen der Entartungslehre an der Schwelle vom 19. auf das 20. Jahrhundert einen weiteren Bezug zu den Auffassungen der Antipsychiater (89-91), den wir skizzieren möchten. Mitte des 19. Jahrhunderts war die somatischen Richtung der Nervenheilkunde zunehmend darüber enttäuscht, daß es nicht gelungen war, die Ursachen von Geisteskrankheiten zu finden. Der starke Einfluß des Darwinismus führte dann zur Entartungslehre, die das Konzept der "Einheitspsychose" förderte. Benedict August Morel (1809-1873) wollte mit dem Begriff Degeneration gleichzeitig auf eine naturwissenschaftliche und religiöse Dimension verweisen. Nach Morel waren die Degenerationen krankhafte Abweichungen vom normalen menschlichen, gottähnlichen Typus, sie waren erblich übertragbar und entwickelten sich progressiv bis zum Untergang. Sämtliche neurologischen und psychiatrischen Krankheiten konnten sich demnach äquivalent im Erbgang vertreten und waren Ausdruck einer polymorphen Heredität (Konzept der Gleichartigkeit aller psychischen Erkrankungen). Morel ging davon aus, daß erworbene Eigenschaften vererbbar seien. Entartung konnte also Folge einer Vergiftung, eines krankhaften Temperamentes, eines schädlichen sozialen Milieus, einer moralischen Erkrankung oder angeborener und erworbener Schäden sein. Entartung entwickle sich innerhalb von Generationen fortlaufend bis zum Untergang. So könne die Ursprungsfamilie lediglich nervös sein, die zweite Generation sei möglicherweise neurotisch, die dritte bereits psychotisch und die vierte Generation idiotisch. Es ist offenkundig, daß die Entartungslehre das Problem der Schuld und der Erbsünde "naturwissenschaftlich" verarbeitet hat. Sie blieb antinosologisch und antipsychopathologisch. Ihre Hauptaussage bestand darin, daß der gottähnliche Mensch durch selbstverschuldetes Fehlverhalten aus der göttlichen Gnade fiel und damit seine leiblich-seelische Unversehrtheit verlor. Die Morelsche Entartungslehre war naturgemäß pessimistisch, da die Degeneration einer sinnvollen Therapie nicht zugänglich war. Die positivistische Kriminologieschule von Cesare Lombroso (1836-1910) hat das Problem der psychischen Entartung und der körperlichen Stigmata degenerationis für unsere Verhältnisse geradezu primitiv zu verknüpfen versucht. Kennzeichnend für weite Teile der Entartungslehre ist der Verzicht auf eine deskriptive Terminologie und die Gleichsetzung ethischer Werturteile und psychiatrischer Begriffe. Wie die Darlegung antipsychiatrischer Thesen zeigte, stellten die genannten Autoren ein Konzept der ursächlichen Einheitlichkeit psychischer Erkrankungen - meist im Gewande der marxistischen Ideologie - auf. Die Gleichsetzung von sozial abweichend und pathologisch ist sowohl Bestandteil der ursprünglich biologisch gemeinten Morelschen Degenerationslehre als auch Inhalt des antipsychiatrischen Krankheitsverständnisses (90).

Zunehmend wurde gegen Ende des 19. Jahrhunderts der Entartungsbegriff unbestimmter, weil die moralische Wertung, die der Begriff implizierte, von weiten Teilen der Psychiatrie abgelehnt wurde. Paul Julius Möbius (1863-1907) benutzte in dem Werk "Abriß der Lehre von den Nervenkrankheiten" (1893) erstmals den Begriff endogen in Zusammenhang mit Geisteskrankheiten, und zwar zunächst noch in Anknüpfung an Morels Degenerationslehre. Er unterschied aber bereits zwischen endogen und exogen für innere und äußere Krankheitsursachen. Die Degeneration blieb zunächst noch "conditio sine qua non" endogener Erkrankungen, denn endogene Abweichungen waren nach Möbius Ausdruck angeborener Anlagen, die entweder von vornherein vorhanden waren oder sich im Laufe des Lebens durch Anstöße oder Gelegenheitsursachen entwickelten. Ausgehend von Karl Ludwig Kahlbaum (1828-1899), der gegen die Degenerationslehre gerichtet forderte, daß man über empirische Verlaufsgestalten zu verschiedenen Krankheitseinheiten kommen müsse, entwickelte Kraepelin seine nosologische Systematik mit der Dichotomie der endogenen Psychosen. Er übernahm die Unterscheidung zwischen erworbenen und anlagebedingten Erkrankungen, die "Dementia praecox" ist in der 8. Auflage seines Lehrbuches (1910/1913) endogene Verblödung, was nun gleichbedeutend mit anlagebedingter Erkrankung ist. Das manisch-depressive Irresein war dagegen bereits von Jean-Pierre Falret (1794-1870) als anlagebedingt betrachtet worden. Der um die Jahrhundertwende aufkommende Endogenitätsbegriff, der das Degenerationskonzept ablöste, hatte bei einigen anderen Autoren sogar gegenteilige, heute modern anmutende Inhalte. Bumke formulierte 1909 als psychopathologisches Hauptkriterium endogener Psychosen ihre Verstehbarkeit für den Gesunden. Die Schizophrenie deutete er konsequenterweise als exogene Psychose. Für die überwiegende Zahl der Autoren waren endogene Psychosen jedoch Anlagepsychosen. In Ernst Kretschmers (1888-1964) Konstitutionslehre von 1921 traten die manisch-depressiven Erkrankungen und die Schizophrenien endgültig nebeneinander auf. Die Begriffe endogen und erbkonstitutionell waren in den 1920er Jahren gleichwertig geworden. Die endogenen Psychosen wurden als Erbkrankheiten im Sinne einer somatisch gefaßten Krankheitsanlage von hoher Umweltstabilität verstanden (Anlagepsychosen). Die degenerative Reaktionsanomalie war in den 1920er Jahren nicht mehr Bestandteil des Endogenitätsprinzipes. Andererseits belebten Kretschmer und die von Robert Gaupp (1870-1953) gegründete "Tübinger Schule" die wissenschaftliche Diskussion um eine psychogenetische Wahnentstehung. In Kretschmers "Der sensitive Beziehungswahn"

(1918) findet man eine degenerative Reaktionsanomalie außerhalb eines eng gefaßten schizophrenen Formenkreises (176). Somit hatte der Begriff endogen in den ersten Jahrzehnten des 20. Jahrhunderts eine ätiologische Dimension bekommen (292). Die Entwicklung des Endogenitätsprinzipes bewirkte, daß dem Begriff der Entartung zunehmend nur noch eine phänomenologische Bedeutung zukam. Dieser Umbruch des Verständnisses der wahnbildenden Psychosen führte dazu, daß Autoren, die eine Mitbeteiligung peristatischer Faktoren an der Entwicklung von Geisteskrankheiten untersuchten, die Entartung zu ihrem Hauptarbeitsgebiet ernannten. Für diese Autoren war Entartung ein Synonym für eine besonders schwächliche psychische Konstitution, die klinisch irrelevant bleiben konnte, die sich aber unter äußeren Bedingungen ebenso gut zu einer Krankheit fortentwickeln konnte. Das Konzept der sogenannten Degenerationspsychosen (Bonhoeffer, Birnbaum) stand in den 1930er und 1940er Jahren gegen einen starren Endogenitätsbegriff der körperlich nicht begründbaren Psychosen. Die Degenerationspsychosen zeichneten sich stets durch eine gute Prognose und eine reaktive Komponente aus. Sie nahmen phänomenologisch eine gewisse Zwischenstellung von schizophrenen und zyklothymen Psychosen ein. Anklänge an das Problem der Degenerationspsychosen findet man in Begriffen wie Emotionspsychosen (Stoerring), Pseudoschizophrenien (Rümke), Mischpsychosen, zykloide Randpsychosen und atypische Psychosen (Kleist, Leonhard).

In der Tradition eines Entartungsbegriffes, der Psychosen als konstitutionell bedingte, verstehbare Reaktionen auf ungünstige Umweltbedingungen begreift, befanden sich die Antipsychiater mit ihren Thesen über den Entstehungsmechanismus endogener Psychosen. Dagegen wurde nach dem zweiten Weltkrieg mit dem Konzept der multifaktoriellen Genese und dem Vulnerabilitätskonzept für weite Teile der psychopathologisch orientierten Psychiatrie eine Unterteilung in Psychosen schizophrener Symptomatik mit guter und schlechter Langzeitprognose überflüssig.

Bei Jaspers hat der Begriff des Endogenen bereits kaum noch eine ätiologische Bedeutung, er ist vielmehr Ausdruck einer Trennung der Kategorien Innen und Außen. "In diesem Sinn ist alles Somatogene auch exogen, ist alles Psychogene auch endogen" (310). Nach K. Schneider beinhaltet der Begriff endogen einen vorläufigen Verzicht auf eine ätiologische Zuordnung. Für ihn sind endogene Psychosen körperlich (noch) nicht begründbare psychische Störungen, deren Aufdeckung als Somatose Ziel der biologischen Forschung sei. Nach Schneider bestehe bei der wissenschaftlichen Erforschung des Ursachenfeldes der endogenen Psychosen die Notwendigkeit einer dualistischen Vorgehensweise (282).

Die Ursprünge des Entartungs- und Endogenitätsbegriffes scheinen den Antipsychiatern nicht bekannt gewesen zu sein, insbesondere, wenn man bedenkt,

daß der Begriff des Endogenen erkenntnismäßig an sich leer ist (von Baeyer), es sich praktisch um eine psychopathologische Konvention handelt.
Interessant ist die Übereinstimmung antipsychiatrischer Auffassungen von Geisteskrankheiten mit den Ansichten von Autoren, die um die Jahrhundertwende Thesen über das Entartungsirresein und über endogene Geisteskrankheiten aufstellten. Möbius sah als Voraussetzung für das Entartungsirresein eine unspezifische konstitutionelle Bereitschaft in Gestalt einer allgemeinen Schwäche, Instabilität und Disharmonie. Diese führe zur Entwicklung einer schwachen Persönlichkeit, und eine Geisteskrankheit könne sich dann unter dem Druck peristatischer Faktoren entwickeln. Diese Gedanken sind der Kern Laingscher und Cooperscher Psychoseauffassung.

Diese historischen Reminiszenzen verdeutlichen, daß die antipsychiatrischen Vorstellungen nicht etwas Neues in der Geschichte der Psychopathologie darstellten, sondern eine Wiederholung bekannter Gedankengänge waren. Die Antipsychiatrie des 20. Jahrhunderts entstammt der Ideengeschichte der abendländischen Psychopathologie.
Zu fragen bliebe, ob die Entwicklung der Psychopathologie nach dem Zweiten Weltkrieg die Entstehung der zeitgenössischen Antipsychiatrie begünstigt hat; so sprach von Baeyer bedauernd von der "Frucht einer Saat", die er selbst als Sozialpsychiater ausgesät habe (10). Glatzel betonte, daß die Psychopathologie die antipsychiatrische Bewegung "mitzuverantworten" habe. Durch die Lehre von Kraepelin, Jaspers und K. Schneider sei der Spielraum, innerhalb dessen "kritisches Fragen und Forschen möglich blieb", eng geworden. Jeder "Andersdenkende sei in den Verdacht" geraten, sich mit einem "nicht ernstzunehmenden Abweichlertum" zu identifizieren. Es sei die Gefahr entstanden, psychopathologische Forschung sei Produkt einer "rigide gewordenen intoleranten Sekte". Der Antipsychiatrie sei es vergleichsweise leicht gemacht worden. Am deutlichsten bei K. Schneider, aber auch bei Jaspers, würden qualitativ abnorme psychopathologische Phänomene jenseits der Grenze des genetischen Verstehens "exkathedra" als primär oder sekundär hirnorganisch determiniert verstanden, während bezüglich der quantitativ abnormen Phänomene eine solche Möglichkeit offen blieb. Somit resultierte nach Glatzel der Erfolg der Antipsychiatrie auch aus Fehlentwicklungen der Psychopathologie, wie sie bei Jaspers und K. Schneider ihren Ausgang nahmen (92). In seinem Aufsatz "Die Abschaffung der Psychopathologie in Namen des Empirismus" (93) kam Glatzel zu dem Ergebnis, daß die empirische Psychopathologie ihre Wurzeln bei Jaspers und K. Schneider habe und sich heute weitgehend in den Dienst der biologischen Forschung stelle. Psychopathologie unter dem Diktat des logischen Empirismus werde verkürzt

auf eine theoretische Psychiatrie, auf eine psychiatrische Semiotik. Sie hebe sich selbst auf, indem sie freiwillig des Anspruch aufgebe, eine anthropologische Disziplin zu sein.
Mit seiner Kritik an der Entwicklung der Psychopathologie in den letzten Jahrzehnten, nämlich ihre Okkupation durch die biologische Psychiatrie, zeigte Glatzel Perspektiven und Entwicklungen auf, die eine psychiatriekritische Diskussion im 21. Jahrhundert einleiten könnten.

Insgesamt findet sich in der klinischen Psychopathologie seit 1945 ein Vordringen hermeneutischer Positionen und eine gewisse Distanz zur Heidelberger Psychopathologieschule hinsichtlich der endogenen Psychosen. Seit der Kritik am elementenpsychologischen Denken, von dem Jaspers noch geprägt war, und dem Beginn gestaltpsychologischer (Conrad), strukturpsychologischer (Petrilowitsch, Janzarik) und daseinsanalytischer (von Baeyer, Binswanger, Blankenburg, Boss, Bräutigam, Häfner, Kisker, Kuhn, Kuhlenkampff, Kunz, Lungershausen, Storch, Tellenbach, Zutt u.a.) Ansätze wurde das "Verstehen" des Geisteskranken zu einer zentralen Aufgabe der psychopathologischen Forschung (37,162,163). Die anthropologisch und daseinsanalytisch (182) ausgerichtete Psychiatrie bestimmte für ein Jahrzehnt die wissenschaftliche Diskussion der universitären Psychiatrie, aus ihr entwickelte sich eine sozialpsychiatrische Bewegung, die "die Begegnung mit dem Kranken" als ärztliche Hauptaufgabe ansah (134). Kuhn meinte, daß die Antipsychiatrie ebenso wie Binswangers Daseinsanalyse aus der "existentiellen Problematik" entstanden sei. Sie habe "Unterstützung aus dem Inneren der Psychiatrie" erhalten und sich gegen eine positivistische Wissenschaftstheorie der Psychiatrie gewandt. Die unausweichliche Krise der Psychiatrie liege im Leib-Seele Problem und sei ein Anlaß für das Entstehen der Antipsychiatrie gewesen. Allerdings habe kein Antipsychiater über eine geeignete Sachkenntnis verfügt, die Probleme der Psychiatrie zu erfassen (181). Es war deshalb kein Widerspruch, als Glatzel feststellte, daß sich die Antipsychiatrie an der Auseinandersetzung der Daseinsanalyse mit der "Schulpsychiatrie" nicht beteiligte, obwohl der Höhepunkt der antipsychiatrischen Bewegung mit einem partiellen Umbruch der "Schulpsychiatrie" zusammenfällt. Die Kritik der Antipsychiater habe auf eine Psychiatrie gezielt, wie sie vornehmlich für die 1950er Jahren repräsentativ gewesen sei (91).
Neben der Daseinsanalyse haben psychoanalytische Vorstellungen und psychotherapeutische Konzepte Einfluß auf die Vorstellungen über endogene Psychosen ausgeübt (Schultz-Hencke, Winkler, Kisker, Matussek). Schultz-Hencke (1952) deutete die Schizophrenien ganz im antipsychiatrischen Sinn provozierend als

Neurosenvariante. Im selben Jahr zeigte Weitbrecht die nicht seltene Verschränkung der endogenen Depression mit auslösenden Situationen. Für die Gruppe der Schizophrenien erwies sich das Konzept einer multifaktoriellen Genese wissenschaftlich als außerordentlich fruchtbar. Die vornehmlich von M. Bleuler vorgetragene Kritik an einer falsch verstandenen endogenen Auffassung wurde weitgehend akzeptiert (30). Insofern hätte es hinsichtlich ihrer Inhalte die Antipsychiatrie nicht geben müssen.

Die morphologischen, biochemischen und biologischen Untersuchungen über endogene Psychosen, die psychopathologisch in die Auffassungen über die sogenannten Basisstörungen und Basissymptome (95,116,120,122) eingegangen sind, blieben hinsichtlich der endogenen Psychosen bisher mehrdeutig und unspezifisch. Dagegen gelang mit der Entwicklung psychopharmakologischer Substanzen zur Behandlung endogener Psychosen der Somatotherapie ein in der Psychiatrie bis dahin unvergleichbarer therapeutischer Erfolg. Mit der Einführung von Neuroleptika in den 50er Jahren und der zunehmenden Standardisierung dieser Therapie in den folgenden Jahren konnten Psychotherapie und Soziotherapie gezielter in das Gesamtbehandlungskonzept endogener Psychosen integriert werden. Eine unmittelbare Folge der erfolgreichen Pharmakotherapie war die "Vernachlässigung der psychopathologischen Grundlagenforschung" (134). Janzarik betitelte deshalb seine Antrittsvorlesung in Heidelberg (1975) "Die Krise der Psychopathologie", die eng mit der jüngeren Geschichte der Psychiatrie und den antipsychiatrischen Gedanken zusammenhänge. Er mahnte zu vermehrter psychopathologischer Reflexion. Saß nannte seine Heidelberger Antrittsvorlesung (1987) "Die Krise der psychiatrischen Diagnostik" und führte somit die Gedanken Janzariks fort. Nach der Relativierung des diagnostischen Prozesses in der Psychiatrie während der 1960er Jahre einerseits durch das psychoanalytische Kontinuum-Modell und andererseits durch gesellschaftspolitische und antipsychiatrische Strömungen sei es zu einer vielversprechenden Entwicklung von standardisierten Klassifikationen und operationalisierten Diagnosesystemen gekommen, die unter dem philosophischen Einfluß des logischen Positivismus entstanden. Jedoch befinde sich die psychiatrische Diagnose erneut in einer Krise, da die auf der Basis verschiedener Diagnosesysteme erhobenen Forschungsergebnisse nicht vergleichbar seien, am empirischen Niveau der zur Klassifikation benutzten Symptome grundsätzlich Kritik geübt werde und das konzeptionelle Vorgehen nach dem Validierungsparadigma fundamentalen Schwierigkeiten begegne. Ging es zunächst um die soziale Etikettierungsfunktion und um die mangelnde Zuverlässigkeit der Diagnose, so sei nun mit dem Validierungsparadigma die Frage nach der anthropologischen Dimension psychischer Störungen neu aufgeworfen.

Damit führe die an eine Grenze gekommene Entwicklung der deskriptiven Diagnostik zurück zur Reflexion der psychopathologischen Grundlage psychiatrischen Denkens (265), was nichts anderes heißt als zur Frage nach dem Bild vom Menschen. Vliegen vertrat die Auffassung, daß die Frage nach dem inneren Zusammenhang der Psychiatrie in Theorie und Praxis zwangsläufig zu ihren theologischen und philosophischen Voraussetzungen zurückführe. Angesichts der Tatsache, daß wir "keinerlei Einheit mehr in unseren Ansichten von der Natur des Menschen (Scheler)" hätten, könnten die Grundannahmen der klinischen Psychopathologie am Ende dieses Jahrtausends erneut zur Diskussion anstehen (313).

Die ursprünglichen Antipsychiater kümmerten sich nicht um die Psychiatriegeschichte. Autoren, die einige Gedanken der Antipsychiater aufnahmen, wandten sich dann aber historischen Analysen zu. Dörners "Bürger und Irre" (1969), Foucaults "Wahnsinn und Gesellschaft" (1969), Wulffs "Psychiatrie und Klassengesellschaft" (1972), Güses und Schmackes "Psychiatrie zwischen bürgerlicher Revolution und Faschismus" (1976), Herzogs "Logik und Geschichte der Psychiatrie" (1984) und Blasius' "Umgang mit Unheilbarem" (1986) waren Versuche, eine Sozialgeschichte des Wahnsinns vorzulegen, die die medizinische Legitimation zur Behandlung von Wahnkranken in Frage stellte.
Gelegentlich ist die Analyse der jüngeren Psychiatriegeschichte durch antipsychiatrische Autoren geradezu naiv. So kam Bopp zu einer eigenwilligen Einschätzung des Sozialistischen Heidelberger Patientenkollektivs (SPK): "Einmal legte das SPK durch seine Definition der Krankheit als Einheit von Hemmung und Protest einen neuen Zugang zur Dynamik der psychischen Störung frei: die wohl wichtigste Einsicht, die das SPK überhaupt formulierte. Es spürte im Symptom eine produktive, kämpferische und subversive Kraft auf. Neben der Schwäche, Selbstlähmung und Selbstzerstörung, die sich in der psychischen Störung manifestiert, sah das SPK die Strebung, sich mit den Einschränkungen, die die soziale Realität den Subjekten aufzwingt, nicht abfinden zu wollen. Es verstand das Symptom nicht nur als Kompromiß zwischen Bedürfnis und seinem Verbot, sondern auch als verdeckte Revolte gegen das Verbot. Kein Vertreter der Antipsychiatrie hat die Seite der Auflehnung in der psychischen Störung so stark und so unbedingt hervorgestellt wie das SPK" (34). Kisker bewertete dagegen das SPK als "Anarcho-Kollektiv" (165).
Zusammenfassend ergibt sich, daß - obwohl an "Simplizität unübertroffen" (10) - die antipsychiatrischen Thesen als Bestandteil der Ideengeschichte der abendländischen Psychopathologie gewertet werden müssen. Betrachtet man die "Themen und

Tendenzen der deutschsprachigen Psychiatrie" (134) in den letzten 150 Jahren, erscheinen die wichtigsten Fragestellungen der Psychopathologie - häufig in abgewandelter Terminologie - bis heute letztlich unbeantwortet. In der diagnostischen Beurteilung der endogenen Psychosen lassen sich grundsätzlich zwei Tendenzen, Janzarik sprach von einem "natürlichen Antagonismus" (134), ausmachen. Auf der einen Seite steht das Konzept der Einheitspsychose, dem die Antipsychiater offenbar zugeneigt sind, auf der anderen Seite findet sich eine differenzierte Nosographie mit einer Vielzahl endogener Psychosen. Die Antipsychiater vertraten die Auffassung, man solle aus prinzipiellen Gründen auf Diagnosen verzichten, eine Ansicht, die bereits 100 Jahre vorher von Heinrich Neumann (1814-1854), einem Vertreter des Konzeptes der Einheitspsychose, favorisiert wurde. Mit Kraepelin erfolgte eine empirisch geprägte diagnostische Umgestaltung der psychiatrischen Wissenschaft, die zur Dichotomie der endogenen Psychosen führte. In späteren Arbeiten stellte Kraepelin die eigene Konzeption insofern wieder in Frage, als er sich den Auffassungen Alfred Erich Hoches (1865-1943) und Carl Schneiders (1891-1945) näherte, die in den psychopathologischen Syndromen nicht eigenständige Krankheiten vermuteten, sondern bereitliegende Symptomverbände konstatierten. Auch K. Schneider vertrat in frühen Arbeiten deutlicher als später die Ansicht, man dürfe psychopathologische Verlaufsgestalten nicht im Sinne medizinischer Krankheiten deuten.

Von der Problemgeschichte der abendländischen Psychopathologie findet sich jedoch in der antipsychiatrischen Literatur keine Spur. Es handelt sich, so darf man annehmen, um erhebliche Kenntnislücken, die den Anspruch auf Wissenschaftlichkeit in Frage stellen.

VI. Theologische Aspekte der antipsychiatrischen Bewegung

Die "Antipsychiatrie" habe der "Psychiatrie", so Kisker, "eine schwarze Messe mit publizistischem Wert" gelesen, womit Kisker die religiösen Motive einiger Antipsychiater ansprach (165). Religiöse Gedanken wurden im Verlauf dieser Studie in den antipsychiatrischen Krankheitskonzepten mehrfach erkennbar. Sie stehen in der jüdisch-christlichen Tradition und einige dieser Gedanken sollen nun ohne Anspruch auf Vollständigkeit dargestellt werden.

Die letzten Jahrzehnte sind in der Medizin und in der Nervenheilkunde durch immer bessere diagnostische Möglichkeiten (z.B. das Computertomogramm, die Kernspintomographie, die Protonen und die Positronen Emissionstomographie etc.) gekennzeichnet gewesen, ohne daß in dem naturwissenschaftlich geprägten Krankheitsverständnis das Augenmerk auf das Gemeinsame der Spielarten von Krankheiten, das Kranksein, gefallen wäre. Es wurde von den Verfechtern der naturwissenschaftlichen Medizin oft vergessen, daß auch ihre Vorstellungen und Erkenntnisse relativ und in einem ständigen Fluß sind. Neben einem naturwissenschaftlichen Verständnis von Krankheiten hat es zu allen Zeiten Laienvorstellungen über Ursache, Sinn und Behandlung von Krankheiten gegeben (286).

Die psychiatrischen Erkrankungen, allen voran die körperlich nicht begründbaren, endogenen Psychosen, die sich einer technischen Diagnostik bisher entziehen, und in denen das Thema der Seinsschuld oft genug inhaltlich die Psychose prägt, unterliegen u.a. wegen der ihr innewohnenden Leib-Seele-Problematik in einem besonderen Maße einer theologischen Ausdeutung. Die deutsche Psychiatrie ist bereits im 19. Jahrhundert Austragungsort intensiver, weltanschaulicher Auseinandersetzungen gewesen. Die Kontroverse zwischen Psychikern und Somatikern, die um die Genese von Geisteskrankheiten stritten, war, sieht man es genau, im Kern wahrscheinlich eine theologische.

Illich und Laing sehen in Krankheiten einen persönlichen, finalen Sinn. Trotz ihres Sendungsbewußtseins verraten die Autoren wenig über ihre Glaubensinhalte. Laing wirkt puritanisch geprägt und eschatologisch gestimmt, denn der Psychotiker zeigt indirekt aus dem Chaos der Welt in eine Heilszeit. Illichs Krankheitsverständnis weist zurück auf eine letzte persönliche Bedeutung von Krankheit. Kranksein wird von ihm als Ausdruck einer Basisstörung der Lebenswurzel verstanden und Genesung ist mehr als Wiederherstellung des alten Zustandes.

Eine grundsätzliche Aufarbeitung der religiöser Gedanken in der Antipsychiatrie und den medizinkritischen Kommentaren Illichs steht noch aus, wobei die Fragen nach der Erbsünde und des Degenerationskonzeptes (167,174,318), welches im antipsychiatrischen Ansatz eine Renaissance erlebte, einer grundsätzlichen Klärung bedürfen. Eine solche Analyse könnte dazu beitragen, medizin- und psychiatriekritische Konzepte stärker als bisher als Bestandteil der abendländischen Ideengeschichte zu verstehen.

Wir möchten uns im folgenden den Gedanken Carl Gustav Jungs (1875-1961) zuwenden, der mit seinem tiefenpsychologischen Konzept, welches religiöse Bestrebungen hat, antipsychiatrische Denkmodelle beeinflußte.

Jung, der zunächst Schüler Freuds war, entwickelte während seiner Ausbildungszeit bei Eugen Bleuler (1857-1939) ein eigenes tiefenpsychologisches System, in dem er sich mit psychoanalytischen Gesichtspunkten psychiatrischer Krankheiten, insbesondere der endogenen Psychosen, befaßte. Er verstand seine von ihm als "analytische Psychologie" betitelte Richtung als Bindeglied von Psychologie und Religion (148-151). Wichtig für das Verstehen der Grundposition Jungscher Psychoanalyse ist die "teleologische" Ausrichtung: der Mensch ist nicht Opfer seiner unbewußten Vergangenheit, sondern die Fixierung an Unbewußtes ist Teil der Zweckbestimmtheit der Natur. In Erweiterung Freudscher Gedankengänge postulierte Jung - neben dem persönlichen Unbewußten - ein kollektives Unbewußtes, welches "Archetypen" enthält, die in Träumen, Mythen, Psychosen und Religionsvorstellungen zum Ausdruck kommen. Zugang zu diesen alten Urbildern erhält der Therapeut durch die Traumanalyse. Das primärprozeßhafte Denken des Traumes lebe nicht nur von persönlichem Unbewußten, sondern von den in einer tieferen Schicht des Unbewußten verankerten stammesgeschichtlichen Urerinnerungen oder Urphantasien. Jung stand mit diesen Gedanken in Kontrast zu Freud, der eine Überwindung des Unbewußten und eine Sublimierung der Triebe als Ziele einer reifen Persönlichkeit wertete ("aus Es werde Ich"). Jung plädierte für eine "regressive Wiederherstellung der Persona", denn der Mensch sei in einer tieferen Schicht, als es das Ich ist, "zu Hause". Jung nannte diese Schicht "das Selbst" und schrieb: "Dieses "Etwas" ist uns fremd und doch so nah, ganz uns selber und uns doch unverkennbar, ein virtueller Mittelpunkt von solch geheimnisvoller Konstitution, daß es alles fordern kann, Verwandtschaft mit Tieren und mit Göttern, mit Kristallen und Sternen, ohne uns in Verwunderung zu versetzen, ja ohne unsere Mißbilligung zu erregen. Dieses Etwas fordert auch all das, und wir haben nichts in Händen, das wir billigerweise dieser Forderung entgegensetzen könnten, und es ist sogar heilsam, diese Stimme zu hören" (148).

Die Suche nach dem Selbst habe Verwandtschaft mit dem religiösen Anliegen, das im Erlösungsgedanken des modernen Menschen seinen Ausdruck findet. Die theologische Zentrierung des Unbewußten kann nach Jung symbolisch in der

Neurosenbehandlung genutzt werden. Jung sah sein tiefenpsychologisches Modell in der Tradition der Aufklärung stehend und betonte dessen pädagogischen Charakter. Hinsichtlich endogener Psychosen ging Jung davon aus, daß der Schizophrene sich in dem "Urwald der Archetypen" auf seiner (sinnvollen) Reise zum Selbst verirrt habe (148-151). Es entsteht der Eindruck, als ob zumindest Laing die Gedanken Jungs hinsichtlich der endogenen Psychosen übernahm und weiterführte.

Ausgehend von den Thesen Jungs haben in der Schweiz Müller, Bally, Benedetti und Boss und in den USA Sullivan, Fromm-Reichmann und Rosen versucht, Psychosen mit Psychotherapie zu behandeln. Ihre theoretischen und praktischen Verdienste sind unbestritten (227,239). Die genannten Autoren haben anders als die Antipsychiater die Grenzen ihres Ansatzes nie verschwiegen.

Siirala, ein Schüler der Schweizer Bally, Benedetti und Boss, hat ein Buch mit dem Titel "Die Schizophrenie des Einzelnen und der Allgemeinheit" (1961) veröffentlicht, welches gelegentlich der antipsychiatrischen Szene zugerechnet wird (275). Siiralas Buch ist offenbar so etwas wie Bekenntnisliteratur und kein wissenschaftlicher Beitrag zur Schizophrenieforschung, es steht in der Tradition der Gedanken Jungs.
Für Siirala ist eine Psychose ein "verzweifelter Notruf aus einem eingemauerten Dasein". Psychische Krankheit sei Ausdruck des "allgemeinen Schuldigsein" und der "Möglichkeit der Erlösung". Nach Siirala sei die heilsame Entwicklung der Geisteskrankheit direkt an die "Berücksichtigung ihrer prophetischen Elemente" geknüpft. Der Schizophrene stehe in der Not des Glaubensverlustes stellvertretend für alle anderen, scheinbar Gesunden. Der einzelne Mensch besitze nicht die Freiheit, zwischen Glauben und Nichtglauben zu wählen. Siirala zentriert die Frage nach den Ursachen der Schizophrenie im Gebiet der Erbsünde: "Das Fragen nach der Ursache der Schizophrenie bewegt sich von vornherein in einem Schuldnetz". So gesehen erscheint die Schizophrenie als ein "tief im Menschlichen wurzelndes, uns alle von vornherein miteinbegreifendes Geschehen". Wir seien mit dem Kranken durch die "gemeinsame Empfangswelt" und durch den "Gemeinschaftsleib" verbunden. Für Siirala kommt im Kranksein ein existentielles Anliegen zum Ausdruck: "Daß so viele sogenannte wissenschaftliche Untersuchungen mit so viel wertvoller Erfahrung und überprüftem soliden Wissen über die Geisteskrankheit veröffentlich worden sind, ist nur erfreulich. Es ist jedoch eine erschütternde Tatsache und zeugt von der Unwahrheit mitten im Richtigen (richtig Beschriebenen und Gesagten) unter uns, daß dabei das Wesentlichste, das eigentliche Anliegen in diesem Kranksein.... offenbar nur einen sehr ungenügenden und undeutlichen Ausdruck hat finden können, ja, daß der Notruf dabei vielfach fast vollständig verschwiegen worden ist". Das in der

Situation der Psychose verborgene Anliegen der "Offenbarung des Schuldgeflechtes, das in unserem Zusammenleben eingewoben ist", stellt für Siirala die wichtigste Botschaft der Schizophrenie dar (290).

Die Zitate Jungs und Siiralas zeigen die Assimilation theologischer Vorstellungen in psychotherapeutische Konzepte. Wenn auch nicht immer explizit von ihnen zugegeben, favorisierten die antipsychiatrischen Autoren psychotherapeutische Verfahren als wichtigste Therapieform akuter und chronischer Erkrankungen aus dem Formenkreis der schizophrenen Psychosen. Die psychiatrische Praxis und die Therapieforschung der letzten zwanzig Jahre lehrte jedoch, daß eine erfolgreiche Prophylaxe schizophrener Psychosen durch eine adäquate medikamentöse Behandlung mit Neuroleptika möglich ist. Dieser Erkenntnis trugen viele antipsychiatrische Autoren der zweiten und dritten Linie Rechnung, indem sie Psychopharmaka ausdrücklich einsetzten, so auch Siirala. Dieser "Kompromiß" zwischen publizierten, therapeutischen Empfehlungen und praktischer Anwendung durch viele Psychiatriekritiker verlangt größte Beachtung. Offensichtlich haben philosophische und theologische Vorstellungen über den Sinn und das Wesen schizophrener Erkrankungen geringen praktischen Nutzen für die Patienten. Die inhaltlich unbedeutenden Beiträge der Psychiatriekritiker zu den praktischen Problemen der Psychiatrie sind erstaunlich, zeigen aber, daß der antipsychiatrische Ansatz trotz gegenteiliger Proklamation nicht praxisbezogen ist, und es auch in der Vergangenheit niemals war. Die antipsychiatrische Bewegung, die sich als neues Element in der Psychiatriegeschichte verstand, hat dort, wo sie Sinn und Wesen der Schizophrenie erläuterte, zahlreiche Vorgänger. Die Bestimmung der Antipsychiatrie als religiöse Bewegung fordert unüberhörbar die Beantwortung der Frage, ob Philosophie und Theologie der praktischen Psychiatrie wesentlich von Nutzen sein können. Der eigene Standpunkt teilt diese Meinung nicht. Diese Meinung lehnt natürlich weder Philosophie noch Theologie ab. Sie bemüht sich lediglich um eine saubere methodische Trennung, die der Sache, um die es hier geht, auch um der Humanität Willen, nur dienen kann.

VII. SCHLUßGEDANKEN

Die vorliegende Studie verdeutlichte, daß dem antipsychiatrischen Krankheitsverständnis ein generelles Unbehagen an den bestehenden Verhältnissen in der Welt zugrunde liegt. Wir konnten nachweisen, daß die Antipsychiater unter dem Einfluß neomarxistischer Gedanken als Gesellschaftskritiker auftraten. Die soziogenetischen Vorstellungen über Ursachen und Wesen von Krankheiten haben in der allgemeinen Krisenstimmung der westlichen Kultur viele Anhänger gewonnen. Aber auch der Marxismus hat seine Ursprünge in der abendländischen Kultur und steht in der hellenistischen, jüdischen und christlichen Tradition, er ist auch Metaphysik und Ontologie. Zweifelsfrei handelt es sich bei der Antipsychiatrie um eine abendländische Bewegung, die Fragen der theologischen und philosophischen Anthropologie aufgriff, die eine alte und bewegte Vorgeschichte beanspruchen.

Die Verbreitung der antipsychiatrischen Thesen, die bis in die Gegenwart erfolgt, ließ eine Studie über die Essenz der psychiatriekritischen Gedanken sinnvoll erscheinen, denn im Unterschied zu Glatzel kommen wir zu dem Ergebnis, daß der Einfluß der antipsychiatrischen Bewegung fortbesteht, es sich im Grunde genommen um eine "unabgeschlossene Kontroverse" handelt (20). Das veröffentlichte Bild von der Psychiatrie, der Behandlung mit Psychopharmaka und der Psychopathologie wird immer noch, wie zahlreiche aktuelle Beispiele belegen, häufig unausgesprochen, von antipsychiatrischen Vorstellungen geprägt.

Die antipsychiatrischen Thesen enthüllten, wie Glatzel nachdrücklich feststellte, die "Ideologieanfälligkeit der Psychiatrie" (91), die mit ihrer unmittelbaren Aufgabe und ihrer Zwischenstellung in der Medizin zusammenhängt. Wie schwierig es ist, die Psychiatrie wirklich frei von politischer und weltanschaulicher Gesinnung zu halten, mag, als eines von vielen Beispielen, die aktuelle Methadondiskussion belegen (23).

Obwohl wir das kritische Interesse an unserem Fach und das Engagement antipsychiatrischer Autoren respektieren, befürchten wir dennoch, daß sie durch ihre naive Ahnungslosigkeit der Psychiatrie mehr geschadet als genutzt haben, denn der "dornenvolle Weg" (47,48) von Reformen in der Psychiatrie läßt sich durch ideologische Vereinfachungen nicht abkürzen.

Wir stehen in der Psychiatrie heute vor der paradoxen Situation, daß einerseits erhebliche Einflüsse von Seiten der biologischen Forschung auf die Psychiatrie einwirken, gleichzeitig aber starke Lösungstendenzen von der Medizin bestehen (106). Nicht ohne Anlaß werden immer wieder Stimmen laut, die vor waghalsigen pharmakologischen Therapien, z.B. mit Bachblütenextrakten, oder frühzeitiger Beendigung medikamentöser Behandlungsverfahren bei endogenen Psychosen warnen (125). Es ist bisher wahrscheinlich zu wenig berücksichtigt worden, daß der vorläufige Höhepunkt der Antipsychiatrie mit der Trennung der Fächer Neurologie und Psychiatrie zusammenfällt. Wir sehen in der Neuordnung der Facharztausbildungen für Neurologie, Psychiatrie und Psychotherapie eine Entwicklung, die zu einer zunehmenden Distanz zwischen der Psychiatrie und den übrigen medizinischen Fächern beitragen könnte, eine Tendenz, auf die die Antipsychiatrie abzielte. Auch Degkwitz befürchtete, die Psychiatrie sei im Begriff, immer mehr Terrain an die benachbarten Fächer, die Neurologie und die Psychotherapie, zu verlieren, obwohl sie für ihn "die Basis der Medizin" darstellt. Leibfeindlichkeit spiele seit der griechischen Philosophie und den Gnostikern im abendländischen Denken eine übergeordnete und zentrale Rolle (58), ein Sachverhalt, der weitere Auseinandersetzungen um die biologische Psychiatrie erwarten läßt.

VIII. LITERATURVERZEICHNIS

1.) Ackerknecht EH (1967) Kurze Geschichte der Psychiatrie (2. Aufl.). Enke Verlag, Stuttgart

2.) Adorno TW, Horkheimer M (1969) Dialektik der Aufklärung. Fischer Verlag, Frankfurt/M.

3.) Alexander FG, Selesnick ST (1969) Geschichte der Psychiatrie. Diana Verlag, Konstanz

4.) Amery C (1985) Das Ende der Vorsehung. Rowohlt TB Verlag, Reinbek b. Hamburg

5.) Ammon G (1980) Dynamische Psychiatrie. Fischer TB Verlag, Frankfurt/M.

6.) Angermeyer MC, Matschinger H, Sandmann J, Hillert A (1994) Die Einstellung von Medizinstudenten zur Behandlung mit Psychopharmaka Teil 1: Vergleich zwischen Medizinstudenten und Allgemeinbevölkerung. Psychiatrische Praxis 21:58-63

7.) Anstadt S (1989) Alle meine Freunde sind verrückt. Aus dem Leben eines schizophrenen Jungen. Piper Verlag, München

8.) Baader G (1988) Rassenhygiene und Eugenik - Vorbedingungen für die Vernichtungsstrategien gegen sogenannte Minderwertige im Nationalsozialismus. Dt. Ärzteblatt 85:1357-1360

9.) Baeyer WR von (1951) Die moderne Schockbehandlung. Thieme Verlag, Stuttgart

10.) Baeyer WR von (1977) Selbstdarstellung. In: Pongratz J (Hrsg.) Psychiatrie in Selbstdarstellungen. Huber Verlag, Bern

11.) Baeyer WR von, Häfner H, Kisker KP (1964) Psychiatrie der Verfolgten. Springer Verlag, Berlin-Göttingen-Heidelberg

12.) Barnes M (1973) Meine Reise durch den Wahnsinn. Kindler Verlag, München

13.) Basaglia F (1971) Die negierte Institution oder die Gemeinschaft der Ausgeschlossenen. Suhrkamp Verlag, Frankfurt/M.

14.) Basaglia F (1972) Die abweichende Mehrheit. Die Ideologie der totalen sozialen Kontrolle. Suhrkamp Verlag, Frankfurt/M.

15.) Basaglia F (1974) Was ist Psychiatrie? Edition Suhrkamp, Frankfurt/M.

16.) Basaglia F (1980) Menschenrechte für die Gulags im Westen. Spiegel Interview. In: Der Spiegel Nr.15

17.) Bastide R (1973) Soziologie der Geisteskrankheiten. Kiepenheuer & Witsch, Köln

18.) Bateson G, Jackson DD, Haley J, Weakland J (1956) Towards a theory of schizophrenia. Behaviour Science 1:251-256

19.) Bayerische Landesärztekammer (1993) Weiterbildungsordnung für die Ärzte Bayerns. Bayerisches Ärzteblatt 48:1-80

20.) Becker AM (1983) Psychiatrie und Antipsychiatrie. Wiener Klinische Wochenschrift 95:460-465

21.) Becker HS (1973) Außenseiter - Zur Soziologie abweichenden Verhaltens. Fischer Verlag, Frankfurt/M.

22.) Benedetti G (1973) Schizophrenie. In.: Müller C (Hrsg.) Lexikon der Psychiatrie. Springer Verlag, Berlin-Heidelberg-New York

23.) Benkert O, Hippius H (1992) Psychiatrische Pharmakotherapie (5. Aufl.). Springer Verlag, Berlin-Heidelberg-New York-London-Paris-Tokyo

24.) Beyer B (1909) Antipsychiatrische Skizze. Psychiatrische Neurologische Wochenschrift 11:275-278

25.) Beyreuther E (1978) Geschichte des Pietismus. Steinkopf Verlag, Stuttgart

26.) Biemel W (1982) Sartre. Rowohlt TB Verlag, Reinbek b. Hamburg

27.) Blasius D (1980) Der verwaltete Wahnsinn - Eine Sozialgeschichte des Irrenhauses. Fischer TB Verlag, Frankfurt/M.

28.) Blasius D (1986) Umgang mit Unheilbarem. Psychiatrie Verlag, Bonn

29.) Bleuler E (1966) Lehrbuch der Psychiatrie (10. Aufl.). Springer Verlag, Berlin-Heidelberg-New York

30.) Bleuler M (1972) Die schizophrenen Geistesstörungen im Lichte langjähriger Kranken - und Familiengeschichten. Thieme Verlag, Stuttgart

31.) Bloch E (1987) Das Prinzip Hoffnung Band I-III (5. Aufl.). Suhrkamp TB Verlag, Frankfurt/M.

32.) Bloch R (1988) Droht uns die totale Psychiatrie? Walter Verlag, Freiburg im Breisgau

33.) Bochnik HJ (1994) Suchtbehandlung oder Suchtförderung durch Drogenfreigabe. Psycho 20:136-142

34.) Bopp J (1980) Antipsychiatrie: Theorien, Therapien, Politik. Syndikat Verlag, Frankfurt/M.

35.) Bopp J (1980) Freiheit heilt. Zum Tode von F. Basaglia. Die Tageszeitung (Berlin) vom 1.9.

36.) Bowlby J (1958) The nature of the child's tie to his mother. International Journal of Psychoanalysis 39:350-373

37.) Bräutigam W (1962) Krankheitsbewußtsein und Krankheitseinsicht im Verlauf der Psychose. In: Kranz H (Hrsg.) Psychiatrie heute. Thieme Verlag, Stuttgart

38.) Bräutigam W (1986) Psychosomatische Medizin (4. Aufl.). Thieme Verlag, Stuttgart

39.) Braun U, Hergrüter E (1980) Antipsychiatrie und Gemeindepsychiatrie. Erfahrungen mit therapeutischen Alternativen. Campus Verlag, Frankfurt/M.

40.) Brown P (1984) Marxism, social psychology and the sociology of mental health. International Journal of Health Service 14: 237-264

41.) Bühler K (1965) Die Krise der Psychologie (3. Aufl.). Fischer Verlag, Stuttgart

42.) Burti L, Mosher L (1986) Training psychiatrists in the community: a report of the Italian experience. American Journal of Psychiatry 143:1580-1584

43.) Butters F (1974) Psychiatrie als ein Politikum - Franco Basaglias These: Heilung durch Gesellschaftsänderung. Nürnberger Zeitung vom 9.11.

44.) Buytendijk FJJ (1956) Allgemeine Theorien der menschlichen Haltung und Bewegung. Springer Verlag, Berlin

45.) Cahn T (1980) Psychiatrie und Emanzipation. Zum Tode von F. Basaglia. Baseler Zeitung 6.9.

46.) Castel R (1982) Die psychiatrische Ordnung. Das goldene Zeitalter des Irrenwesens. Suhrkamp Verlag, Frankfurt/M.

47.) Clade H (1988) Psychiatrische Versorgung. Ärzteschaft mahnt neue Initiativen an. Dt. Ärzteblatt 85:779-780

48.) Clade H (1989) Psychiatriereform - der dornenvolle Weg. Dt. Ärzteblatt 86:173-175

49.) Conrad K (1958) Die beginnende Schizophrenie. Thieme Verlag, Stuttgart

50.) Cooper D (1971) Psychiatrie und Antipsychiatrie. Edition Suhrkamp, Frankfurt/M.

51.) Cooper D (1972) Tod der Familie. Rowohlt TB Verlag, Reinbek b. Hamburg

52.) Cooper D, Laing R (1973) Vernunft und Gewalt - Drei Kommentare zu Sartres Philosophie 1950-60. Edition Suhrkamp, Frankfurt/M.

53.) Cooper D (1978) Sprache der Verrücktheit. Erkundungen ins Hinterland der Revolution. Rotbuch Verlag, Berlin

54.) Cooper D (1979) Der eingekreiste Wahnsinn. Edition Suhrkamp, Frankfurt/M.

55.) Cording-Tömmel C (1986) Antipsychiatrie. In: Müller C (Hrsg.) Lexikon der Psychiatrie. Springer, Berlin-Heidelberg-New York-London-Paris-Tokyo

56.) Cranach M von (1984) Die Ermordung psychisch Kranker in Kaufbeuren - Irsee zwischen 1939 und 1945. Vortrag im Max Planck Institut für Psychiatrie in München am 26.6.

57.) Dain N (1989) Critics and dissenters: reflections on "anti-psychiatry" in the United States. Journal of the History of Behavioural Sciences 25:3-25

58.) Degkwitz R (1988) Grundfragen der Psychiatrie. Fortschritte der Neurologie und Psychiatrie 56:207-215

59.) Dilling H, Dittmann V (1990) Die psychiatrische Diagnose nach der 10. Revision der internationalen Klassifikation der Krankheiten (ICD-10). Nervenarzt 61:259-270

60.) Dörner K, Plog U (1972) Sozialpsychiatrie. Sammlung Luchterhand, Darmstadt

61.) Dörner K (1974) Wohin sollen wir den Krankheitsbegriff in der Psychiatrie entwickeln? Psychiatrische Praxis 1:123-129

62.) Dörner K (1975) Diagnosen der Psychiatrie. Über die Vermeidungen der Psychiatrie und Medizin. Campus Verlag, Frankfurt/M.

63.) Dörner K, Plog U (1980) Irren ist menschlich (1. Aufl.). Psychiatrie Verlag, Rehburg-Loccum

64.) Dörner K, Plog U (1986) Irren ist menschlich (3. Aufl.). Psychiatrie Verlag, Rehburg-Loccum

65.) Dörner K (1986) Wie können die Ärzte den Überlebenden noch helfen ? Dt. Ärzteblatt 83:2587-2590

66.) Dörner K (1988) Meine korrektive Erfahrung der Langzeitpatienten. In: Pfäfflin F, Appelt H, Krausz M, Mohr U (Hrsg.) Der Mensch in der Psychiatrie. Springer Verlag, Berlin-Heidelberg-New York-London-Paris-Tokyo

67.) Dürrenmatt F (1980) Die Physiker. Diogenes TB Verlag, Zürich

68.) Duus P (1983) Neurologisch-topische Diagnostik (3. Aufl.). Thieme Verlag, Stuttgart

69.) Ebert D (1988) Konzeption der atypischen Depression in der angelsächsischen Literatur. Nervenheilkunde 7:142-148

70.) Ernst K, Ernst C (1986) Italienische Psychiatrie: Augenschein in der Lombardei. Nervenarzt 57:494-501

71.) Ernst K, Ernst C (1992) Der Stand der italienischen Psychiatriereform: Das Beispiel Lombardei im Vergleich mit der Schweiz. Nervenarzt 63:668-674

72.) Esterson A (1972) The leaves of spring. A study in the dialectics of madness. Pelican Books, London

73.) Esterson A, Laing RD (1975) Wahnsinn und Familie. Kiepenheuer & Witsch, Köln

74.) Ey H (1972) L'antipsychiatrie ou les progres de la science psychiatrique. Evolution psychiatrique 37:49-67

75.) Faust V (1988) Psychiatrie und Massenmedien. Fundamenta Psychiatrica 2:35-47

76.) Finzen A (1978) Von der Psychiatrie - Enquete zur postmodernen Psychiatrie. Psychiatrische Praxis 12:35-40

77.) Finzen A (1980) Die Freiheit als Therapie - Zum Tode von F. Basaglia. Frankfurter Allgemeine Zeitung vom 02.09.

78.) Finzen A (1994) Schizophrenie als Metapher. Psychiatrische Praxis 21:47-49

79.) Fleck U (1960) Symptomatische Psychosen (1941-1957). Fortschritte der Neurologie und Psychiatrie 18:1-72

80.) Floru L (1974) Der induzierte Wahn. Theoretischer Überblick und Bemerkungen an Hand von 12 Fällen. Fortschritte der Neurologie und Psychiatrie 42:76-96

81.) Flöhl R (1979) Maßlose Medizin ? Antworten auf Ivan Illich. Springer Verlag, Berlin-Heidelberg-New York

82.) Foucault M (1968) Psychologie und Geisteskrankheit. Suhrkamp Verlag, Frankfurt/M.

83.) Foucault M (1972) Wahnsinn und Gesellschaft. Edition Suhrkamp, Frankfurt/M.

84.) Foucault M (1973) Die Geburt der Klinik. Hanser Verlag, München

85.) Foucault M (1975) Der Fall Riviére. Suhrkamp Verlag, Frankfurt/M.

86.) Foudraine J (1971) Wer ist aus Holz? - Neue Wege der Psychiatrie. Piper & Co. Verlag, München

87.) Ginzberg E (1987) Psychiatry before the year 2000: the long view. Hospital and Community Psychiatry 38:725-728

88.) Glatzel J (1973) Gestaltwandel psychiatrischer Krankheitsbilder. Schattauer Verlag, Stuttgart-New York

89.) Glatzel J (1974) Psychiatrie und Antipsychiatrie. Eine Wissenschaft kommt ins Gerede. Dt. Ärzteblatt 71:1415

90.) Glatzel J (1975) Die Antipsychiatrie. Fischer Verlag, Stuttgart

91.) Glatzel J (1984) Antipsychiatrie. In: Battegay R, Glatzel J, Pöldinger W, Rauchfleisch U (Hrsg.) Handwörterbuch der Psychiatrie. Enke Verlag, Stuttgart

92.) Glatzel J (1984) Die Psychopathologie Karl Jaspers in der Kritik. Nervenarzt 55:10-17

93.) Glatzel J (1990) Die Abschaffung der Psychopathologie im Namen des Empirismus. Nervenarzt 61:276-280

94.) Goffman E (1972) Asyle - Über die soziale Situation psychiatrischer Patienten und anderer Insassen. Suhrkamp Verlag, Frankfurt/M.

95.) Gross G (1985) Bonner Untersuchungsinstrument zur standardisierten Erhebung und Dokumentation von Basissymptomen (BSABS). In: Huber G (Hrsg.) Basisstadien endogener Psychosen und das Borderline-Problem. Schattauer Verlag, Stuttgart-New York

96.) Gruhl H (1987) Ein Planet wird geplündert. Fischer TB, Stuttgart

97.) Gumnior H, Ringguth R (1973) Horkheimer. Rowohlt TB Verlag, Reinbek b. Hamburg

98.) Haag KH (1985) Der Fortschritt in der Philosophie. Suhrkamp Verlag, Frankfurt/M.

99.) Häfner H (1963) Prozeß und Entwicklung als Grundbegriffe der Psychopathologie. Fortschritte der Neurologie und Psychiatrie 31:393-438

100.) Häfner H (1965) Dringliche Reformen in der psychiatrischen Krankenversorgung der Bundesrepublik. Helfen und Heilen - Diagnose und Therapie in der Rehabilitation. Rehabilitation 4:1-8

101.) Häfner H (1987) Determinanten psychischer Gesundheit und Krankheit. Fundamenta Psychiatrica 1:4-14

102.) Hamm H (1979) Allgemeinmedizin. Thieme Verlag, Stuttgart-New York

103.) Hartung K, Wolff R (1972) In: Das Elend mit der Psyche. Kursbuch 28/29, Kursbuch Verlag, Berlin

104.) Hartung K (1980) Die neuen Kleider der Psychiatrie. Vom antiinstitutionellen Kampf zum Klinikkrieg gegen die Misere. Rotbuch Verlag, Berlin

105.) Heil D (1976) Franco Basaglia: Ein neuer Weg der Psychiatrie. Westmanns Monatsheft Nr. 9

106.) Heim E (1992) Integration oder Polarisierung der Psychiatrie. Nervenarzt 63:143-148

107.) Heimann H (1988) Wilhelm Griesinger und Lehre und Forschung in der modernen Psychiatrie. Fundamenta Psychiatrica 2:82-87

108.) Heinrich K (1984) Psychopathologie der Regression. Stuttgart, New York

109.) Heinrich K (1988) Psychopathologie der endogenen Psychosen. Dt. Ärzteblatt 85:448-449

110.) Heinrichs HJ (1973) Zwischen großer Analyse und Landeskrankenhaus. Über Wahnsinn und Familie. Frankfurter Rundschau vom 13.1.

111.) Heitkamp U (1987) Wahnsinn. Luchterhard Verlag, Darmstadt

112.) Hermle L (1986) Die Degenerationslehre in der Psychiatrie. Fortschritte der Neurologie und Psychiatrie 54:69-79

113.) Herzog G (1984) Krankheitsurteile - Logik und Geschichte in der Psychiatrie. Psychiatrie Verlag, Rehburg-Loccum

114.) Hillert A, Sandmann J, Angermeyer MC, Däumer R (1994) Die Einstellung von Medizinstudenten zur Behandlung mit Psychopharmaka Teil 2: Der Wandel der Einstellung im Verlauf des Studiums. Psychiatrische Praxis 21:64-69

115.) Horkheimer M (1967) Zur Kritik der instrumentellen Vernunft. In: Schmidt A (Hrsg.) Gesammelte Aufsätze. Suhrkamp, Frankfurt/M.

116.) Huber G (1957) Die coenästhetische Schizophrenie. Nervenarzt 25:491-520

117.) Huber G (1967) Symptomwandel der Psychosen und Pharmakopsychiatrie. In Kranz H (Hrsg.) Pharmakopsychiatrie und Psychopathologie. Thieme Verlag, Stuttgart

118.) Huber G (1979) Neuere Ansätze zur Überwindung des Mythos von den sogenannten Geisteskrankheiten. Fortschritte der Neurologie und Psychiatrie 47:449-465

119.) Huber G (1981) Psychiatrie (3. Aufl.). Schattauer Verlag, Stuttgart-New York

120.) Huber G (1983) Das Konzept substratnaher Basissymptome und seine Bedeutung für Theorie und Therapie schizophrener Erkrankungen. Nervenarzt 54:23-32

121.) Huber G (1984) Die Bedeutung von Karl Jaspers für die Psychiatrie der Gegenwart. Nervenarzt 55:1-9

122.) Huber G (1985) Basisstadien endogener Psychosen und das Borderline Problem. Schattauer Verlag, Stuttgart-New York

123.) Huber G, Glatzel J, Lungershausen E (1970) Residualsyndrome bei Zyklothymien. Fortschritte der Medizin 88:281-283

124.) Huber G, Gross G, Klosterhötter J (1989) Konzepte und Kriterien affektiver Psychosen. Nervenarzt 60:90-94

125.) Huhn B (1994) "Bach-Blütentherapie": Wir Nervenärzte haben es besonders häufig mit den Komplikationen zu tun. Neuro date 8:(4)13-15

126.) Illich I (1972) Entschulung der Gesellschaft. Koesel Verlag, München

127.) Illich I (1972) Schulen helfen nicht - über das mythenbildende Ritual der Industriegesellschaft. Rowohlt TB Verlag, Reinbek b. Hamburg

128.) Illich I (1974) Die sogenannte Energiekrise oder die Lähmung der Gesellschaft. Rowohlt aktuell, Reinbek b. Hamburg

129.) Illich I (1975) Selbstbegrenzung - eine politische Kritik der Technik. Rowohlt Verlag, Reinbek b. Hamburg

130.) Illich I (1977) Die Nemesis der Medizin. Rowohlt Verlag, Reinbek b. Hamburg

131.) Illich I (1978) Fortschrittsmythen. Rowohlt Verlag, Reinbek b. Hamburg

132.) Jaccard R (1983) Der Wahnsinn. Ullstein Verlag, Frankfurt/M.-Berlin-Wien

133.) Jaeckel M, Wieser S (1983) Das Bild des Geisteskranken in der Öffentlichkeit. Thieme Verlag, Stuttgart

134.) Janzarik W (1974) Themen und Tendenzen der deutschsprachigen Psychiatrie. Springer Verlag, Berlin-Heidelberg-New York

135.) Janzarik W (1976) Die Krise der Psychopathologie. Nervenarzt 47:73-80

136.) Janzarik W (1984) Jaspers, Kurt Schneider und die Heidelberger Psychopathologie. Nervenarzt 55:18-24

137.) Janzarik W (1986) Geschichte und Problematik des Schizophreniebegriffes. Nervenarzt 57:681-685

138.) Janzarik W (1989) Die nosologische Differenzierung der idiopathischen Psychosyndrome - ein psychiatrischer Sisyphus-Mythos. Nervenarzt 60:86-89

139.) Jasper G (1988) Psychiatrie und Öffentlichkeit. Fundamenta Psychiatrica 2:56-61

140.) Jaspers K (1958) Die Atombombe und die Zukunft der Menschheit. Piper & Co. Verlag, München

141.) Jaspers K (1963) Werk und Wirkung. Piper & Co. Verlag, München

142.) Jaspers K (1963) Gesammelte Schriften zur Psychopathologie. Springer Verlag, Berlin-Heidelberg-New York

143.) Jaspers K (1966) Wohin treibt die Bundesrepublik? Piper & Co. Verlag, München

144.) Jaspers K (1973) Allgemeine Psychopathologie (9. Aufl.). Springer Verlag, Heidelberg-Berlin-New York

145.) Jervis G (1979) Die offene Institution - Über Psychiatrie und Politik. Syndikat Verlag, Frankfurt/M.

146.) Jervis G (1982) Kritisches Handbuch der Psychiatrie. Europa Verlag, Köln

147.) Jones M (1976) Prinzipien der therapeutischen Gemeinschaft. Huber Verlag, Bern-Stuttgart-Wien

148.) Jung CG (1971) Die Beziehung zwischen dem Ich und dem Unbewußten. Walter Verlag, Olten

149.) Jung CG (1971) Psychologie und Religion. Walter Verlag, Olten

150.) Jung CG (1972) Probleme der Psychotherapie. Walter Verlag, Olten

151.) Jung CG (1973) Zur Psychogenese der Geisteskrankheiten. Walter Verlag, Olten

152.) Kant I (1824) Von der Macht des Gemüts durch den bloßen Vorsatz seiner krankhaften Gefühle Meister zu sein. Reclam, Leipzig

153.) Kendell RE (1978) Die Diagnose in der Psychiatrie. Enke Verlag, Stuttgart

154.) Keppler H, Mehler A (1987) Der sanfte Schrei. Heyne Report, München

155.) Keupp H (1972) Psychische Störungen als abweichendes Verhalten. Zur Soziogenese psychischer Störungen. Urban & Schwarzenberg, München-Berlin-Wien

156.) Keupp H (1972) Der Krankheitsmythos in der Psychopathologie. Urban & Schwarzenberg, München

157.) Kick H (1980) Antipsychiatrie um 1900: Zur Tradition des Konfliktes zwischen Psychiatrie und Presseberichterstattung. Nervenarzt 53:299-300

158.) Kick H (1990) Antipsychiatrie und die Krise im Selbstverständnis der Psychiatrie. Fortschritte der Neurologie und Psychiatrie 58:367-374

159.) Kielholz P (1973) Die larvierte Depression. Huber Verlag, Bern-Stuttgart-Wien

160.) Kindt H (1974) Zur Entstehung des Psychose-Begriffes. Fortschritte der Neurologie und Psychiatrie 42:453-464

161.) Kipphardt H (1978) März. Rowohlt Verlag, Reinbek b. Hamburg

162.) Kisker KP (1960) Der Erlebniswandel des Schizophrenen. Springer Verlag, Berlin-Göttingen-Heidelberg

163.) Kisker KP (1962) Sprache und Situation eines Schizophrenen. In: Kranz H (Hrsg.) Psychiatrie heute. Thieme Verlag, Stuttgart

164.) Kisker KP (1974) Gedanken zur Antipsychiatrie. Psychiatrische Praxis 1:10

165.) Kisker KP (1979) Antipsychiatrie. In: Kisker KP, Meyer JE, Müller M, Strömgren E (Hrsg.) Psychiatrie der Gegenwart - Forschung und Praxis. Bd. I/1 (2. Aufl.). Springer Verlag, Berlin-Heidelberg-New York

166.) Kisker KP (1988) Mögliches und Unmögliches im psychiatrischen Denken und Tun. In: Pfäfflin F, Appelt H, Krausz M, Mohr M (Hrsg.) Der Mensch in der Psychiatrie. Springer Verlag, Berlin-Heidelberg-New York-London-Paris-Tokyo

167.) Kittel G (1990) Theologisches Wörterbuch zum Neuen Testament. Kohlhammer Verlag, Stuttgart

168.) Klärner JP (1994) Gefahren einer Langzeitpsychotherapie. Psycho 20:168-174

169.) Klee E (1993) Irrsinn Ost - Irrsinn West. Fischer Verlag, Frankfurt/M.

170.) Köhler GK (1973) Epileptische Psychosen. Fortschritte der Neurologie und Psychiatrie 41:496-509

171.) Kolakowski L (1961) Der Sinn des Begriffes "Linke". In: Der Mensch ohne Alternative - von der Möglichkeit und Unmöglichkeit, Marxist zu sein . Piper Verlag, München

172.) Kolitzus H (1988) Materialien und Überlegungen zum Spannungsfeld Psychiatrie-Journalisten-Öffentlichkeit. Fundamenta Psychiatrica 2:68-78

173.) Kolle K (1967) Psychiatrie (6. Aufl.). Thieme Verlag, Stuttgart

174.) Köster H (1982) Urstand, Fall und Erbsünde - von der Reformation bis zur Gegenwart. Herder Verlag, Freiburg im Breisgau

175.) Kranz H (1962) Psychiatrie heute. Zum 75. Geburtstag von Kurt Schneider. Thieme Verlag, Stuttgart

176.) Kretschmer E (1918) Der sensitive Beziehungswahn. Springer Verlag, Berlin-Heidelberg

177.) Kröber HL (1984) K. Schneiders Psychopathiebegriff als Hemmnis psychosomatischen Denkens. Nervenarzt 55:25-29

178.) Kröner HP (1988) Die Emigration von Medizinern unter dem Nationalsozialismus. Dt. Ärzteblatt 85:1789-1793

179.) Krüll M (1977) Schizophrenie und Gesellschaft. Beck Verlag, München

180.) Kümmel WF (1988) Die " Ausschaltung ". - Wie die Nationalsozialisten die jüdischen und die politisch mißliebigen Ärzte aus dem Beruf verdrängten. Dt. Ärzteblatt 85:1568-1571

181.) Kuhn R (1977) Selbstdarstellung. In: J. Pongratz (Hrsg.): Psychiatrie in Selbstdarstellungen. Hans Huber Verlag, Bern: 219-257

182.) Kuhn R (1979) Daseinsanalyse und Psychiatrie. In: Kisker KP, Meyer JE, Müller M, Strömgren E (Hrsg.) Psychiatrie der Gegenwart Bd. I/2. Springer Verlag, Berlin-Göttingen-Heidelberg

183.) Laemmel K (1983) Zum Problem der Autorität in der psychiatrischen Klinik. Schweizer Archiv für Neurologie, Neurochirurgie und Psychiatrie 133:107-118

184.) Laing RD (1969) Phänomenologie der Erfahrung. Edition Suhrkamp, Frankfurt/M.

185.) Laing RD (1971) Interpersonelle Wahrnehmung. Edition Suhrkamp, Frankfurt/M.

186.) Laing RD (1972) Knoten. Rowohlt TB Verlag, Reinbek b. Hamburg

187.) Laing RD (1974) Politik der Familie. Kiepenheuer & Witsch, Köln

188.) Laing RD (1976) Das geteilte Selbst. Rowohlt TB Verlag, Reinbek b. Hamburg

189.) Laing RD (1977) Das Selbst und die Anderen. Rowohlt TB Verlag, Reinbek b. Hamburg

190.) Laing RD (1978) Die Tatsachen des Lebens. Kiepenheuer & Witsch, Köln

191.) Laing RD (1983) Die Stimme der Erfahrung. Kiepenheuer & Witsch, Köln

192.) Laing RD (1987) Weisheit, Wahnsinn, Torheit. DTV, München

193.) Langbein K, Martin HP, Sichraski P, Weiss H (1983) Bittere Pillen. Kiepenheuer & Witsch, Köln

194.) Lange-Eichbaum W, Wolfram K (1967) Genie, Irrsinn und Ruhm (6. Aufl.). Reinhardt Verlag, München-Basel

195.) Langegger F (1983) Doktor, Tod und Teufel. Vom Wahnsinn und von der Psychiatrie in einer vernünftigen Welt. Suhrkamp TB, Frankfurt/M.

196.) Leibbrand W, Wettley, A (1961) Der Wahnsinn - Geschichte der abendländischen Psychopathologie. Verlag Karl Alber, Freiburg-München

197.) Leischner A (1974) Die autoskopischen Halluzinationen. Fortschritte der Neurologie und Psychiatrie 42:550-585

198.) Leonhard K (1957) Die Aufteilung der endogenen Psychosen. Akademie Verlag, Berlin

199.) Leonhard K (1973) Zur Frage einer psychiatrischen Nosologie nach Symptombild und Verlauf. In: Glatzel J (Hrsg.) Gestaltwandel psychiatrischer Krankheitsbilder. Schattauer Verlag, Stuttgart-New York

200.) Loch W (1971) Die Krankheitslehre der Psychoanalyse. Hirzel Verlag, Stuttgart

201.) Lomer G (1909) Ein antipsychiatrisches Zentralorgan. Psychiatrisch Neurologische Wochenschrift 11: 273-275

202) Luderer HJ (1989) Schizophrenie - Ratgeber für Patienten und Angehörige. Thieme, Hippokrates, Enke, Stuttgart

203.) Luderer HJ: Himmelhochjauchzend zu Tode betrübt. Thieme, Hippokrates, Enke, Stuttgart

204.) Lungershausen E (1980) Offener Brief an K. Dörner. Spektrum der Psychiatrie 6:204-210

205.) Lungershausen E (1987) Ethische Fragen und das Handeln in der Psychiatrie. Fundamenta Psychiatrica 1:79-84

206.) Lungershausen E (1988) Psychiatrie als Gegenstand der Öffentlichkeit. Fundamenta Psychiatrica 2:56-61

207.) Lungershausen E, Rechlin T (1994) Zur Psychiatrie-Kritik in der Gegenwart. Fortschritte der Neurologie und Psychiatrie (in Druck)

208.) Mann F (1979) Psychiatrie ohne Mauern. Campus Verlag, Fankfurt/M.

209.) Mann G (1988) Biologismus - Vorstufen und Elemente zur Medizin im Nationalsozialismus. Dt. Ärzteblatt 85: 836-841

210.) Mannoni M (1976) Scheißerziehung - von der Antipsychiatrie zur Antipädagogik. Syndikat Verlag, Frankfurt/M.

211.) Mannoni M (1978) Ein Ort zum Leben - die Kinder von Bonneuil. Syndikat Verlag, Frankfurt/M.

212.) Marcuse H (1967) Der eindimensionale Mensch. Luchterhand Verlag, Darmstadt

213.) Marcuse H (1971) Triebstruktur und Gesellschaft. Suhrkamp, Frankfurt/M.

214.) Matussek P (1971) Die Konzentrationslagerhaft und ihre Folgen. Springer Verlag, Berlin-Heidelberg-New York

215.) Mayer-Gross W (1932) Die Klinik. In: Mayer-Gross (Hrsg.) Die Schizophrenie. Handbuch der Geisteskrankheiten (Bd.IX). Springer Verlag, Berlin

216.) Mednick SA, Schulsinger F, Higguins J, Bell B (1974) Genetics, environment and psychopathology. North Holland, Amsterdam

217.)Mehnert K (1976) Jugend im Aufbruch. Deutsche Verlagsanstalt, Stuttgart

218.) Menninger K (1963) The vital balances: the life process in mental health and illness. Viking press, New York

219.) Mitscherlich A, Mielke F (1949) Wissenschaft ohne Menschlichkeit - Medizinische und eugenische Irrwege unter Diktatur, Bürokratie und Krieg. Verlag Lambert Schneider, Heidelberg

220.) Mitscherlich A, Mielke F (1949) Das Diktat der Menschenverachtung. Verlag Lambert Schneider, Heidelberg

221.) Mitscherlich A (1965) Die Unwirtlichkeit unserer Städte. Suhrkamp Verlag, Frankfurt/M.

222.) Mitscherlich A (1970) Versuch die Welt besser zu bestehen. Suhrkamp Verlag, Frankfurt/M.

223.) Mitscherlich A (1980) Ein Leben für die Psychoanalyse - Anmerkungen zu meiner Zeit. Suhrkamp Verlag, Frankfurt/M.

224.) Mitscherlich M, Mitscherlich A (1977) Die Unfähigkeit zu trauern. Piper & Co., München-Zürich

225.) Mitscherlich M, Mitscherlich A (1977) In: Briefe zur Verteidigung der Republik. Ro-ro-ro-aktuell, Reinbek bei Hamburg

226.) Müller C (1973) Lexikon der Psychiatrie. Springer Verlag, Berlin-Heidelberg-New York

227.) Müller P (1991) Psychotherapie bei schizophrenen Psychosen - historische Entwicklung, Effizienz und gegenwärtig Anerkanntes. Fortschritte der Neurologie und Psychiatrie 59: 277-285

228.) Navratil L (1978) Gespräche mit Schizophrenen. DTV, München

229.) Obiols J (1978) Antipsychiatrie - Das neue Verständnis psychiatrischer Krankheiten. Rowohlt TB Verlag, Reinbek b. Hamburg

230.) Ogiermann H (1974) Sein zu Gott - die philosophische Gottesfrage. Pustet, München

231.) Opielka M (1985) Thesen zur Abschaffung und Überwindung der Psychiatrie - "Gegen das Atomkraftwerk im Inneren!" - Bundesarbeitsgemeinschaft "Soziales und Gesundheit der Grünen". Dezember 1984 in Berlin. Spektrum 14: 167-172

232.) Ottosson JO (1985) Use and misuse of electroconvulsive treatment. Biological Psychiatry 20:933-946

233.) Pauleikhoff B (1962) Möglichkeiten und Grenzen der Erfahrung in der heutigen Psychopathologie. In: Kranz H (Hrsg.) Psychiatrie heute. Thieme Verlag, Stuttgart

234.) Pauleikhoff B (1983) Das Menschenbild im Wandel der Zeiten (Bd. I. u. II). Pressler Verlag, Hürtgenwald

235.) Payk TR (1979) Gruppendynamische Auslöser schizophrener Episoden. Nervenarzt 50:467-471

236.) Peters UH (1971) Wörterbuch der Psychiatrie und der medizinischen Psychologie. Urban & Schwarzenberger, München-Berlin-Wien

237.) Peters UH (1977) Laings Negativmodell des Irreseins. Nervenarzt 48: 478-482

238.) Peters UH (1977) Mary Barnes: Psychose als Fiktion. Nervenarzt 48: 533-540

239.) Peters UH (1987) Frieda Fromm-Reichmann und die psychoanalytisch orientierte Psychotherapie der Schizophrenie. Fundamenta Psychiatrica 1:184-190

240.) Petrilowitsch N, Baer R (1967) Psychopathie: 1945-1966. Fortschritte der Neurologie und Psychiatrie 35:557-649

241.) Pfeiffer WM (1971) Transkulturelle Psychiatrie. Thieme Verlag, Stuttgart

242.) Pietzcker A (1988) Das maligne neuroleptische Syndrom. Nervenarzt 59:691-700

243.) Pohl KP (1977) Besprechung von Ivan Illich: die Nemesis der Medizin. Metamed 1:304-305

244.) Praag HM van (1978) The scientific foundation of antipsychiatry. Acta Psychiatrica Scandinavica 58:113-141

245.) Propping P (1993) Geschichte der Genetik in der Nervenheilkunde. Nervenheilkunde 12:1-6

246.) Pross C (1989) Die "Machtergreifung" am Krankenhaus. Dt. Ärzteblatt 86:821-825

247.) Ratzinger J, Auer J (1977) Kleine katholische Dogmatik. Bd. 9: Eschatologie, Tod und ewiges Leben. Verlag Friedrich Pustet, Regensburg

248.) Rechenberger HG (1974) Kurzpsychotherapie in der ärztlichen Praxis. Lehmann, München

249.) Rechlin T (1988) Berichterstattungen über die Psychiatrie. Fundamenta Psychiatrica 2:90-94

250.) Rechlin T (1990) Der Einfluß antipsychiatrischer Thesen auf das Verständnis affektiver Psychosen. In: Lungershausen E, Kaschka WP, Witkowski RJ (Hrsg.) Affektive Psychosen. Schattauer Verlag, Stuttgart-New York

251.) Rechlin T (1990) Die Lehre Karl Leonhards - ein Beitrag zur Ideengeschichte der abendländischen Psychopathologie. Fundamenta Psychiatrica 4:137-147

252.) Reich W (1973) Charakteranalyse. Suhrkamp Verlag, Frankfurt/M.

253.) Rössler W (1992) Wilhelm Griesinger und die gemeindenahe Versorgung. Nervenarzt 63:257-261

254.) Rössler W, Riecher-Rössler A (1994) Psychiatrische Rehabilitation chronisch psychisch Kranker und Behinderter. Rehabilitation 33:1-7

255.) Rogers C (1974) Die klientenzentrierte Gesprächspsychotherapie. Fischer TB, Frankfurt/M.

256.) Rosenhan D (1973) On being sane in insane places. Science 179:250-258

257.) Rothschild B (1982) Achtung Psychiater. Wahrheiten über das Kuckucksnest. Beltz Verlag, Weinheim

258.) Rulte P (1973) Die neue Linke. Walter de Gruyter, Berlin-New York

259.) Ryschkowski NJ (1968) Die neue Linke. Olzog Verlag, München-Wien

260.) Saner H (1970) Jaspers. Rowohlt TB Verlag, Reinbek b. Hamburg

261.) Sartre JP (1961) Die Mauer. Rowohlt Verlag, Reinbek b. Hamburg

262.) Sartre JP (1962) Das Sein und das Nichts. Rowohlt TB Verlag, Reinbek b. Hamburg

263.) Saß H, Koehler K (1983) Borderline-Syndrome. Grenzgebiet oder Niemandsland? Nervenarzt 54:221-230

264.) Saß H (1986) Zur Klassifikation der Persönlichkeitsstörungen. Nervenarzt 57:193-203

265.) Saß H (1987) Die Krise der psychiatrischen Diagnostik. Fortschritte der Neurologie und Psychiatrie 55:355-360

266.) Saß H (1990) Operationalisierte Diagnostik der Psychiatrie. Nervenarzt 61:276-280

267.) Sauer H, Lauter H (1987) Elektrokrampftherapie I und II. Nervenarzt 58:201-218

268.) Sauer H, Laschka E, Stillenmuskes HP, Lauter H (1987) Elektrokrampftherapie in der Bundesrepublik. Nervenarzt 58:519-522

269.) Sauer H (1990) Die nosologische Stellung affektiver Psychosen. Nervenarzt 61:3-15

270.) Schaefer H (1963) Die Medizin heute. Piper & Co., München

271.) Schaefer H (1979) Plädoyer für eine neue Medizin. Piper & Co., München-Zürich

272.) Scheff J (1966) Being mentally ill. A sociological theory. Aldine, Chicago

273.) Scheid W (1960) Die sogenannten symptomatischen Psychosen, ihre Stellung im System der Psychiatrie und ihre psychopathologische Einordnung. Fortschritte der Neurologie und Psychiatrie 28:131-144

274.) Scheid W (1962) Die Lehre von den "exogenen Reaktionstypen" vor einem halben Jahrhundert und heute. In: Psychopathologie heute. Thieme Verlag, Stuttgart

275.) Schipkowensky N (1974) Die Antipsychiatrie in Vergangenheit und Gegenwart. Fortschritte der Neurologie und Psychiatrie 42:291-311

276.) Schipperges H (1976) Die Medizin in der Welt von morgen. Econ Verlag, Düsseldorf-Wien

277.) Schirmding A von (1980) Freiheit als Therapie - zum Tode F. Basaglias in der Süddeutschen Zeitung vom 01.09.

278.) Schmid S (1977) Freiheit heilt. Bericht über die demokratische Psychiatrie in Italien. Verlag K. Wagenbach, Berlin

279.) Schneider K (1922) Der Dichter und der Psychopathologe. Rheinhard Verlag, Köln

280.) Schneider K (1928) Einführung in die Religionspsychopathologie. Verlag Mohr, Tübingen

281.) Schneider K (1955) Psychiatrie heute. Eine Rede (2. Aufl.). Thieme Verlag, Stuttgart

282.) Schneider K (1973) Klinische Psychopathologie (10. Aufl.) Thieme Verlag, Stuttgart

283.) Schulte W, Tölle R (1971) Psychiatrie. Springer Verlag, Berlin-Heidelberg-New York

284.) Schweikert U (1979) Jenseits der Worte. David Cooper und seine Erkundungen ins Hinterland der Revolution. Frankfurter Rundschau vom 17.11.

285.) Schweitzer A (1984) Geschichte der Leben Jesu Forschung (9. Aufl.). Mohr, Tübingen

286.) Seybold K, Müller U (1978) Krankheit und Heilung. Kohlhammer TB, Köln

287.) Sichrovsky P (1984) Krankheit auf Rezept. Kiepenheuer & Witsch, Köln

288.) Siegler M, Osmond H, Mann H (1969) Laings Models of Madness. British Journal of Psychiatry 115:947-958

289.) Siemen HL (1982) Das Grauen ist vorprogrammiert - Psychiatrie zwischen Faschismus und Atomkrieg. Focus Verlag, Gießen

290.) Siirala M (1961) Die Schizophrenie des Einzelnen und der Allgemeinheit. Vanderhoeck & Ruprecht, Göttingen

291.) Simons T (1980) Absage an die Anstalt. Programm und Realität der demokratischen Psychiatrie in Italien. Campus Verlag, Frankfurt/M.

292.) Sloten J van (1980) Die Wirklichkeit der Antipsychiatrie in den Häusern Ronald Laings. De Haagse Post, September

293.) Spazier D, Bopp J (1975) Grenzübergang. Psychotherapie als kollektive Praxis. Suhrkamp Verlag, Frankfurt/M.

294.) Speck K (1987) Anstalt statt Krankenhaus. Psychiatrie von innen. Psychiatrie Verlag, Rehburg-Loccum

295.) "Stern" (1983) Bücher wie Schreie - von Autoren mit Anstaltserfahrung wird die Grenze zwischen "irre" und "normal" neu abgesteckt. Verlag Gruner & Jahr, Hamburg. Heft 46:152-160

296.) Stöckle T (1983) Die Irren - Offensive. Erfahrungen einer Selbsthilfe-Organisation von Psychiatrieopfern. Extrabuch, Frankfurt/M.

297.) Sullivan HS (1983) Die interpersonale Theorie der Psychiatrie. Fischer TB Verlag, Frankfurt/M.

298.) Szasz TS (1972) Der Mythos von Geisteskrankheit. Europa Verlag GmbH, Wien

299.) Szasz TS (1975) Psychiatrie - die verschleierte Macht. Walter Verlag AG, Zürich

300.) Szasz TS (1976) Fabrikation des Wahnsinns. Fischer TB Verlag, Frankfurt/M.

301.) Szasz TS (1978) Recht, Freiheit und Psychiatrie. Europa Verlag GmbH, Wien

302.) Szasz TS (1979) Schizophrenie - das heilige Symbol der Psychiatrie. Europa Verlag GmbH, Wien

303.) Thomas R (1971) Marxismus und Sowjetkommunismus. Ernst Klett Verlag, Stuttgart

304.) Tölle R (1987) Seelische Krankheit. Chronisch ist nicht progredient. Dt. Ärzteblatt 84:1994-1996

305.) Tölle R (1988) Psychiatrie (8. Aufl.). Springer Verlag, Berlin-Heidelberg-New York-London-Paris-Tokyo

306.) Tölle R (1989) Psychiatrie in den vergangenen vier Jahrzehnten. Dt. Ärzteblatt 86:969-971

307.) Uexküll T von (1963) Grundfragen der psychosomatischen Medizin. Rowohlt TB, Reinbek b. Hamburg

308.) Uexküll T von (1986) Psychosomatische Medizin. Urban & Schwarzenberg, München-Wien-Baltimore

309.) Ullmann LP, Krasner L (1969) A psychological approach to abnormal behaviors. Englewood-Cliffs, New York

310.) Vliegen J (1973) Endogenität. In: Müller C (Hrsg.) Lexikon der Psychiatrie. Springer Verlag, Berlin-Heidelberg-New York

311.) Vliegen J (1973) Psychose. In. Müller C (Hrsg.) Lexikon der Psychiatrie. Springer Verlag, Berlin-Heidelberg-New York

312.) Vliegen J (1980) H.J. Weitbrechts Beiträge zur Religionspsychopathologie. In: Das ärztliche Gespräch 32, Tropon Werke, Köln

313.) Vliegen J (1987) Psychiatrie und das Bild vom Menschen. Fundamenta psychiatrica 1:41-48

314.) Vliegen J, Vogel E, Lungershausen E (1975) Modelle endogener Psychosen. Fortschritte der Neurologie und Psychiatrie 43:223-253

315.) Wagner B (1987) Szenen einer Psychiatrie. Streitschrift gegen die Konzentration des Wahnsinns und für mehr psychosoziale Kultur. Verlag Rainer Magulski, Konstanz

316.) Wambach MM, Hellerich G, Reichel W (1980) Die Museen des Wahnsinns und die Zukunft der Psychiatrie. Suhrkamp Verlag, Frankfurt/M.

317.) Watzlawick P (1976) Wie wirklich ist die Wirklichkeit? Piper & Co. Verlag, München-Zürich

318.) Weger KH (1970) Theologie der Erbsünde. Herder Verlag, Freiburg im Breisgau

319.) Weiss A von (1969) Die neue Linke. Harald Bold Verlag, Boppard am Rhein

320.) Weitbrecht HJ (1948) Beiträge zur Religionspsychopathologie. Scherer Verlag, Heidelberg

321.) Weitbrecht HJ (1955) Kritik der Psychosomatik. Thieme Verlag, Stuttgart

322.) Weitbrecht HJ (1957) Zur Frage der Spezifität psychopathologischer Symptome. Nervenarzt 25:41-56

323.) Weitbrecht HJ (1968) Psychiatrie im Grundriß (2. Aufl.). Springer Verlag, Berlin-Heidelberg

324.) Weitbrecht HJ (1968) Psychiatrie in der Zeit des Nationalsozialismus. Politeia - Bonner Universitätsreden zu öffentlichen Fragen. Hanstein Verlag, Bonn

325.) Weitbrecht HJ (1969) Kompensierung und Dekompensierung bei endogenen Depressionen. In: Schulte W, Mende W (Hrsg.) Melancholie in Forschung, Klinik und Behandlung. Thieme Verlag, Stuttgart

326.) Weitbrecht HJ (1972) Selbstdarstellung. In: Pongratz J (Hrsg.) Psychiatrie in Selbstdarstellungen. Hans Huber Verlag, Bern

327.) Weizsäcker CF von (1983) Wahrnehmung der Neuzeit. Carl Hanser Verlag, München-Wien

328.) Weizsäcker V von (1930) Soziale Krankheit und soziale Gesundheit. Springer Verlag, Berlin

329.) Weizsäcker V von (1946) Studien zur Pathogenese (2. Aufl.). Thieme, Wiesbaden

330.) Weizsäcker V von (1950) Diesseits und jenseits der Medizin. Koehler Verlag, Stuttgart

331.) Weizsäcker V von (1954) Natur und Geist - Erinnerungen eines Arztes. Vandenhoeck & Ruprecht, Göttingen

332.) Weizsäcker V von (1988) Gesammelte Schriften. Fälle und Probleme. Klinische Vorstellungen. Suhrkamp Verlag, Frankfurt/M.

333.) Winau R (1989) Die Freigabe der Vernichtung "lebensunwerten Lebens". Dt. Ärzteblatt 86:285-289

334.) Wing JK (1981) Sozialpsychiatrie. Springer Verlag, Berlin

335.) Wittern R (1987) Die psychische Erkrankung in der klassischen Antike. Fundamenta psychiatrica 1:93-100

336.) Wolfslast G (1985) Psychotherapie in den Grenzen des Rechts. Enke Verlag, Stuttgart

337.) Wulff E (1972) Psychiatrie und Klassengesellschaft. Fischer TB, Athenäus Verlag, Frankfurt/M.

338.) Wulff E (1981) Psychisches Leiden und Politik. Campus Verlag, Frankfurt/M.

339.) Wulff E (1988) Sozialpsychiatrischer Krankheitsbegriff? In: Pfäfflin F, Appelt H, Krausz M, Mohr M (Hrsg.) Der Mensch in der Psychiatrie. Springer Verlag, Berlin-Heidelberg-New York-London-Paris-Tokyo 23-33

340.) Zehentbauer H, Steck W (1986) Chemie für die Seele. Athenäus Verlag, Frankfurt/M.

341.) Zerbin-Rüdin E (1973) Der Gestaltwandel psychischer Ausdrucksformen im Lichte der Wechselwirkung zwischen Anlage und Umwelt. In: Glatzel J (Hrsg.) Gestaltwandel psychiatrischer Krankheitsbilder. Schattauer Verlag, Stuttgart-New York

IX. SACHVERZEICHNIS

absurdes Theater 99
abweichendes Verhalten 96
Alkoholiker 9
Anlagepsychosen 108
anthropologische Betrachtungsweise 6
Antidepressiva 53
Antipsychiatrie 1, 2

Behaviorismus 63
biologischer Krankheitsbegriff 5

Daseinsanalyse 8
Definitionen
  psychopathologische 2
Degenerations- bzw. Entartungslehre 107
Degenerationspsychosen 109
Dementia praecox 108
Demenzkranke 9
Depotneuroleptika 31
Depression
  reaktive 94
Diagnosesystem
  standardisiertes 4
Diskussion
  psychiatriekritische 2
Double-bind-theory 11
Durchgangssyndrome 37

Einheitspsychose 48
Elektrokrampftherapie 5
Emotionspsychosen 109
Empirismus 79
Endogenitätsprinzip 3
Epilepsien 48
Eschatologie 15
Etikettierungstheorie (labelling-theory) 96
Existenzphilosophie 62

faschistisches Euthanasieprogramm 45
Frankfurter Schule 33

Geisteskrankheit 3
geschlossene Abteilungen 28
Gnostiker 24

Heidelberger Schule 83
Heroinsüchtige 9

inhumane Psychiatrie 103
Interaktionismus
  symbolischer 96
Irrenanstalten 27
italienische Reformbewegung 27

kapitalistisches System 12
Klassifikation
  psychischer Störungen 4
klinische Psychiatrie 39
Krankenpfleger 28
Krankenschwestern 28

Leib-Seele-Problem 111
Lithiumtherapie

manisch-depressive Erkrankungen 108
Marxist 12
Melancholie 67
Menschenbild 32
Metaphysik
  abendländische 78
Mischpsychosen109
Mißbrauch der Psychiatrie 13

Nationalsozialismus 7
Nervenärzte 3
Nervenheilkunde 2
Neuroleptika 5
Neurologie 10
Nominalismus 79
Normalitätsbegriff 26
nosologische Systematik 108
Nürnberger Ärzteprozesse 71

Öffentlichkeit 4
Öffentlichkeitsarbeit 53
Oligophrenien 52

Phänomenologie 83
Pietismus 23
Positivismus 14
Pseudoschizophrenien 109
Psychiatrie
  abendländische 4
  biologische 1
  etablierte 3
  gemeindenahe 7
Psychiatrie- und Medizinkritiker 2
psychiatrische Diagnosen 35
  Fachkrankenhäuser 1
  Großkrankenhäuser 27
  Institutionen 1
Psychiker 105
psychische Krankheiten 25
Psychoanalyse 13
Psychodrama 24
psychodynamische Konzepte 36
Psychologen 28
Psychopathologie 3
Psychopharmaka 5
Psychopharmakologie 1

Psychosen 21
  atypische 109
  depressive 6
  Dichotomie endogener 48
  endogene 1
  epileptische 22
  exogene 108
  körperlich begründbare 37
  körperlich nicht begründbare 8
  zyklothyme 8
psychosomatische Medizin 1, 63
psychosomatischer Krankheitsbegriff 63
Psychotherapeuten 1

Reaktionstypus
  exogener 37
  unspezifischer 37

Schizophrenia simplex 38
Somatiker 105
Sozialarbeiter 28
soziale Ätiopathogenese
  von Geisteskrankheiten 97
Sozialistisches Patientenkollektiv (SPK) 46
Sozialpsychiatrie 1, 88
Soziotherapie 60
Suchtkranke 1
suizidales Verhalten 52
Symptomatik 21

therapeutische Gemeinschaft 11
Thesen
  antipsychiatrische 3
Tiefenpsychologie 70
totale Institution 96
triadisches System 25

Universalienstreit 81

Vulnerabilitätskonzept 106

Wahnkranke 18
wissenschaftliche Pathographie 83

Zielsyndrome 5
zykloide Randpsychosen 109

MIX
Papier aus verantwortungsvollen Quellen
Paper from responsible sources
FSC® C105338

If you have any concerns about our products,
you can contact us on
ProductSafety@springernature.com

In case Publisher is established outside the EU,
the EU authorized representative is:
Springer Nature Customer Service Center GmbH
Europaplatz 3, 69115 Heidelberg, Germany

Printed by Libri Plureos GmbH
in Hamburg, Germany

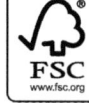

Kulturen in dem Rinderpestblut einen specifischen Mikroorganismus aufzufinden, sind bisher vergeblich gewesen. Ebensowenig ist es gelungen, unter dem Bakteriengemisch, welches sich im Nasenschleim, im Sekret anderer Schleimhäute und im Inhalt des Darmes findet, irgend einen specifischen Organismus zu finden. Die darauf hinzielenden Untersuchungen werden selbstverständlich noch fortgesetzt, aber der grösste Nachdruck muss vorläufig darauf gelegt werden, irgend ein Verfahren zu finden, mit Hilfe dessen der Ansteckungsstoff der Rinderpest soweit abgeschwächt wird, dass er sich zur Schutzimpfung verwenden lässt. Zu diesem Zwecke sind Uebertragungsversuche auf andere für Rinderpest weniger empfängliche Thiere, in erster Linie auf Schafe und Ziegen, gemacht worden. So wurden am 14. December von einem an Rinderpest kranken Thier ein Kapschaf, ein Merinoschaf, eine Kapziege, eine Angoraziege mit Rinderpestblut inficirt. Diese Thiere litten in der Folge nicht an auffallenden Krankheitserscheinungen, aber sie bekamen sämmtlich nach einer Inkubationsdauer von zwei bis drei Tagen eine der Rinderpestkurve analoge Temperatursteigerung. Ein zweiter, am 14. December ebenfalls mit einem Kapschaf, einem Merinoschaf, einer Kapziege und einer Angoraziege angestellter Versuch verlief in derselben Weise. Nachdem somit festgestellt war, dass bei diesen Thieren durch Injektion mit Rinderpestblut eine Art abgeschwächter Rinderpesterkrankung hervorgerufen werden kann, wurden am 24. December von den genannten Thieren in zweiter Generation wiederum zwei Kap- und zwei Merinoschafe, zwei Kap- und zwei Angoraziegen inficirt. Auch bei diesen Thieren zeigte die (beginnende) Temperatursteigerung, dass es möglich ist, diese abgeschwächte Rinderpest innerhalb von Schafen und Ziegen weiter zu übertragen. Nach einer oder zwei weiteren Generationen soll die Rückübertragung des auf diese Weise in abgeschwächtem Zustande erhaltenen Rinderpestkontagiums auf frische Rinder versucht werden.

Aehnliche Versuchsreihen sind mit anderen Thieren, Antilopen, Schweinen, Eseln, Maulthieren, Hunden u. s. w. im Gange, bezw. sollen mit solchen ausgeführt werden. Ich habe ferner die Absicht, möglichst viele Thiere, welche in diesem Lande in Verdacht stehen, an Rinderpest erkranken oder die Weiterverbreitung der Rinderpest bewerkstelligen zu können, auf ihre Empfänglichkeit zu prüfen. Es dürfte sich empfehlen, zu diesen Versuchen auch Kameele heranzuziehen, um über die Immunität derselben gegen Rinderpest eine endgültige Gewissheit zu erlangen.

Endlich soll auch nach einer anderen Richtung hin versucht werden, ob durch chemische oder physikalische Einflüsse das Rinderpestblut zur Schutzimpfung verwerthbar gemacht, d. h. in einen Vaccin verwandelt werden kann.

Eine Gelegenheit, die gegen die Rinderpest in Südafrika angewendeten Heilmittel und Schutzimpfungen in eingehender Weise zu prüfen, hat sich bis jetzt nicht geboten, doch sollen die mit Galle behandelten Thiere später mit virulentem Material nachgeimpft werden, um zu sehen, ob die Rinderpestgalle nicht irgendwelche schützenden Eigenschaften hat.

Gelegentlich der Besuche auf den durch Rinderpest verseuchten Farmen im Freistaat stellte sich heraus, dass alle Thiere daselbst am Halse mit Knoblauch geimpft waren. Irgend einen Nutzen hat diese Schutzimpfung augenscheinlich nicht gehabt. Auf einer Farm war ein Gemisch von Karbolsäure und Petroleum den Thieren prophylaktisch eingegeben worden. Auch dieses Mittel hat nicht das Geringste genutzt.

Dagegen muss Jeder, der Gelegenheit hat, die Rinderpestverhältnisse an der Grenze des Freistaats in der Gegend von Kimberley kennen zu lernen, sich davon überzeugen, dass die bisher durchgeführte bedingte Grenzsperre ihren Zweck vollständig erfüllt hat. Auf der einen Seite der Grenze sind schon seit Wochen mehrere Farmen von der Rinderpest stark heimgesucht, während das diesseitige Grenzgebiet noch vollständig von der Krankheit frei ist.

Mit Bezug auf den von Dr. Edington gefundenen Rinderpestmikroben habe ich Folgendes zu berichten: Herr Dr. Edington hat mir am 28. December 1896 eine in Fleischbrühe gewachsene Kultur überbracht und in meiner Gegenwart in zwei andere Röhrchen mit Fleischbrühe überimpft. Nachdem ich mich überzeugt hatte, dass die Kultur in diesen letzteren rein und kräftig gewachsen war, habe ich am 31. December von beiden Kulturen unter sorgfältigem Ausschluss der Möglichkeit spontaner Erkrankung je einem gesunden Rinde eine Injektion gemacht. Ueber den Erfolg derselben werde ich später berichten.

Ferner möchte ich auch darauf aufmerksam machen, dass unter den drei in Taungs obducirten Thieren eins an Texasfieber gelitten hat, wie sich schon am nächsten Tage bei der Blutuntersuchung herausstellte. Um bei Experimenten mit Rinderpest etwaige Irrthümer, welche sich durch Kombination mit Texasfieber ereignen könnten, zu vermeiden, wird daher das Blut aller Thiere, welche zu meinen Injektionsversuchen benutzt werden, auf diese Krankheit hin untersucht.

Bei den bisherigen Beobachtungen über die hiesige Rinderpest hat sich herausgestellt, dass die Erscheinungen in einigen Punkten von den Schilderungen früherer Beobachter etwas abweichen. So sind die exanthem- und diphtheritisartigen Veränderungen der Schleimhäute des Maules und Gaumens nur wenig ausgesprochen gefunden, dagegen sind die frühzeitigen krankhaften Veränderungen im Darm recht bedeutend, ferner wurden bei 10 Obduktionen dreimal fibrinös-blutige Abscheidungen der Darmwand beobachtet. Dieselben hatten zusammenhängende bis 1 Meter lange Gebilde erzeugt, welche wurstförmig einen vollkommenen Abguss der Darmwand darstellten und einen engen mit dünnflüssigem Darminhalt gefüllten Kanal einschlossen. Die genannten Gebilde lagen frei im Darm und bestanden aus abgelöstem Darmepithel, festen fibrinartigen Massen und Blut. Worin diese Verschiedenheit begründet ist, ob in klimatischen Verhältnissen oder der Rasse der Thiere, vermag ich nicht zu sagen; im Uebrigen stimmen aber die Krankheitserscheinungen mit denen der echten Rinderpest so vollkommen überein, dass an ihrer Identität nicht zu zweifeln ist.

Die von Burdon - Sanderson in den letzten englischen Epidemien gemachte Entdeckung, dass der Beginn der Krankheit schon mehrere Tage, bevor augenfällige Symptome eintreten, durch die Temperatursteigerung erkannt werden kann, konnte in jedem einzelnen Falle, der auf der Untersuchungsstation zur Beobachtung kam, bestätigt werden. Es ist dies eine Thatsache von der grössten Wichtigkeit, nicht allein für die experimentelle Untersuchung, sondern auch für die Praxis, da man auf diese Weise den Beginn der Krankheit schon zu einer Zeit erkennen kann, wo noch keine ansteckenden Ausscheidungen erfolgen und wo das an Rinderpest kranke Thier also noch nicht anstecken kann.

Kimberley, 27. Januar 1897.

Sir!

Ich habe die Ehre, Ihnen über den Fortgang der Arbeiten in der Untersuchungsstation über Rinderpest Folgendes zu berichten:

In meinem letzten Bericht war mitgetheilt, dass mit den von Dr. Edington mir übergebenen Kulturen seiner Rinderpestmikroben zwei Thiere Injektionen erhalten hatten. Diese Thiere haben im Laufe von drei Wochen nicht die geringste Temperatursteigerung und auch sonst keine Krankheitserscheinungen gezeigt. Hieraus musste geschlossen werden, dass die Edington'schen Mikroben nicht im Stande gewesen sind, bei diesen beiden Thieren Rinderpest zu erzeugen. Es blieb nur noch übrig, den Beweis dafür zu führen, dass diese Thiere nicht etwa an und für sich unempfänglich für Rinderpest gewesen sind. Zu diesem Zwecke wurden sie nach Ablauf der drei Wochen mit Rinderpestblut in der bisher bewährten Weise inficirt. Am vierten Tage nach der Injektion begann bei beiden Thieren die Temperatur zu steigen in derselben charakteristischen Weise, wie es bei allen übrigen bisher mit Blut inficirten Thieren der Fall gewesen ist; die Thiere zeigen auch die übrigen Erscheinungen, wie sie im ersten Stadium der Rinderpest auftreten. Es kann keinem Zweifel unterliegen, dass dieselben in Folge der Injektion an der Rinderpest erkrankt sind. Nach alledem halte ich mich zu dem Schluss berechtigt, dass die Edington'schen Mikroben nicht die Ursache der Rinderpest sind.

Die Uebertragungsversuche mit Schafen und Ziegen sind bis jetzt bis zur siebenten Generation fortgesetzt. Um zunächst Gewissheit darüber zu gewinnen, ob die in dieser Weise hervorgerufenen Erkrankungen auch durch wirkliche Rinderpest bedingt sind, wurde aus der zweiten Generation mit dem Blute einer Angoraziege ein Rind inficirt. Dieses Thier erkrankte unter allen Erscheinungen der Rinderpest. Der Krankheitsverlauf war ein ziemlich schwerer, aber das Thier überstand die Krankheit und kann jetzt zu den hergestellten Thieren gerechnet werden. Dieser Fall erweckte die Hoffnung, dass in der That durch die Passage durch Ziegen ein milder Verlauf der Rinderpesterkrankung erzielt werden könnte. Es wurden deswegen, nachdem die Rinderpest fünfmal durch Ziegen und Schafe gegangen war, von einer Kapziege, Angoraziege, Merinoschaf und Kapschaf je ein Rind, also im Ganzen vier Thiere, inficirt. Alle vier Thiere sind nach einer auffallend kurzen Inkubationsfrist fast zur selben Stunde unter starker Temperatursteigerung erkrankt. Zwei sind bereits nach sieben- bezw. achttägiger Krankheitsdauer gestorben, und zwar, wie die Obduktion ergeben hat, an einer so intensiven Rinderpest, dass an eine Abschwächung der Krankheit leider nicht zu denken ist; im Gegentheil hat es den Anschein, als ob die Rinderpest in den Schafen und Ziegen zu einer virulenteren Form herangezüchtet ist. Die Hoffnung, auf diesem Wege zur Gewinnung eines Vaccins zu gelangen, kann danach als gescheitert angesehen werden. Dagegen eröffnet sich die Aussicht, mit Hülfe der gesteigerten Virulenz den Versuchsthieren eine höhere Immunität zu verleihen, als dies durch das Ueberstehen der natürlichen Infektion ermöglicht ist, und diese Thiere deshalb brauchbarer für Immunisirungszwecke zu machen. Ganz verschieden war das Resultat bei den anderen zwei Thieren, von denen das eine mit Blut einer Angoraziege, das andere mit Blut von einer Kapziege geimpft wurde. Das erste dieser beiden Rinder zeigte nämlich eine hohe Temperatur nur fünf Tage hindurch, fast keinen Durchfall und ist nun wieder vollkommen hergestellt. Das andere, welches mit Blut von der Kapziege geimpft wurde, war von vorn herein ein schwaches Thier und überstand die Krankheit nicht. Aber bei der Sektion stellte sich heraus, dass die pathologischen Veränderungen im Magen und Darm geringer waren, als bei den Thieren, die mit Schafblut inficirt waren. In Uebereinstimmung mit diesen Beobachtungen halte ich es für wahrscheinlich, dass das Rinderpestvirus durch eine wiederholte Passage durch Ziegen thatsächlich, wenn auch langsam abgeschwächt wird, und ich beabsichtige daher, diese Experimente fortzusetzen.

Da von den geimpften Schafen und Ziegen keine Thiere starben, so musste, um einen Einblick in die krankhaften Veränderungen der inneren Organe zu gewinnen, ein Thier getödtet werden. Dies ist auch geschehen, und ein Merinoschaf, welches eine besonders hohe und charakteristische Temperaturkurve hatte, durch Nackenstich getödtet. Bei diesem Thiere zeigte der vierte Magen sich kaum verändert, aber die Entzündungserscheinungen der Därme, Dickdarm, Mastdarm, und auch der Nasenschleimhaut waren ganz die gleichen wie bei einem Rind, welches ungefähr in demselben Stadium der Krankheit getödtet wird. Die so ausserordentlich widersprechenden Angaben über die Rinderpest bei Schafen und Ziegen finden durch diese Versuche eine ungezwungene Erklärung. Es wird vielfach behauptet, und auch ich habe es auf Rinderpestfarmen im Freistaat gehört, dass die Schafe und Ziegen mit Rinderpestvieh zusammengehalten wurden, ohne dass dieselben erkrankt seien. Von anderer Seite wird dagegen mitgetheilt, dass die Rinderpest sich unter Schafen und Ziegen gezeigt habe, nachdem sie unter dem Rindvieh erloschen sei, und dass, wenn sie erst einmal diese Thiere ergriff, sie dann noch viele Opfer gefordert habe. Diese Widersprüche lassen sich dadurch erklären, dass Kleinvieh gelegentlich Rinderpest bekommt, aber nur so leicht erkrankt, dass es nicht bemerkt wird. Erst wenn die Seuche durch mehrfache fortlaufende Uebertragung innerhalb des Kleinviehes sich zu einer virulenteren Form herangezüchtet hat, dann werden die Erkrankungen augenfällig, und es kommt auch zu Todesfällen, die dann nicht mehr als durch Rinderpest hervorgerufen zu verkennen sind.

Um auf das Rinderpestvirus durch chemische Agentien einen abschwächenden Einfluss auszuüben, sind bisher folgende Versuche gemacht worden: Es wurde Rinderpestblut mit Glycerin in verschiedener Koncentration gemischt, ebenso mit Phenol. Die mit diesen Mischungen injicirten Thiere sind überhaupt nicht krank geworden. Es muss selbst das Glycerin ausreichend gewesen sein, um das Rinderpestvirus abzutödten, was um so bemerkenswerther ist, als fast alle Infektionsstoffe, namentlich auch das Pockenvirus, durch Glycerin nicht geschädigt, sondern eher konservirt werden. Diese Thiere erhielten hinreichend lange Zeit nach der ersten Injektion eine Injektion mit frischem Rinderpestblut und sind nach der gewöhnlichen Zeit an Rinderpest erkrankt. Das mit Phenolblut injicirte Thier ist dagegen gesund geblieben; es ist nicht unmöglich, dass bei diesem Thier die erste Injektion einen schützenden Einfluss gehabt hat. Ich habe deshalb diesen Versuch an mehreren Thieren wiederholt und hoffe, schon bald über den Ausgang berichten zu können. Da eine hinreichende Verdünnung von Blut mit destillirtem Wasser die rothen und weissen Blutkörperchen zerstört und möglicherweise einen schädigenden Einfluss auf das Rinderpestvirus ausüben konnte, so wurde Rinderpestblut 20fach mit destillirtem Wasser verdünnt injicirt. Dieses Thier ist allerdings etwas später als gewöhnlich aber ebenso schwer als die übrigen Thiere erkrankt und an Rinderpest gestorben.

Um zu sehen, wie weit man überhaupt die Verdünnung des Rinderpestblutes treiben kann, ohne seine Wirksamkeit zu beeinträchtigen, wurden dann weiter folgende Versuche gemacht. Es wurde frisches Rinderpestblut mit der sogenannten physiologischen Kochsalzlösung (0,6 pCt.) verdünnt und davon ein Kubikcentimeter injicirt. Das so inficirte Thier erhielt also nur $^1/_{50}$ Kubikcentimeter Blut. Auch dieses Thier erkrankte trotz der so geringen Menge des Infektionsstoffes in derselben Zeit und unter denselben schweren Erscheinungen, wie diejenigen Thiere, welche bei dem gewöhnlichen Infektionsverfahren 10 Kubikcentimeter, also die 5000fache Menge an Infektionsstoff erhalten hatten.

Ein sehr bemerkenswerthes Experiment ist noch folgendes:

10 Kubikcentimeter Blut, also die gewöhnliche Dosis, wurde bei mässiger Temperatur (31^0 C.) getrocknet, vier Tage aufbewahrt, dann mit einer entsprechenden Menge Wasser wieder aufgelöst und einem Rinde injicirt. Dies Thier blieb völlig gesund, woraus hervorgeht, dass das Rinderpestvirus das Trocknen selbst für kurze Zeit nicht zu überstehen vermag. Es ist dies ein für die Praxis ausserordentlich wichtiges Faktum, und es soll deswegen in der Folge versucht werden, ob auch andere Träger des Infektionsstoffes, nämlich die Haut und der Dünger von Rinderpestthieren sich ebenso verhalten wie das Blut und ebenfalls durch Trocknen unschädlich gemacht werden. Das getrocknete Blut hatte das damit injicirte Thier nicht mehr krank gemacht, aber es hat dasselbe auch nicht vor späterer Erkrankung geschützt, denn in Folge einer weiteren

Injektion mit frischem Blut, ist es in der gewöhnlichen Weise an Rinderpest erkrankt.

Von den bisher mit Rinderpest inficirten Thieren haben vier die Krankheit überstanden, und ich hatte in meinem letzten Bericht bereits erwähnt, dass das Blut derselben zu Immunisirungsversuchen Verwendung finden sollte. Ehe ich hierzu überging, glaubte ich mich doch davon überzeugen zu müssen, dass diese Thiere auch wirklich völlig immun gegen die Rinderpest seien. Es wurden deswegen zu gleicher Zeit ein frisches und zwei von Rinderpest genesene Thiere in ganz gleicher Weise mit Rinderpestblut injicirt. Der Erfolg dieses Versuches war der, dass das frische Thier an Rinderpest erkrankte und starb, die beiden anderen aber nicht die geringste Krankheitserscheinung, auch nicht einmal eine Spur von Temperatursteigerung zeigten. Nachdem somit die vollkommene Immunität dieser Thiere festgestellt war, wurde dem kräftigsten derselben eine grössere Menge Blut entzogen und daraus Serum gewonnen. Von diesem Serum erhielt ein frisches Thier 100 Kubikcentimeter unter die Haut gespritzt und am nächsten Tage $^1/_5$ Kubikcentimeter Rinderpestblut. Dieses Thier ist bis zum sechsten Tage gesund geblieben und hat dann eine grössere Dosis von frischem Rinderpestblut, nämlich einen Kubikcentimeter erhalten[1]). Ein zweites Thier erhielt nicht zuerst Serum und dann Rinderpestblut, sondern sofort eine Mischung von beiden, welche zuvor eine Nacht im Eisschrank gewesen war. Da dieses letzte Thier gleichfalls bis zum sechsten Tage gesund blieb, erhielt es am siebenten Tage ebenfalls eine grössere Menge Rinderpestblut injicirt. Beide Thiere sind auch nach dieser zweiten Injektion bis jetzt gesund geblieben. Ein drittes Thier ist direkt mit dem Blut des immunen Thieres inficirt worden und hat nach 11 Tagen $^1/_5$ Kubikcentimeter Rinderpestblut injicirt erhalten.

Die Versuche ergaben, dass Serum solcher immunen Rinder eine gewisse Schutzkraft besitzt. Wie weit dieselbe geht, und ob sie sich für die Praxis verwerthen lässt, wird sich erst durch weitere Experimente feststellen lassen.

---

[1]) Anmerkung. Dieser Versuch bildet den Ausgangspunkt für die spätere Immunisirung mit Hülfe der Kombination von Serum und virulentem Blut. K.

Die Uebertragung der Rinderpest auf andere Thiere als Wiederkäuer ist bis jetzt in ziemlich grossem Umfang versucht worden. Es ist aber bisher nicht mit Sicherheit gelungen, irgend eine Thierspecies aufzufinden, welche an der Rinderpest erkranken kann, ausser Ziegen und Schafen. Von Vögeln kann man mit Sicherheit behaupten, dass sie für Rinderpest unempfänglich sind. Es wurden Hühner, Tauben, Perlhühner und Kraniche geimpft, ohne jeden Erfolg. Ein Adler und ein Sekretair sind wochenlang mit grossen Mengen Eingeweiden an der Pest gefallener Rinder gefüttert worden, ohne dass es ihnen im Geringsten geschadet hat. Hunde haben sich vollständig immun erwiesen. Auch ist es nicht gelungen, die Rinderpest auf Esel zu übertragen. Nagethiere (Mäuse, Meerschweinchen, Kaninchen) sind völlig immun. Nur bei Schweinen hat es den Anschein, als ob die Uebertragung gelingen könnte. Die Versuche darüber sind noch im Gange. Die Einrichtungen der Versuchsstation haben sich auch ferner durchaus bewährt, da keine unbeabsichtigten Infektionen vorgekommen sind. Zu weiteren Beobachtungen über Rinderpest und zur Gewinnung von Material hat ein Besuch von mehreren Rinderpestfarmen im Freistaat und ein kleiner aber bald unterdrückter Ausbruch der Rinderpest in einem Vororte von Kimberley uns erwünschte Gelegenheit geboten.

Kimberley, den 10. Februar 1897.

Sir!

Ich habe die Ehre, Ihnen einige sehr wichtige Resultate mitzutheilen, welche die Untersuchungen auf der Station in Kimberley ergeben haben.

In meinem letzten Bericht konnte ich mittheilen, dass das Blutserum von Rindern, welche die Rinderpest überstanden haben, eine deutlich immunisirende Wirkung hat. Diese Eigenschaft ist indessen eine nur geringe. Es bedarf 100 ccm eines solchen Serums, um ein anderes Thier gegen Infektion mit einer kleinen Dosis von Rinderpestblut zu schützen. Auch ist diese Immunität ihrem Wesen nach nur eine passive und kann nur für eine verhältnissmässig kurze Zeit einen Schutz gewähren. Für die Schutzimpfung im Grossen ist deswegen ein derartiges Serum für sich wohl kaum zu gebrauchen. Es ist mir aber gelungen, durch eine Kombination von Serum und virulentem Rinderpestblut in bestimmten Dosen mehrere Thiere innerhalb 14 Tagen so weit zu immunisiren, dass sie eine Injektion von 20 ccm frischen Rinderpestblutes (die 10000 fach tödtliche Dosis) ertragen haben, ohne krank zu werden. Ich schliesse daraus, dass diese Thiere erheblich stärker immunisirt sind. Allem Anschein nach sind sie sogar aktiv immunisirt. In diesem Falle sind sie genau so immunisirt wie ein Thier, welches die Rinderpest überstanden hat. Besonders wichtig ist es auch, dass für diese Art der Immunisirung höchstens 20 ccm erforderlich sind, so dass mit einem Liter Serum 50 Thiere immunisirt werden können. Meine weiteren Untersuchungen über dieses Verfahren werden dahin gehen, zu finden, ob eine noch kleinere Dosis von Serum anwendbar sein wird, ob die Immunität in noch kürzerer Zeit und womöglich mit einer einzigen Injektion zu erreichen sein wird.

Eine zweite ebenso wichtige Thatsache ist die, dass mit der Galle von Rindern, welche an Rinderpest gestorben sind, andere Thiere immunisirt werden können. In diesem Falle genügt eine einzige Injektion von 10 ccm Galle unter die Haut. Die Immunität tritt am 10. Tage, vielleicht noch früher ein; sie ist eine so beträchtliche, dass einem Thiere noch 4 Wochen nach der Injektion 40 ccm Rinderpestblut injicirt werden konnten, ohne ihm im Geringsten zu schaden. Auch hier scheint es sich um eine aktive Immunisirung zu handeln. Die Thiere bekommen an der Injektionsstelle eine harte Schwellung von etwa Faustgrösse, welche im Laufe von einigen Wochen wieder vollständig verschwindet, vorausgesetzt, dass die Galle noch nicht in Zersetzung übergegangen war, was öfters bei den an Rinderpest gestorbenen Thieren vorkommt. Im letzteren Falle kann es zu einer Abscess-Bildung kommen, welche indessen den Immunisirungsprocess nicht zu beeinträchtigen scheint.

Diese beiden hier berichteten Thatsachen geben mir die Ueberzeugung, dass mit Hülfe derselben die Rinderpest sich ohne Schwierigkeit und in nicht zu langer Frist beseitigen lässt. Die Immunisirung mit Serum in der angegebenen Weise kann dazu dienen, um rinderpestfreie Gegenden von den inficirten durch einen breiten Gürtel von immunisirtem Gebiet abzuschliessen. Die Schutzimpfung mit Galle dagegen wird in den inficirten Gebieten von unberechenbarem Nutzen sein. Jeder Todesfall an Rinderpest liefert eine mehr oder weniger grosse Menge von Schutzstoff für die noch nicht inficirten Thiere des betreffenden Ortes.

Ich kann nicht dringend genug rathen, dieses Verfahren so schnell als möglich zur Kenntniss aller Viehbesitzer zu bringen, deren Vieh bereits inficirt, oder von der Infektion unmittelbar bedroht ist. Es können dadurch täglich Tausende von Thieren dem Leben erhalten bleiben.

Die Technik der Schutzimpfung ist bei beiden Verfahren eine sehr einfache, aber es wird doch zweckmässig sein, Thierärzte und auch andere dazu geeignete Personen jetzt schon dazu anlernen zu lassen, und ich erkläre mich bereit dazu, die Unterweisung in der Untersuchungsstation in Kimberley zu übernehmen. Auch wird es sich empfehlen, jetzt schon darauf Bedacht zu nehmen, dass in anderen Theilen des Landes Filialstellen der Centralstelle von Kimberley eingerichtet und mit geeigneten Persönlichkeiten besetzt werden.

Nachdem sich die Verhältnisse in Bezug auf die Bekämpfung der Rinderpest so günstig gestaltet haben, halte ich es, bezugnehmend auf das Telegramm vom 6. d. M. nicht mehr für nöthig, Versuche mit Kameelen anzustellen.

Kimberley, den 10. März 1897.

Sir!

Ich habe inzwischen Gelegenheit gehabt, die Schutzimpfung mit Galle, wie ich sie in meinem letzten Bericht beschrieben habe, auf einer von der Rinderpest ergriffenen Farm im Freistaat praktisch zu erproben. Diese Farm, Susanna, etwa 4 Meilen von der Grenze im Freistaat gelegen, war wochenlang rings umgeben von Rinderpest, ohne selbst inficirt zu werden, so dass man glaubte, dieselbe würde verschont bleiben, namentlich da der Farmer (Mr. Lisching), ein sehr intelligenter Mann, Alles aufbot, um die Infektion von seiner Farm fernzuhalten. Aber trotz aller Bemühungen kam die Rinderpest, und zwar zuerst unter dem Vieh der zur Farm gehörigen Kaffern zum Ausbruch, so dass in diesem Fall, wie in so vielen anderen, die Einschleppung der Seuche dem Verkehr von Kaffern mit anderen Kaffern auf inficirten Farmen zugeschrieben werden muss.

Der Ausbruch erfolgte am 20. Januar, ich besuchte die Farm am 2. Februar und fand den Bestand von 180 Haupt Rindvieh bereits stark inficirt, 27 Rinder waren bereits todt, mindestens 50 zeigten mehr oder weniger deutliche Symptome von Rinderpest, 44 Thiere, welche noch gesund erschienen, waren von den übrigen getrennt und am Tage zuvor von einem anderen Farmer mit einem Präparat geimpft, welches derselbe vom Herzen und der Blase eines Rinderpestthieres genommen und hergestellt hatte.

Auf meinen Vorschlag, mit den übrigen noch gesund erscheinenden Thieren einige Versuche mit Schutzimpfung anzustellen, ging Herr Lisching bereitwillig ein.

Die Impfung wurde schon am nächsten Tage ausgeführt, und

zwar wurden 18 kranke Thiere, zum grösseren Theil mit Blut, welches mit Phenol versetzt war, zum kleineren Theil mit Galle injicirt. 10 Thiere, welche noch gesund erschienen, erhielten dasselbe Phenolblut, und 29 ebenfalls gesund erscheinende und bis dahin separirt gehaltene Thiere erhielten Galle injicirt; die bei diesem Versuch benutzte Galle stammte von einem Thier, welches am Tage zuvor auf der Experimentalstation nach 6tägiger Krankheit an Rinderpest gestorben war; dieselbe hatte eine dunkelgrüne Farbe, war fast klar und hatte denselben Geruch wie die Galle von einem gesunden, eben geschlachteten Thier.

In den folgenden Tagen habe ich die Farm wiederholt besucht und konnte Folgendes konstatiren:

Die mit Galle injicirten Thiere bekamen sämmtlich mehr oder weniger starke Anschwellungen an der Injektionsstelle. Manche gingen in Folge dessen einige Tage lahm.

Diese Anschwellung verlor sich indessen in der 2. Woche und war bald darauf ganz verschwunden. Keines der Thiere hatte einen Abscess in Folge der Impfung gehabt. Am 6. Tage nach der Impfung erkrankten 4 Thiere unter Rinderpestsymptomen. Von diesen starben 3 und eines, welches die Krankheit in leichterem Maasse gehabt hatte, genas wieder.

Wenn man die Inkubationsfrist berücksichtigt, dann sind diese Thiere höchstwahrscheinlich schon vor der Impfung inficirt gewesen. Aber auch am Tage der Impfung selbst konnte die Infektion erfolgt sein, da die Thiere, um für die Impfung niedergeworfen und gefesselt zu werden, in einen Kraal gebracht werden mussten, in welchem die rinderpestkranken Thiere bisher jede Nacht gehalten worden waren.

Der Boden in diesem Kraal war mit Rinderpestkoth bedeckt, er war feucht und es konnte nicht vermieden werden, dass die Thiere beim Niederwerfen sehr stark mit Rinderpestdünger beschmutzt wurden.

Später, am 20. Februar, erschien ein Thier aus dieser Gruppe krank, es hatte höhere Temperatur, frass nicht, hatte aber keinen Durchfall und auch sonst keine Rinderpestsymptome. Dasselbe wurde schon am nächsten Morgen todt auf der Weide gefunden, es ist deswegen nicht wahrscheinlich, dass es an Rinderpest eingegangen ist. Leider konnte eine Untersuchung dieses Thieres nicht vorgenommen werden, weil die Eingeweide beim Auffinden schon von Geiern aufgefressen worden waren. Im Uebrigen sind bei diesen mit Galle geimpften Thieren keine Krankheitssymptome vorgekommen, obwohl sie vom 8. Tage ab mit der übrigen inficirten Heerde zusammen gelassen wurden, sie hatten immer gut gefressen und zeigten immer ein gutes Aussehen.

Das Gesammtresultat für diese Gruppe ist also, wenn ich den letzten zweifelhaften Fall auch noch als Rinderpest rechne, dass von 29 Thieren unter so ausserordentlich ungünstigen Verhältnissen, wie geschildert, durch eine einzige Injektion 25 erhalten worden sind. Um aber ganz sicher zu sein, dass diese Thiere wirklich immunisirt sind, habe ich am 15. Februar 4 Thieren, welche beliebig herausgegriffen wurden, eine Injektion mit virulentem Rinderpestblut gemacht. Die Thiere wurden dadurch nicht im Geringsten krank gemacht, während 2 andere nicht mit Galle vorher injicirte Thiere, welche zur Kontrolle auf der Experimentalstation mit demselben Blut injicirt wurden, schwer erkrankt und an Rinderpest gestorben sind.

Im Gegensatz hierzu ergab sich für die anderen Thiere der Farm Folgendes:

Von den 10 mit Phenolblut injicirten Thieren sind 3 nicht erkrankt und am Leben geblieben, die übrigen sind gestorben. Von den 18 kranken Thieren, welche Phenolblut und Galle erhalten hatten, sind 6 mit dem Leben davon gekommen. Die 44 von dem Farmer mit Herz- und Blasenpräparat Geimpften wurden sämmtlich krank, 10 davon sind gesund geworden. Von 80 Thieren, mit denen nichts geschehen ist, sind nur 7 davon gekommen. Diese letztere Zahl entspricht dem gewöhnlichen Verlust auf den von Rinderpest ergriffenen Farmen.

Denn in allen Fällen, die mir zur Kenntniss gekommen sind, sind ungefähr 90 % des Bestandes durch die Rinderpest verloren gegangen.

Das Resultat, welches ich in diesem Falle mit der Galleninjektion erhalten habe, muss demnach als ein sehr zufriedenstellendes bezeichnet werden. Es beweist aber auch noch, dass die Galleninjektion auch auf einer Rinderpestfarm, wo die natürliche Infektion in Frage kommt, genau dieselbe gute Wirkung hat, wie bei den Versuchen in der Experimentalstation, wo die immunisirten Thiere durch die künstliche Infektion mit Rinderpestblut nachgeprüft werden mussten.

Ich will meinen Bericht über meine Schutzimpfung auf der Farm Susanna nicht abschliessen, ohne die thatkräftige Unterstützung mit Anerkennung zu erwähnen, welche mir Mr. Fenn, der Inspector of Police an der Freistaatgrenze, besonders bei Temperaturmessungen und Obduktionen geleistet hat.

Um für die in der Station von mir künstlich immunisirten Thiere ebenfalls den Beweis zu liefern, dass sie gegen die natürliche Infektion geschützt sind, habe ich 5 derselben, und zwar 3 mit Galle und 2 mit Serum immunisirte Thiere seit länger als 3 Wochen in den Stallungen zwischen die rinderpestkranken Thiere gestellt; sie standen so eng zusammen, dass sie von rinderpestkranken Thieren berührt wurden und dass ihr Futter von der Ausleerung derselben beschmutzt wurde. Keines dieser Thiere ist krank geworden. In Bezug auf die Immunisirung durch Rinderpestgalle habe ich eine Menge Experimente angestellt, welche theils darüber Auskunft geben sollen, in welcher Weise die Galle am besten anzuwenden ist, theils eine Aufklärung über das eigentliche Wesen dieses merkwürdigen Processes geben sollen.

Zu diesem Zwecke wurde zunächst ein Kontrollversuch mit der Galle eines gesunden Thieres gemacht; derselbe ergab, dass eine derartige Galle keinen immunisirenden Effekt hat. Auch die Galle von rinderpestkranken Thieren ist nicht von vornherein wirksam, denn Galle von einem Rinderpestthiere genommen, welches am 3. Tage nach der Temperatursteigerung getödtet war, schützte das injicirte Thier nicht vor Rinderpest. Ebenso ist die Galle von solchen Thieren, welche die eigentliche Rinderpest überstanden haben, aber an Nachkrankheiten leiden oder sterben, von gar keiner oder sehr zweifelhafter Schutzwirkung. Am besten hat sich mir immer eine Galle bewährt, wie ich sie auf der Farm Susanna gebraucht habe, deren Eigenschaften bereits bei der Beschreibung dieses Versuches charakterisirt sind. Aus theoretischen Gründen habe ich den Versuch gemacht, der Rinderpestgalle mehr oder weniger grosse Mengen virulenten Rinderpestblutes beizumischen. Es ergab sich dabei das sehr wichtige Resultat, dass die Galle im Stande ist, erhebliche Mengen von Rinderpestblut unschädlich zu machen, wenn das Blut mit der Galle gut gemischt ist. In einem Falle wurde sogar ein Gemisch von 5 ccm Galle und 5 ccm Blut ohne Anstand vertragen und das betreffende Thier durch die Infektion immunisirt. Es hat sogar den Anschein, als ob der Zusatz von Rinderpestblut zu Rinderpestgalle die immunisirende Eigenschaft der letzteren erhöht und ich halte es nicht für unmöglich, dass weniger wirksame Rinderpestgalle, d. h. solche, welche von Thieren in beginnender Krankheit entnommen ist, auf diese Weise zu einem wirksamen Präparat gemacht werden kann, und dass selbst die Galle von gesunden Thieren in gleicher Weise benutzt werden kann.

Die hierauf bezüglichen Experimente sind im Gange. Wenn dieselben ein gutes Resultat haben, dann würde man jederzeit im Stande sein, beliebig grosse Mengen von einem sehr stark immunisirenden und gleichmässig wirkenden Präparat herzustellen. Für die Praxis haben diese Versuche schon insofern eine Bedeutung, als es nicht nöthig ist, bei der Entnahme der Galle die Verunreinigung mit Blut ängstlich zu vermeiden.

Ein anderes Experiment sollte dazu dienen, den Zeitpunkt genauer zu ermitteln, in welchem die immunisirende Eigenschaft der Galleninjektion beginnt.

Es wurden 4 Thiere mit 10 ccm Galle injicirt, welche einem auf der Farm Susanna an Rinderpest gestorbenen Thier entnommen worden war. Von diesen Thieren wurde No. I am 2. Tage nach der Injektion mit virulentem Blute injicirt, No. II am 4., No. III am 6., No. IV am 8. Tage ebenso behandelt.

No. I erkrankte und starb an Rinderpest, als ob gar keine Schutzimpfung vorgenommen wäre.

No. II erkrankte an einer sehr leichten Rinderpest und wurde bald wieder gesund.

No. III und IV zeigten überhaupt keine Krankheitssymptome und wurden so stark immunisirt, dass sie 20 ccm frisches Rinderpestblut ohne Reaktion vertrugen.

Hieraus kann man den Schluss ziehen, dass die Immunität nach Anwendung dieser Galle spätestens am 6. Tage eingetreten ist.

Um zu sehen, ob mit geringeren Dosen als solchen von 10 ccm

Immunität erzielt werden könne, inficirte ich 3 Thiere mit je 1, 2 und 5 ccm Rinderpestgalle und gab ihnen 10 Tage darauf 0,2 ccm Rinderpestblut. Alle 3 Thiere erkrankten in der Folge an schwerer Rinderpest; das Thier, welches 5 ccm Galle erhalten hatte, genas, die anderen beiden starben.

Es folgt aus diesem Versuch, dass eine Injektion von weniger als 10 ccm Rinderpestgalle nicht genügt, um ein Rind gegen Rinderpest zu immunisiren.

Meine Versuche über die Immunisirung mit Serum von gesalzenen (immunisierten) Thieren sind noch nicht so weit abgeschlossen, dass ich ein definitives Urtheil über das Mischungsverhältniss von Serum und Rinderpestblut abgeben kann, aber ich habe so viel Anfragen in Bezug hierauf erhalten, dass es mir zweckmässig erscheint, jetzt schon über das zu berichten, was sich mir bisher als das beste Mischungsverhältniss ergeben hat.

Ich benutze das Blut von Thieren, welche die Rinderpest überstanden haben, und überzeuge mich durch eine Nachinjektion von 20 ccm frischen Rinderpestblutes davon, dass dasselbe auch wirklich immunisirt. Das Blut wird durch Venaesektion aus der Vena jugalaris entnommen und in gut gereinigten verschliessbaren Glasgefässen aufgefangen.

Es bleibt 24 Stunden an einem möglichst kühlen Ort stehen und darf in dieser Zeit nicht angerührt werden. Es hat sich dann ein Gerinsel gebildet, welches in dem abgeschiedenen Serum schwimmt. Dieses Serum wird mit einer Saugpipette abgenommen und sofort im Verhältniss von 1,0 : 100 ccm mit frischem Rinderpestblut gemischt, d. h. es kommt auf 99 Theile Serum 1 Theil Rinderpestblut. Diese Mischung bleibt ungefähr 12 Stunden bei gewöhnlicher Temperatur stehen, und muss dann von Zeit zu Zeit umgeschüttelt werden. Nach Ablauf dieser Zeit werden dem zu immunisirenden Thier 20 ccm dieses Gemisches am Halse injicirt. Man erhält auf diese Weise eine gewisse Grundimmunität, dieselbe ist zwar erheblich niedriger als die durch die Galleninjektion erzielte, aber man kann sie sehr rasch durch weitere Blutinjektionen hinauf treiben. Ich habe zu diesem Zwecke am 7. Tage nach der 1. Injektion 1 ccm, wieder 7 Tage darauf 20 ccm Rinderpestblut gegeben. Leider ist es mir bis jetzt nicht gelungen, das Serum ausser im Eisschrank längere Zeit unter Erhaltung seiner vollen immunisirenden Wirksamkeit zu konserviren.

Sollte es sich als nothwendig erweisen, das Serum in konservirter Form anzuwenden, dann wird nichts anderes übrig bleiben, als dasselbe in einem Vakuum-Apparat zu trocknen, ein Verfahren, welches sich bei anderen Serumarten vorzüglich bewährt hat.

In Fortsetzung meiner Versuche über getrocknete Rinderpeststoffe sind an mehreren Thieren Dünger, Fleisch und Haut von Rinderpestthieren nach 14 tägigem Eintrocknen an einem schattigen Platze und, nachdem sie in Wasser aufgeweicht waren, verfüttert worden. Diese Thiere sind ganz gesund geblieben. Demnach ist der Schluss gerechtfertigt, dass das Rinderpestvirus in den verschiedensten Formen durch Trocknen sehr rasch getödtet wird und dass der Trockenprocess eines der einfachsten und besten Verfahren ist, um Rinderpeststoffe unschädlich zu machen.

Nachtrag

zu den vorstehenden Berichten über Rinderpest.

Ueber die weitere Entwicklung der von mir entdeckten beiden Immunisirungsverfahren gegen Rinderpest habe ich noch Folgendes mitzutheilen.

In Bezug auf die Immunisirung mit Galle hat sich später herausgestellt, dass der Impfschutz nur 3—5 Monate dauert. Für eine planmässige Bekämpfung der Rinderpest würde dies vollkommen ausreichend sein, da der Infektionsstoff der Rinderpest sehr schnell abstirbt, wie die Austrocknungsversuche gezeigt haben. Eine Dauerform des Rinderpestvirus giebt es nicht. Wo aber die Gallenimpfung zeitlich und örtlich ungleichmässig ausgeführt wird, da kann es nicht ausbleiben, dass die geimpften Thiere theilweise wieder inficirt werden, nachdem der Impfschutz erloschen ist. Letzterer verschwindet aber nicht plötzlich, sondern nur allmählich, und so kommt es, dass die mit Galle vorgeimpften und später inficirten Thiere mehr oder weniger leicht erkranken und meistens mit dem Leben davon kommen, dann aber auch dauernd geschützt sind.

Will man diese spätere Infektion nicht vom Zufall abhängig machen, sondern zu einer Zeit eintreten lassen, wenn noch ein genügender Impfschutz vorhanden ist, dann muss man etwa 3 Monate nach der Galleninjektion eine Impfung mit virulentem Rinderpestblut folgen lassen.

Nach diesen Grundsätzen hat Oberstabsarzt Kohlstock die Bekämpfung der Rinderpest in Deutsch-Südwest-Afrika durchgeführt, und zwar mit dem Erfolg, dass, nachdem man im Juni 1897 mit der planmässigen Galleninjektion begonnen hat, die Rinderpest im November 1897 in der Kolonie vollständig ausgetilgt war. In manchen

Heerden betrugen die Verluste nur wenige Procente, in anderen ging es nicht so glücklich; es hing das natürlich davon ab, in welchem Umfange die betreffenden Heerden bereits inficirt waren.

Im Grossen und Ganzen kann man rechnen, dass 75% des Viehbestandes der Kolonie gerettet sind.

Im Freistaat haben sich die Verhältnisse ähnlich gestaltet; es sollen nach brieflichen Mittheilungen, welche ich von zuverlässiger Seite erhalten habe, ebenfalls ungefähr 75% der Thiere gerettet sein.

In der Kapkolonie ist man etwas zögernd und weniger planmässig mit der Gallenimpfung vorgegangen. Trotzdem sollen nach einer Mittheilung von Theiler, welcher sich auf Hutcheon beruft anderthalb Millionen (nach Kolle zwei Millionen) Thiere durch die Gallenimpfung gerettet sein.

Nach diesen Erfolgen kann man wohl sagen, dass sich die Gallenimpfung glänzend bewährt hat, namentlich wenn man bedenkt, dass das Verfahren unter den schwierigsten Verhältnissen und fast nur in Heerden zur Ausführung gekommen ist, welche bereits inficirt waren.

Das zweite Verfahren der Immunisirung durch die Kombination von Serum und virulentem Blut ist später von Kolle und Turner noch dahin verbessert, dass es ihnen gelungen ist, die Thiere höher zu immunisiren. In Folge dessen kann man mit erheblich geringeren Mengen von Serum auskommen und kann ein derartiges Serum auch zur Behandlung bereits erkrankter Thiere verwenden.

Die Resultate, welche mit dem so verbesserten Verfahren erzielt sind, sollen sehr günstige gewesen sein. Zahlenangaben darüber habe ich bislang nicht erhalten.

Die Rinderpest ist überall da, wo mit dem einen oder dem anderen der beiden Verfahren energisch vorgegangen ist, bald geschwunden und sie soll nach den letzten Nachrichten schon fast erloschen sein.

Auf jeden Fall hat der Entschluss der Regierung des Kaplandes, im Kampfe gegen die Rinderpest die Wissenschaft zu Hülfe zu rufen, für Südafrika die segensreichsten Folgen gehabt.

Bombay, den 14. Mai 1897.

Eurer Excellenz beehre ich mich über den derzeitigen Stand der Arbeiten der Kommission und über die noch zu erledigenden Aufgaben ganz gehorsamst zu berichten.

Die Kommission hat bisher über den Verlauf der Epidemie, über das anatomische und klinische Verhalten der Pest und über die Eigenschaften des Krankheitserregers ein umfangreiches und sehr werthvolles Material gesammelt, welches die Unterlagen für die richtige Beurtheilung des Wesens der Krankheit, ihrer Verbreitungsweise und der Maassregeln zu ihrer Bekämpfung zu geben im Stande ist. Da die hierauf bezüglichen Arbeiten, namentlich auch in ihrem experimentellen Theil, nahezu beendigt sind, so konnte man an den Abschluss derselben und an die Rückkehr der Kommission denken. Hierzu scheint mir indessen der richtige Zeitpunkt, und zwar aus folgenden Gründen noch nicht gekommen zu sein.

Das lehrreichste und deswegen wichtigste Pestexperiment, welches sich ohne unser Zuthun vor unseren Augen vollzieht, ist die Epidemie selbst und dieses Experiment ist noch nicht zu Ende. Es hat allerdings den Anschein, als ob die Epidemie über die Grenzen der Präsidentschaft Bombay nicht hinausgehen wird und als ob sie, nachdem die grösseren Städte Bombay, Karrachee und Poona nahezu durchseucht sind, im schnellen Abnehmen begriffen ist. Aber das Aufflackern der Seuche in Cutch-Mandvie während der letzten Wochen lehrt doch, dass man vor Ueberraschungen noch nicht sicher ist. Und gerade solche Beispiele, wie das von Mandvie, wo die in Bombay u. s. w. gemachten Erfahrungen bereits zur Anwendung kommen konnten, geben am besten einen Maassstab dafür ab, ob die Abwehrmaassregeln, wie sie jetzt in der Präsidentschaft ausgeübt werden, wirklich den Werth besitzen, den man ihnen zuschreibt, oder ob der Grund für die Abnahme der Epidemie in den grossen Städten nicht vielmehr in dem natürlichen Gang der Seuche zu suchen ist, während die Maassregeln daran nicht oder doch nur in beschränktem Maasse betheiligt sind. Sollte sich aber bei näherer Untersuchung eines solchen Seucheausbruchs, wie anzunehmen ist, herausstellen, dass nur die mangelhafte Anwendung der an und für sich guten Maassregeln die Schuld an dem unerwarteten Umsichgreifen der Pest getragen hat, dann wird es nicht minder lehrreich sein, die Fehler, welche gemacht wurden, kennen zu lernen, um sie gegebenen Falles vermeiden zu können. Es scheint mir allerdings nicht erforderlich zu sein, dass die Kommission das vollständige Erlöschen der Epidemie abwartet, aber solange sich noch so wichtige Ereignisse abspielen, wird sie dieselben doch in Indien selbst beobachten und womöglich an Ort und Stelle untersuchen müssen, da sie aus der Ferne betrachtet schwerlich im richtigen Lichte erscheinen werden.

Eine weitere Aufgabe, welche die Kommission noch zu erledigen hat, besteht darin, dass sie ein möglichst zuverlässiges Urtheil über die Yersin'sche Serumbehandlung der Pest und die Haffkine'sche Präventivimpfung zu gewinnen sucht. Ganz abgesehen von der Frage, ob diese Methoden für die Praxis jemals eine grosse Bedeutung gewinnen werden, so haben sie doch ein so hohes wissenschaftliches Interesse und es wird ihnen von der ganzen gebildeten Welt soviel Aufmerksamkeit geschenkt, dass es eine Lücke in dem Werke der Kommission bilden würde, wenn dieselben nicht in vollem Umfange gewürdigt werden. Die Kommission hat auch von Anfang an, wie aus dem ersten Berichte derselben hervorgeht, diese Aufgabe in ihr Programm aufgenommen und bereits vor meiner Ankunft eine Anzahl orientirender Experimente ausgeführt. Sie glaubte aber, dass weitere Untersuchungen wegen der langen Zeit, welche sie beanspruchen würden, besser in Deutschland auszuführen seien; dazu kam noch, dass es an Versuchsthieren mangelte. Letzteres Hinderniss ist jetzt glücklicherweise beseitigt, da mit der zurückkehrenden Bevölkerung Bombays sich auch die Thierhändler wieder eingefunden haben, mit deren Hülfe die Versuchsthiere zu beschaffen sind.

In Folge dessen konnten die Arbeiten über die künstliche Immunisirung und über die Wirkung des Serums immunisirter Thiere wieder in grösserem Umfange aufgenommen werden, und ich werde nicht verfehlen, schon bald über den Fortgang derselben zu berichten.

Bombay, den 26. Mai 1897.

Eurer Excellenz beehre ich mich über die weitere Thätigkeit der Pestkommission ganz gehorsamst nachstehenden Bericht zu erstatten.

In der portugiesischen Stadt Damaon, etwas mehr als 100 englische Meilen nördlich von Bombay an der Küste gelegen, herrschte die Pest seit einiger Zeit in besonders heftiger Weise, sodass sich die englischen Behörden veranlasst gesehen hatten, die Grenze des portugiesischen Territoriums streng abzusperren; ausserdem hatte gerade an diesem Orte Dr. Haffkine eine grosse Anzahl von Schutzimpfungen nach seiner Methode vorgenommen. Es bot sich hier die Gelegenheit, zu gleicher Zeit eine Epidemie, welche auf abgegrenztem Gebiet und in übersichtlicher Weise verlief, und die Wirkung der Haffkine'schen Schutzimpfung zu studiren. Ich nahm daher das Anerbieten Dr. Haffkine's, mit ihm nach Damaon zu gehen, bereitwillig an und reiste in Gemeinschaft mit Geheimrath Gaffky und Dr. Haffkine am 18. Mai dorthin. Der portugiesische Gouverneur Oberst José Kuchenbuch Villar, gestattete uns nicht nur, an Ort und Stelle alle erforderlichen Nachforschungen anzustellen, sondern nahm uns auch aufs freundlichste in seiner Wohnung auf. Das, was wir in Damaon über den Verlauf der Seuche in Erfahrung brachten und was sich bei der Besichtigung des Ortes unseren Augen bot, ist für das Verhalten der Pest in so vielfacher Beziehung interessant, dass ich nicht unterlassen möchte, einiges davon mitzutheilen.

Die Stadt Damaon liegt an der Mündung eines kleinen Flusses und wird durch diesen in zwei Theile getrennt, von denen der nördlich gelegene etwa 10000, der südliche 5—6000 Einwohner hat. In den Monaten December, Januar und Februar waren vereinzelte Pestfälle unter Flüchtlingen, welche aus Bombay und Karrachee gekommen waren, beobachtet, aber es kam nicht zu einer eigentlichen Epidemie. Erst im Anfang des März entwickelte sich unter der Fischerbevölkerung des Orts ein Pestausbruch, welcher schnell um sich griff und bis jetzt etwa 2500 Menschen weggerafft hat. Sehr bemerkenswerth ist es nun, dass dieser Ausbruch vollständig auf den nördlichen Stadttheil beschränkt geblieben ist und in diesem den vierten Theil der gesammten Bevölkerung vernichtet hat. Als Grund für das Verschontbleiben des südlichen Stadttheils wurde uns die strenge Absperrung desselben gegen jeden Verkehr mit dem verseuchten Theil angegeben. Da es uns nicht gelang, irgend einen Unterschied in Bezug auf Boden, Ernährung, Zusammensetzung und Beschäftigung der Bevölkerung der beiden Stadttheile aufzufinden, so müssen wir allerdings die Absperrung, welche sich wegen der natürlichen Trennung der Stadttheile leicht durchführen liess, als die Ursache dieser merkwürdigen Erscheinung ansehen, welche lehrt, dass die Pest weder durch Luft noch durch Wasser, wenigstens in dem vorliegenden Falle auf eine Entfernung von wenigen hundert Metern verschleppt werden konnte. Es sind zwar auch in dem südlichen Stadttheil vier Pestfälle vorgekommen, doch sind dieselben sämmtlich von der anderen Seite des Flusses herübergekommen oder hatten sich dort inficirt. Dieselben wurden glücklicherweise frühzeitig entdeckt und sammt ihren Angehörigen sofort nach dem inficirten Stadttheil transportirt. Also nur der menschliche Verkehr, und zwar der Mensch selbst bildete hier den Träger des Pestkontagiums, und auch nur durch diesen, und nicht etwa durch Waaren oder ähnliche Gegenstände war die Pest nach Damaon gebracht; denn die ersten Fälle liessen sich mit aller Bestimmtheit auf Pestkranke zurückführen, die mit einem Küstenfahrzeug von Karrachee nach Damaon gekommen und hier zu ihren Angehörigen in dem fast ausschliesslich von Fischern bewohnten Viertel gebracht waren. Erst hier fand die Pest einen Boden, auf dem sie Fuss fassen konnte. Die früher eingeschleppten Fälle hatte der Zufall in weniger unreinliche und weniger dicht bevölkerte Häuser geführt, in denen sie unschädlich geblieben waren. In dem Fischerviertel lebt die ärmste, schmutzigste und am dichtesten zusammengedrängte Bevölkerung des Ortes in niedrigen Häusern, welche nur wenige dunkle, mit schmutzigem Hausrath, Lumpen, Abfall aller Art gefüllte Wohnräume umfassen. Kaum hatten die Einwohner des Viertels gemerkt, dass die Pest unter ihnen ausgebrochen war, als sie in Angst und Schrecken zum grossen Theil ihre Häuser verliessen und sich am Seestrande in Hütten und Zelten, die in aller Eile aus Rudern, Bootsstangen und Bastmatten aufgerichtet wurden, ansiedelten. Hier zeigte sich nun ein anderer für die Pest charakteristischer Zug, auf den in früheren Berichten der Kommission bereits aufmerksam gemacht ist. Unter den aus ihren Häusern geflohenen Menschen traten nur noch vereinzelte Pestfälle auf, aber in den inficirten Häusern des nur zum Theil entvölkerten Stadtviertels hauste die Pest in ungeschwächter Weise weiter; sie kroch von einem Hause zum andern und von einer Strasse zur folgenden, erreichte das benachbarte Quartier der Muhamedaner, wo sie schreckliche Verwüstungen anrichtete, gelangte auf der anderen Seite fortschreitend in eine von Schneidern bewohnte Strasse, die sie ihrer ganzen Länge nach durchzog; dann ergriff sie die sich daran anschliessende Strasse der Kaufleute und breitete sich so langsam über den ganzen Ort aus. Nur in einem Falle hatte sie gewissermassen einen Sprung über mehrere Strassen hinweg nach einem anderen, an der entgegengesetzten Seite des Ortes gelegenen Viertel gemacht, das ebenfalls, wie das erstergriffene, von Fischern bewohnt war und dieselben für das Einnisten der Pest günstigen Verhältnisse bot wie jenes. Hier wiederholte sich gewissermaassen derselbe Vorgang, wie im Beginn der Epidemie nur mit dem Unterschiede, dass dort die Seuche von Karrachee hereingeschleppt, hier dagegen aus geringer Entfernung durch Fischerfamilien, welche von dem einem Viertel des Ortes in ein anderes flohen, übertragen wurde. Vielfach waren Flüchtlinge aus der Stadt in die benachbarten Dörfer gegangen, ohne dass sie, wenigstens bis jetzt, Veranlassung zu Pestausbrüchen in denselben gegeben hätten. Warum die Pest sich so hartnäckig an die menschlichen Wohnungen heftet, warum sie nicht sich sofort über weitere Theile einer Stadt ausbreitet, sondern hausweise weiter geht und was die Ansteckung von einem Haus zum Nachbarhaus vermittelt, das lässt sich nur vermuthungsweise sagen. Physikalische Vorgänge, welche sich im Boden abspielen, können es nicht sein, da sich diese Erscheinung auf Boden von der verschiedensten Beschaffenheit wiederholt. Das Einzige, was vorläufig abgesehen von der Art des menschlichen Verkehrs zur Erklärung dienen kann, sind die eigenthümlichen Beziehungen der Ratten und ähnlichen Ungeziefers zur menschlichen Pest. Aus vielen Orten ist berichtet, dass dem Ausbruch der Pest eine seuchenartige Krankheit und massenhaftes Sterben der Ratten voranging. In Damaon ist dies zwar nicht der Fall gewesen, aber durchaus zuverlässige Personen theilten uns mit, dass, nachdem die Pest ausgebrochen war, in vielen Häusern kranke und todte Ratten gesehen wurden. In einzelnen Häusern sollen auch zuerst todte Ratten gefunden und kurz darauf Pesterkrankungen vorgekommen sein. Von dem Zusammenhang der Ratten- und Menschenpest waren die Einwohner von Damaon so überzeugt, dass manche schon ihre Häuser verliessen, wenn sie eine todte Ratte fanden. Augenblicklich sollen im nördlichen Damaon die Ratten verschwunden sein, vermuthlich sind sie alle von der Seuche hinweggerafft. In dem südlichen von der Pest verschonten Theil von Damaon hat man dagegen von einer Rattenpest nichts bemerkt; das Ungeziefer soll dort in gleicher Weise sein Wesen treiben wie früher. Bekanntlich hat man auch den Schweinen eine ähnliche Bedeutung in Bezug auf die Verbreitung der Pest zuschreiben wollen wie den Ratten. In Damaon hat sich etwas derartiges nicht gezeigt. Wir sahen zahlreiche Schweine in den Strassen der Stadt umherlaufen und im Unrath wühlen, aber es wurde uns von allen Seiten versichert, dass auffallende Krankheiten unter denselben während der ganzen Pestzeit nicht vorgekommen seien. Ebensowenig sollen Hunde, Katzen und andere Hausthiere erkrankt sein.

Unter der durch Tod und Flucht stark gelichteten Bevölkerung von Damaon hat die Pest zwar schon erheblich nachgelassen, aber wir konnten doch noch in dem Hospital und in den Häusern eine beträchtliche Anzahl von frisch Erkrankten und von Rekonvalescenten besichtigen. Das Hospital, welches eigentlich für die Verpflegung von Leprösen bestimmt ist, liegt ziemlich weit von der Stadt entfernt; es hat Platz für 20 Kranke und war zur Hälfte belegt. Ein wenige Stunden vor unserer Ankunft erfolgter Todesfall gab Gelegenheit zu einer Obduktion, bei welcher die typischen Veränderungen der Beulenpest konstatirt und zahlreiche Pestbakterien in einem Bubo der Achselhöhle und in der Milz nachgewiesen wurden. Den in ihren Wohnungen aufgesuchten Pestkranken schien es zwar nicht an Pflege seitens ihrer Angehörigen und an ärztlicher Behandlung, um so mehr aber an Luft und Licht zu fehlen. Nicht selten sollen aber auch die Erkrankten von ihren Angehörigen in kleine am Meeresstrande abseits gelegene Mattenhütten gebracht und dort ihrem Schicksale überlassen worden sein, und es gewährte einen recht traurigen Anblick, als wir diese Hütten aufsuchten und in einer derselben einen etwa 15 jährigen schwer pestkranken Jungen fanden, der im bewusstlosen Zustande am Boden liegend nur mit wenigen Lumpen bedeckt war und um den sich anscheinend niemand kümmerte.

In Bezug auf die Massregeln, welche von den Behörden und den Einwohnern zur Bekämpfung der Seuche ergriffen waren, ist zu erwähnen, dass mehrere portugiesische Aerzte zur Hülfe gesandt waren, dass die Strassen nach Kräften gereinigt, viele Häuser mit Kalkanstrich versehen, ihre Dächer, um Luftzutritt zu schaffen, theilweise abgedeckt, manches Haus sogar ganz abgerissen wurde. Auch von den Desinfektionsmitteln war fleissig Gebrauch gemacht worden. Einen merklichen Erfolg hatten diese Massregeln indessen nicht gehabt. Umsomehr konzentrirte sich unser Interesse auf die Haffkineschen Schutzimpfungen. Dieselben waren in zwei Terminen an nahezu 1400 Personen ausgeführt. Die erste Massenimpfung hatte Ende März an etwa 800 Personen stattgefunden, die zweite Mitte April. Die erste fiel noch in die Zeit, als die Epidemie im Ansteigen befindlich war, die zweite traf mit dem Höhestadium der Epidemie zusammen. Zu den Geimpften gehörten fast sämmtliche in Damaon ansässige Parsen. Dieselben, etwa 300 an der Zahl, bilden den wohlhabendsten und intelligentesten Theil der Einwohner. Ausserdem hatten die Parsen ihre Bediensteten und die von ihnen abhängigen Arbeiter veranlasst, sich impfen zu lassen. Es wird möglich sein, über diese ziemlich zahlreiche Bevölkerungsgruppe ganz genaue Angaben in Bezug auf Zeit und Resultat der Impfung später zu erhalten. Aber es liess sich auch jetzt schon nach den Mittheilungen einiger hervorragender Mitglieder der Parsengemeinde und nach den Angaben der Aerzte ein Urtheil über die Haffkine'sche Schutzimpfung gewinnen, welches durch die späteren zahlenmässigen Daten wohl keine Aenderung mehr erfahren dürfte.

Bei der Haffkine'schen Impfung werden von einem flüssigen Präparat, das aus abgetödteten Pestkulturen hergestellt ist, bestimmte Mengen in den Oberarm oder am Bauche eingespritzt. Wir hatten Gelegenheit, der Impfung von etwa hundert Personen beizuwohnen, und konnten bemerken, dass Erwachsene $2^1/_2$ ccm, grössere Kinder 1 ccm und kleinere Kinder $^1/_2$ ccm injicirt erhielten. Die darauf folgenden Reaktionen, welche in Anschwellung und Schmerzhaftigkeit der Injektionsstelle mit geringem Fieber bestehen, sind sehr wechselnd, sie fehlen manchmal gänzlich und können mitunter recht stark sein, gehen aber in der Regel nach ein bis zwei Tagen spurlos vorüber. Wenn es möglich ist, wird die Injektion nach 8—10 Tagen wiederholt und zwar mit einer etwas stärkeren Dosis. Gewöhnlich bleibt es aber bei einer einzigen Impfung, weil die Geimpften sich später nicht wieder vorstellen. In Damaon waren die Parsen und ihr Anhang zweimal, die meisten übrigen Personen nur einmal geimpft.

Was nun die Schutzwirkung des Haffkine'schen Verfahrens anbetrifft, so liess sich sofort ersehen, dass eine solche bei den in Damaon Geimpften unzweifelhaft bestand. Man würde allerdings einen Fehler begehen, wenn man ohne Vorbehalt die Gruppe der geimpften Personen der übrigen nicht geimpften Bevölkerung gegenüberstellen und in Bezug auf Pesterkrankungen vergleichen wollte; denn die Parsen, welche nach der Impfung von Pest fast frei geblieben sind, hatten auch vor derselben keine Pestfälle gehabt. Aber unter den übrigen Geimpften, welche hauptsächlich aus Hindus bestanden, war im Verhältniss zu den nicht geimpften Hindus der Unterschied in der Pestmortalität ein ganz erheblicher. Wir müssen dem Haffkine'schen Verfahren somit eine hohe Schutzwirkung zuerkennen, was nebenbei bemerkt, auch durch unsere Thierversuche vollständig bestätigt wird. Aber der Schutz ist kein absoluter. Es wurden uns 24 Fälle namhaft gemacht, in welchen nach der Impfung sich Pest mit tödtlichem Ausgange entwickelt hatte. Bei einigen von diesen war die Pest in den ersten Tagen nach der Impfung eingetreten, und es war anzunehmen, dass in diesen Fällen die Ansteckung stattgefunden hatte, bevor der Impfschutz, welcher immer eine gewisse Zeit zu seiner Entwickelung braucht, eingetreten war. Sie können deswegen nicht als misslungene Schutzimpfungen bezeichnet werden. Aber es bleiben dann immer noch ungefähr 20 Fälle, welche trotz der Impfung der Pest zum Opfer gefallen waren. Diesen zwanzig Opfern gegenüber stehen aber auf der anderen Seite der Nichtgeimpften mehr als tausend. Dass der Impfschutz nur ein bedingter ist, war auch daraus zu erkennen, dass unter den Geimpften nicht wenige Pesterkrankungen (Zahlen liessen sich hierfür nicht beschaffen), aber mit auffallend mildem Verlauf vorgekommen waren. Die Bubonen gingen in solchen Fällen nicht in diffuse Infiltrationen über, sondern grenzten sich frühzeitig ab und vereiterten unter schneller Abnahme aller bedrohlichen Erscheinungen. Zwei solche Kranke, welche sich im Rekonvalescenzstadium befanden, konnten wir selbst untersuchen. Da unter den Personen, welche nach der Impfung leicht erkrankten oder gar gestorben waren, sich auch solche befanden, welche zweimal geimpft waren, so scheint die Wiederholung der Impfung ohne besonderen Nutzen zu sein.

Auch wenn das Haffkine'sche Impfverfahren, welches den bereits bekannten Methoden der Schutzimpfung gegen Cholera und Typhus nachgebildet ist, keiner weiteren Verbesserung zugänglich wäre, so würde es sich schon in seiner jetzigen Gestalt mit Vortheil verwenden lassen zum Schutz von kleineren Bevölkerungsgruppen, ganz besonders aber zur Immunisirung von Aerzten, Krankenwärtern, Personen, welche mit der Reinigung und Desinfektion von Pesthäusern zu thun haben. Zur eigentlichen Bekämpfung der Pest in grösserem Umfange könnte es nur dann dienen, wenn es zwangsweise ausgeübt wird. Denn im Anfange einer Epidemie finden sich nur verhältnissmässig Wenige, welche sich freiwillig impfen lassen, und wenn man warten muss, bis die Epidemie grössere Dimensionen erreicht und die Furcht die Massen der Bevölkerung der Impfung geneigt macht, dann ist es zu spät. Soweit sich die Verhältnisse der jetzigen Pestepidemie übersehen lassen, wird es aber auch nicht nothwendig sein, zu einer Zwangsimpfung die Zuflucht zu nehmen. Es werden dieselben Maassregeln, welche sich in der Bekämpfung der Cholera so bewährt haben, nämlich die richtige Diagnose der ersten Fälle, schleunige Isolirung der Erkrankten und fortlaufende Beobachtung der Verdächtigen, verbunden mit rationellen Desinfektionsmaassregeln, auch zur Bekämpfung der Pest ausreichend sein. Da aber die Schutzimpfung d. h. die künstliche Immunisirung gegen Pest für die oben angeführten besonderen Fälle nützlich sein und deswegen einen gewissen Platz unter den Pestmassregeln beanspruchen kann, so muss es unsere Aufgabe sein, dieselbe so wirksam als möglich zu gestalten. Nach den bisher über die künstliche Pestimmunisirung gemachten Erfahrungen gelten für die Pestbakterien dieselben Gesetze, wie sie früher für die Cholerabakterien und Typhusbacillen nachgewiesen sind, d. h. die immunisirenden Stoffe befinden sich in den Körpern der Bakterien und gehen nur sehr wenig in die Kulturflüssigkeit über; sie sind auch am wirksamsten in den frischen Kulturen und verändern sich um so mehr, je älter die Kulturen werden. Daraus folgt, dass die stärkste immunisirende Wirkung zu erwarten ist, wenn junge Kulturen, welche möglichst viele Bakterien enthalten, verwendet werden. Selbstverständlich müssen die Kulturen vor der Injektion abgetödtet werden, aber es muss dies in solcher Weise geschehen, dass die immunisirenden Stoffe dadurch möglichst wenig geschädigt werden. Die besten Bedingungen für die künstliche Pestimmunisirung lassen sich nur mit Hülfe des Thierexperiments feststellen. Da sich nun Affen als besonders geeignet für diese Immunisirungsversuche erwiesen haben und da sie hier billig und in beliebiger Anzahl zu haben sind, so werden alle die vorher angedeuteten Fragen experimentell zu lösen versucht. Es sind bereits eine Anzahl von Affen nach den verschiedensten Methoden vorbehandelt und sollen nach Ablauf einer entsprechenden Zeit auf ihre Immunität geprüft werden.

Von sonstigen experimentellen Arbeiten der Kommission möchte ich hier noch einige Versuche an Ratten erwähnen, welche in Bezug auf die früher erwähnte Rattenpest von Interesse sind. Die Ratte ist von allen Versuchsthieren, welche auf ihre Empfänglichkeit für die Bubonenpest geprüft wurden, das bei Weitem empfindlichste. Einfache Impfungen mit den geringsten Mengen einer Kultur genügen, um bei Ratten eine in wenigen Tagen tödtliche Pest, und zwar ohne Ausnahme zu erzeugen. Aber die Empfänglichkeit dieser Thiere geht noch weiter; es ist gar nicht nothwendig, ihnen eine Verletzung beizubringen, um sie zu inficiren; sie können sogar von den unverletzten Schleimhäuten und von den Verdauungswegen aus tödtlich inficirt werden. So sterben Ratten, deren Augenbindehaut oder Nasenschleimhaut mit Kulturmasse nur berührt wurden. Andere starben an Pest nach Fütterung mit kleinsten Mengen von Pestkultur, oder wenn sie die Kadaver ihrer an Pest verendeten Genossen angenagt hatten. Da dies Letztere in der Freiheit bekanntlich regelmässig geschieht, so wird es begreiflich, dass, wenn die Pest erst einige Ratten inficirt hat, sich die Seuche unter ihnen rasch ausbreiten und den ganzen Rattenbestand eines Ortes vernichten muss. Dadurch wird es aber auch erklärlich, wie durch Vermittelung der Ratten die Pest von einem Haus in das andere verschleppt werden kann. Es handelt sich auch hier nicht mehr um Vermuthungen sondern, wie die im letzten Berichte erwähnten Befunde an todten Ratten aus Pestlokalitäten beweisen, um Thatsachen, denen bei der Bekämpfung der Pest im gegebenen Falle Rechnung getragen werden muss.

Da die im Gange befindlichen Immunisirungsversuche eine theilweise Unterbrechung der experimentellen Arbeiten gestatten, so beabsichtige ich in Gemeinschaft mit Herrn Geheimrath Gaffky und Herrn Professor Pfeiffer eine Exkursion nach den North Western Provinces zu machen. Wir wollen dort Nachforschungen anstellen über eine eigenthümliche Krankheit, welche dort von Zeit zu Zeit auftritt und nach den bisher darüber vorliegenden, aber leider etwas ungenauen Nachrichten kaum etwas Anderes sein kann als die echte Bubonenpest. Diese Krankheit, von den Eingeborenen Mahamari genannt, herrscht entweder dort endemisch oder sie wird, was wahrscheinlicher ist, durch den Handelsverkehr aus dem Innern von Asien dorthin eingeschleppt. Sie beansprucht schon deshalb ein besonderes Interesse, weil frühere Pestausbrüche in Nordindien mit ihr nachweislich in Zusammenhang gestanden haben und weil es nicht ausgeschlossen ist, dass auch die Pest von Bombay nur ein Ausläufer von ihr ist. Ich hoffe auf dieser Exkursion auch Gelegenheit zu Beobachtungen über die indische Rinderpest zu finden.

Die Pestepidemie ist bis jetzt noch auf die Bombay-Presidency beschränkt geblieben und nimmt innerhalb derselben beständig ab. Wenn keine besonderen Zwischenfälle eintreten und wenn, wie zu erwarten ist, die experimentellen Arbeiten bis dahin beendet sind, wird die Kommission bis Ende Juni ihre Aufgaben erfüllt haben und die Heimreise antreten können.

Bombay, den 21. Juni 1897.

Eurer Excellenz beehre ich mich über die Ergebnisse, welche die Arbeiten der Pestkommission seit meinem letzten vom 26. Mai erstatteten Bericht geliefert haben, ganz gehorsamst zu berichten.

Die Kommission hat sich in dieser Zeit hauptsächlich mit den im Vordergrund des Interesses stehenden Fragen der künstlichen Immunität gegen Pest und der Verwendbarkeit des von hochimmunisirten Thieren gewonnenen Serums zu Schutz- und Heilzwecken beschäftigt.

Zu den Versuchen hierüber wurden, wie schon früher berichtet ist, ausschliesslich Affen benützt, und zwar standen zwei Arten, ein grauer (Semnopithecus entellus) und ein brauner Affe (Macacus radiatus) zur Verfügung. Dabei stellte sich sehr bald die höchst merkwürdige Thatsache heraus, dass sich diese beiden Affenarten der Pestinfektion gegenüber keineswegs gleichartig verhalten. Die grauen Affen sind ausserordentlich empfänglich, sie werden durch subkutane Impfungen mit den geringsten Mengen einer Pestkultur sicher getödtet, während für die braunen Affen bei derselben Infektionsmethode immerhin eine gewisse Quantität des Infektionsstoffes erforderlich ist, um eine tödtliche Pesterkrankung hervorzurufen. Eine volle Platinöse (etwa 2 Milligramm) einer Pestkultur in einem Kubikcentimeter Flüssigkeit vertheilt und unter die Haut gespritzt, tödtet einen braunen Affen noch sicher; wenn aber nur $^1/_4$ Oese eingespritzt wird, dann stirbt nicht mehr jedes so behandelte Thier, sondern es kommt das eine oder das andere Thier nach schwerer Krankheit mit dem Leben davon. Das Experiment bewegt sich also in diesem Falle bereits an der Grenze der tödtlichen Dosis. Noch geringere Mengen, wie sie z. B. bei der einfachen subkutanen Impfung zur Anwendung kommen, bewirken in der Regel nur eine mehr oder weniger schwere Erkrankung mit Ausgang in Heilung. Sehr viel wirksamer als die Injektion unter die Haut ist die Injektion in die Bauchhöhle, hier genügen sehr geringe Mengen, in einem Falle $^{1}/_{2000}$ Oese, um auch braune Affen tödtlich zu inficiren.

Sehr interessant ist es nun, wie durch eine grössere Anzahl von Versuchen bewiesen ist, dass diejenigen Affen, welche eine subkutane Impfung oder Injektion überstanden haben, einen hohen Grad von Immunität besitzen; denn sie vertragen nunmehr die Injektion einer vollen Oese in die Bauchhöhle ohne merkliche Krankheitserscheinungen.

Um braune Affen durch Fütterung mit Pestkulturen zu inficiren, bedarf es ziemlich grosser Mengen von Kultur. Die Thiere starben in diesem Falle nach einigen Tagen und zeigten bei der Obduktion durch die starken Veränderungen (hämorrhagische Infiltrationen) im Magen und Darm, dass die Infektion in der That von den Verdauungswegen ausgegangen war. Geringere Mengen wirkten, wenn sie verfuttert wurden, nicht mehr inficirend, verschafften aber auch keine Immunität.

Vergleicht man diese beiden Affenarten mit den Ratten in Bezug auf ihre Empfänglichkeit für Pest, dann scheint der graue Affe in Bezug auf hohe Empfänglichkeit der Ratte nichts nachzugeben, da beide Thierarten von Hautverletzungen aus durch die geringsten Mengen des Peststoffes inficirt werden können und somit auch der natürlichen Infektion, welche wohl meistens in dieser Weise zu Stande kommt, zugänglich sind, während der braune Affe bei seiner Widerstandsfähigkeit gegen kleine Mengen des Infektionsstoffes nur künstlich inficirt werden kann. Es ist dies insofern von Wichtigkeit, als der Mensch, welcher verhältnissmässig leicht inficirt wird und deswegen ebenso wie der graue Affe und die Ratte für sehr geringe Mengen des Infektionsstoffes zugänglich sein muss, diesen beiden Thierspecies in Bezug auf Pestempfänglichkeit näher steht als anderen Versuchsthieren.

Zur künstlichen Immunisirung kann man, wie sich aus dem Vorstehenden ergiebt, nur bei wenig empfänglichen Thieren lebende und vollvirulente Kulturen benutzen. Leicht empfängliche Thiere können nur mit abgeschwächten oder abgetödteten Kulturen immunisirt werden. Es wurde deswegen versucht, die Pestbakterien durch Einwirkung von höheren Temperaturen oder von Chemikalien abzuschwächen. Diese Versuche blieben indessen erfolglos. Die Pestbakterien behielten stets bis unmittelbar vor ihrem Absterben die volle Virulenz. Bisher war man der Meinung, dass Pestkulturen, welche längere Zeit gestanden haben, ehe sie weiter gezüchtet wurden, sehr bald an Virulenz verlieren. Unsere bisherigen Beobachtungen bestätigten indessen diese Annahme nicht, da mehrere Monate in Kulturflüssigkeit ohne Umzüchtung gehaltene Kulturen nahezu ebenso stark waren wie frische. Eine von Dr. Hankin erhaltene Kultur war zufällig und ohne dass der Grund hierfür ermittelt werden konnte, so weit abgeschwächt, dass Mäuse dadurch nicht mehr getödtet wurden. Aber auch diese Kultur war für braune Affen noch tödtlich und konnte daher zur Immunisirung in lebendem Zustande nicht verwerthet werden. Es blieb somit nur übrig mit abgetödteten Kulturen zu operiren. Zum Abtödten der Kulturen kann man sehr verschiedene Methoden benutzen, wie Chloroformdämpfe, Phenol in möglichst geringer Koncentration, Temperaturen verschiedenen Grades u. s. w. Die eingehendere Beschreibung dieser Versuche dem Hauptberichte überlassend, sei hier nur kurz referirt, dass, wie auch schon die Haffkine'schen Schutzimpfungen bewiesen hatten, den todten Pestkulturen eine mehr oder weniger hohe Schutzwirkung zukommt. Dieselbe wird aber durch alle stärker wirkenden Agentien geschädigt. So setzte die Siedehitze schon nach kurzer Einwirkung die Schutzkraft der Kultur ganz bedeutend herab. Geringe Temperaturen, wie zwei Stunden langes Erwärmen auf 51^0 oder eine Stunde lang auf 65^0, was eben genügte, um die Bakterien sicher zu tödten, störten die Schutzkraft am wenigsten. Chloroformdämpfe mussten stundenlang wirken, um die Bakterien sicher zu tödten. Nach 20 Stunden hatten sie die Schutzkraft der Kultur schon deutlich herabgesetzt. Dasselbe gilt von einer halbprocentigen Phenollösung nach 20 stündiger Einwirkung. Nach einer Angabe von Lustig und Galeotti sollte die Behandlung der Kulturen mit $^3/_4$ procentiger Kalilösung besonders vortheilhaft sein. Unsere Versuche ergaben, dass auch hierdurch die Schutzkraft erheblich geschädigt wird.

Da die Abtödtung durch Behandlung der Kultur mit einer Temperatur von 65° während einer Stunde die besten Resultate ergeben hatte, so wurden die weiteren Versuche unter Anwendung dieser Methode angestellt, und zwar wurde, um die Abtödtung der Kultur ganz sicher zu bewerkstelligen, dieselbe nach der Erhitzung noch in einer 0,5 procentigen Phenollösung aufgeschwemmt und 20 Stunden stehen gelassen, ehe sie zur Injektion benutzt wurde. Es hatte sich nämlich gezeigt, dass 0,5 procentige Phenollösung zwar frische Kulturen schädigt, aber mit den erhitzten Kulturen ohne Nachtheil eine Zeit lang in Berührung bleiben kann.

Von der in solcher Weise präparirten Kulturmasse war zur Immunisirung eines braunen Affen eine volle Agarkultur, d. h. die gesammte Kultur, welche auf der schräg erstarrten Agarfläche eines Reagensröhrchens innerhalb 48 Stunden gewachsen war, erforderlich, also eine recht bedeutende Substanzmenge. Wurde nur eine halbe Kultur injicirt, dann war der Erfolg schon unsicher. Die Injektion von $^1/_{10}$ Kultur nützte dem Versuchsthier nichts. Graue Affen waren auch durch eine volle Agarkultur überhaupt nicht so weit zu immunisiren, dass sie die gewöhnliche Infektionsdosis der braunen Affen überstanden hätten.

Die Immunität tritt, da es sich hier um eine aktive Immunisirung handelt, nicht sofort ein, sondern nach einem gewissen Zeitraum, der experimentell zu ermitteln war. Es wurden zu diesem Zwecke eine Anzahl Thiere mit abgetödteten Kulturen injicirt und je ein Thier am 3., 5., 7., 10. Tage nach der Immunisirung durch Infektion mit lebender Kultur darauf geprüft, ob die Immunität bereits eingetreten war. Es ergab sich nun, dass am 3. Tage noch gar keine Anzeichen von Immunität zu bemerken waren. Am 5. Tage war schon ein geringer Grad von Immunität vorhanden, denn das Thier starb bedeutend später wie das Kontrollthier, welches wie gewöhnlich am 3. Tage verendete. Am 7. Tage war die Immunität schon vollkommen entwickelt; das an diesem Tage inficirte Thier zeigte gar keine Krankheitserscheinungen nach der subkutanen Infektion.

Die auf solche Weise den Thieren künstlich verschaffte Immunität hat jedoch, wie noch erwähnt werden muss, nicht einen so hohen Grad, wie diejenige, welche durch Infektion mit lebenden

Kulturen erworben wird. In letzterem Falle vertragen die immunisirten Thiere die intraperitoneale Infektion, ohne zu erkranken, die mit todten Kulturen immunisirten Thiere dagegen erliegen dieser stärksten Art der Infektion. Erst durch das Ueberstehen einer nachträglichen Infektion von der Haut aus wurden auch die mit todten Pestkulturen behandelten Thiere soweit immunisirt, dass ihnen undenklich eine Injektion mit lebenden Pestbakterien in die Bauchhöhle gemacht werden konnte.

Ueber die Dauer der künstlichen Immunität konnten leider keine Experimente angestellt werden, sie würden zu ihrer Durchführung viele Monate beansprucht haben.

Bemerkenswerth ist noch, dass mit der früher erwähnten abgeschwächten (Hankin'schen) Pestkultur in der gewöhnlichen Dosis keine Immunität zu erzielen war.

Wenn flüssige Kulturen filtrirt und die feste Substanz sowohl als die abfiltrirte Flüssigkeit, jedes für sich, zur Immunisirung verwendet wurde, dann ergab sich, dass die Flüssigkeit nur sehr geringe, die feste Substanz dagegen die volle immunisirende Eigenschaft besass.

Alle diese Versuche bedürfen noch vielfach der Wiederholung und Ergänzung, namentlich müssten die Immunitätsverhältnisse der so hochempfindlichen grauen Affen gründlich studirt werden, um bessere Analogien für den Menschen zu gewinnen. Vorläufig lässt sich aus den bisherigen Experimenten entnehmen, dass, um mit todten Kulturen künstlich zu immunisiren, Kulturen von ungeschwächter Virulenz zu verwenden sind. Dieselben müssen in möglichst schonender Weise, am besten durch einstündiges Erwärmen auf 65^0 C abgetödtet werden. Die Dosis der zu injicirenden festen Bakteriensubstanz — die Kulturflüssigkeit ist werthlos — müsste für jede Thierspecies besonders bestimmt werden. Dasselbe gilt auch für den Menschen. Die Höhe der natürlichen Immunität, wie sie durch Ueberstehen der Pestkrankheit erlangt wird, lässt sich vorläufig nur durch Nachimpfungen mit lebenden Pestbacillen erreichen.

Die todten Pestkulturen wurden ferner noch benutzt, um zu erfahren, ob die Pestbakterien, ähnlich wie die Cholera- und Typhus-Bakterien ein specifisches Gift enthalten. Sie wurden vorsichtig getrocknet, bestimmte Mengen abgewogen, dann wieder in Flüssigkeit aufgeschwemmt, bei 65° abgetödtet und schliesslich braunen Affen in die Bauchhöhle injicirt. Die injicirten Mengen waren recht bedeutend, in einer Versuchsreihe 55 mg, in einer zweiten 80 mg Trockensubstanz. Trotzdem war ausser einem kurzen Abfallen der Körpertemperatur und einer geringen Mattigkeit und Appetitlosigkeit, welche nicht länger als einen Tag anhielten, den Thieren nichts anzumerken. Am zweiten Tage nach der Injektion waren sie wieder vollkommen munter. Die Giftwirkung vollvirulenter Pestkulturen ist somit, wenigstens unter den hier gewählten Versuchsbedingungen, eine sehr geringe.

Ich komme nun zu den Serumversuchen. Die Kommission konnte nicht daran denken, selbst Thiere so hoch zu immunisiren, dass ihr Serum zu Versuchszwecken geeignet gewesen wäre, weil dies viele Monate erfordert hätte. Sie wandte sich deswegen an Herrn Dr. Yersin, da dieser Serum zur Verfügung hatte, welches im Institut Pasteur in Paris hergestellt war. Herr Dr. Yersin hat, was ich hier mit vielem Dank anerkennen möchte, diesem Ersuchen in bereitwilligster Weise entsprochen, indem er mehrere Serumproben der Kommission überlassen hat. Zum Theil gehörten diese älteren Sendungen an (aus März und April stammend), zum Theil neueren; die letzte war Ende Mai in Bombay angelangt.

Gewöhnlich wird das Pestserum an Mäusen auf seinen Wirkungswerth geprüft. Unsere Versuche mit Mäusen fielen indessen sehr ungleichmässig aus. Die Thiere blieben zwar länger am Leben als die Kontrollthiere, aber sie starben doch fast sämmtlich nach längerem Zeitraum (bis zu 20 Tagen) an unzweifelhafter Pest. Die immunisirende Wirkung des Serums, welche unverkennbar vorhanden war, war somit eine vorübergehende, und deswegen liess sich der eigentliche Wirkungswerth des Serums an diesen Thieren quantitativ nicht genügend abschätzen.

Dagegen lieferten die Versuche mit braunen Affen bessere Resultate. Schon nach wenigen Tagen liess sich aus dem Verhalten der Haut an der Stelle, wo die Nachinjektion mit lebenden Pestbakterien gemacht war, auf den Wirkungswerth des vorher injicirten Pestserums schliessen. Wenn nämlich letzteres schon an und für sich keine oder nur eine geringe Schutzkraft besass, oder wenn ein kräftiges Serum in zu geringer Menge gegeben war, dann entwickelte sich an der Stelle der Nachinjektion eine teigige, schnell an Umfang zunehmende Infiltration des Unterhautgewebes, ebenso wie bei nicht vorbehandelten Affen, und das Thier starb nach wenigen Tagen an Pest. Hatte das Serum einen gewissen Wirkungswerth, dann entstand anfangs auch die teigige Schwellung; dieselbe begrenzte sich aber bald, wurde im Centrum hart und ging allmählich in einen Abscess über. Die Thiere konnten in diesem Falle nach längerer schwerer Krankheit am Leben bleiben. War schliesslich das injicirte Serum stark genug, um dem Versuchsthier einen vollkommenen Schutz gegen die Impfung mit lebenden Pestbakterien zu verleihen, dann bildete sich an der Injektionsstelle nur eine kleine scharf abgegrenzte harte Infiltration, welche allmählich wieder verschwand, ohne dass ausser Anschwellungen der benachbarten Lymphdrüsen, welche aber auch fehlen können, zu irgend einer Zeit andere krankhafte Veränderungen an dem Thier zu bemerken wären.

Unter Benutzung dieser Kennzeichen für die Schutzkraft des Serums wurde zunächst versucht, braune Affen durch eine vorhergehende Injektion von Serum gegen die tödtliche Wirkung einer 24 Stunden später folgenden Infektion mit lebenden Pestbakterien zu schützen, und zwar wurde das Serum in abgestuften Mengen von 10 ccm, 5 ccm, 3 ccm, 1 ccm gegeben. Es stellte sich dabei heraus, dass die älteren Serumsorten selbst bei einer Dosis von 10 ccm nicht mehr ausreichten, um sicher zu schützen; denn von drei Thieren starben zwei, allerdings erst nach längerer Krankheitsdauer und unter Abcessbildung, was darauf schliessen lässt, dass auch dieses Serum eine gewisse Schutzkraft besass, aber in einer sehr viel grösseren Dosis hätte gegeben werden müssen, um die Thiere am Leben zu erhalten.

Erheblich günstigere Resultate lieferte die Prüfung des zuletzt erhaltenen Serums. Affen, welche mit 10 ccm dieses Serums vorbehandelt waren, ertrugen die subkutane Injektion von einer vollen Oese Pestkultur, ohne zu erkranken. Auch 5 ccm und 3 ccm schützten noch vollkommen. 1 ccm genügte dagegen nicht mehr; denn die mit dieser geringen Dosis behandelten Thiere starben ebenso schnell wie das Kontrollthier. Es ist wahrscheinlich, dass

2 ccm von diesem Serum ungefähr dieselbe unsichere Wirkung gehabt haben würden wie 10 ccm der älteren Serumsendungen und dass es somit einen mindestens fünfmal so hohen Schutzwerth besass wie diese.

Für die höher empfindlichen grauen Affen war aber auch dieses starke Serum in einer Dosis von 10 ccm gänzlich ohne Wirkung. Dieselben starben in Folge der Nachimpfung unter Entwickelung der teigigen Hautinfiltration ebenso schnell wie die unbehandelten Thiere.

Die Immunität, welche die Thiere durch die Seruminjektion erhalten, bezeichnet man als eine „passive". Sie unterscheidet sich von der früher besprochenen „aktiven" dadurch, dass sie sehr bald nach der Injektion ihre volle Höhe erreicht, aber auch nach verhältnissmässig kurzer Zeit wieder verschwindet. Nach der dem Pestserum beigegebenen gedruckten Instruktion soll die Schutzkraft beim Menschen etwa 4 Wochen lang vorhalten. Bei unseren Versuchsthieren war die Dauer derselben eine erheblich kürzere. Wurde ein Thier, anstatt nach 24 Stunden erst 4 Tage nach der Injektion von 10 ccm Serum mit lebenden Pestbakterien inficirt, dann erwies es sich allerdings noch vollkommen geschützt. Aber schon 8 Tage nach der Seruminjektion war die Schutzwirkung so weit gesunken, dass das Versuchsthier an der Stelle der Nachinjektion eine teigige Infiltration bekam und nach schwerer Krankheit am 5. Tage starb. Bei einem Thier, welches 12 Tage nach der Seruminjektion nachgeimpft wurde, war der tödtliche Krankheitsverlauf ein ebenso schneller wie bei Thieren, welche überhaupt kein Serum bekommen hatten.

Zu den nun folgenden Heilversuchen mit Serum wurde nur das zuletzt von Dr. Yersin erhaltene starke Serum benutzt, und zwar in zwei Versuchsreihen an braunen Affen. In der ersten Versuchsreihe erhielten die Thiere zuerst $^1/_4$ Oese Pestkultur, d. h. eine eben noch tödtlich wirkende Dosis und hinterher eine Seruminjektion von 10 ccm. Wurde das Serum sofort nach der Infektion gegeben, dann erkrankten die Thiere nur leicht und für eine kurze Zeit. 6 Stunden nach geschehener Infektion wirkte das Serum noch so, dass die Thiere zwar sehr erkrankten, aber unter Abscessbildung zur Heilung gelangten. Nach 12 Stunden verhielt es sich ebenso. Nach 24 Stunden war die Erkrankung schon sehr schwer. Wurde das Serum erst nach 48 Stunden gegeben, so trat der Tod in derselben Zeit ein, wie bei dem Kontrolthier. Die zweite Versuchsreihe, in welcher die Thiere stärker inficirt wurden (mit $^1/_2$ Oese Pestkultur), lieferte ein ganz ähnliches Resultat. Das Serum konnte in diesem Falle zwar den Ausbruch der Krankeit nicht zurückhalten, aber es bewirkte, selbst wenn es erst 12 Stunden nach geschehener Infektion gegeben wurde, dass die Thiere nach schwerer Erkrankung mit dem Leben davonkamen. Wurde es später gegeben, dann stand ein tödtlicher Ausgang der Krankheit zu erwarten. Bei einem Thier, welchem erst 48 Stunden nach der Infektion 10 ccm Pestserum injicirt worden waren, wurde die Serumbehandlung fortgesetzt, es erhielt an den folgenden Tagen noch drei ebenso grosse Dosen Serum und wurde dadurch bis zum 10. Tage, an welchem es seiner Krankheit erlag, hingehalten, während das Kontrollthier bereits am 3. Tage gestorben war.

Ich habe diese Versuche absichtlich etwas ausführlicher wiedergegeben, weil sie erkennen lassen, dass das von uns zu diesen Versuchen benutzte Serum unzweifelhafte kurative Eigenschaften besitzt. Zunächst gilt dies selbstverständlich nur in Bezug auf die Thiere, an welchen die Versuche angestellt sind. Ob ähnliche Wirkungen auch beim Menschen zu erzielen sind, kann, wie unsere Beobachtungen an den empfindlicheren grauen Affen lehren, nicht ohne Weiteres geschlossen werden, sondern muss durch Beobachtungen an Pestkranken ermittelt werden. Es ist mir nicht bekannt geworden, ob solche Heilversuche mit dem neuen starken Serum bereits in grösserem Umfange angestellt sind. Die früheren Nachrichten über Verwendung von Pestserum zu Heilzwecken beziehen sich auf die älteren schwächeren Serumsorten und lauten nicht gerade ermuthigend, so dass Dr. Yersin, wie die Semaine médicale No, 23 mittheilt, sich selbst dahin geäussert hatte, dass das aus Paris erhaltene Serum unwirksam sei. Uebereinstimmend hiermit sind auch die eigenen Beobachtungen der Kommission, welche sie im Parel-Hospital an Kranken anstellen konnte, In diesem Krankenhause waren 24 Pestkranke mit Pestserum injicirt, und von diesen starben nur 13; ein sehr niedriges Mortalitätsverhältniss, welches für die Serumbehandlung sprechen könnte. Dieses günstige Resultat ist indessen nur ein scheinbares, da nur solche Fälle zur Serumbehandlung gewählt wurden, welche am ersten oder zweiten Tage ihrer Erkrankung ins Hospital gebracht wurden und eine nicht zu schlechte Prognose gestatteten. Nach dem Urtheil der betheiligten Aerzte würden die so ausgewählten Kranken auch ohne die Serumbehandlung vermuthlich dieselbe Mortalität gehabt haben.

Die Pestepidemie im Ganzen genommen ist noch in stetigem, wenn auch stellenweise recht langsamen Abnehmen begriffen. Neue Ausbrüche sind nicht vorgekommen. In Bombay bewegten sich in der letzten Zeit die täglichen Erkrankungsziffern zwischen 1 und 13. Der Monsun, welcher sich seit etwa 2 Wochen eingestellt hat, ist auf den Gang der Epidemie trotz der Wärme und des grossen Feuchtigkeitsgehalts der Luft, welche in der Monsunzeit die Erhaltung der Pestbakterien in der Umgebung des Menschen begünstigen müssten, ohne Einfluss geblieben.

Auf dem in meinem letzten Berichte erwähnten Ausflug in die North-Western Provinces und speciell in das Gebiet von Kumaon, wo die räthselhafte, Mahamari genannte pestartige Krankheit von Zeit zu Zeit auftritt, ist es uns zwar nicht gelungen, selbst Fälle von Mahamari zu Gesicht zu bekommen, aber wir konnten doch aus eigener Anschauung die Verhältnisse kennen lernen, unter denen sich die Krankheit zeigt. Sehr werthvoll war es, die Ansicht des Herrn Dr. Thomson, Sanitäry Commissioner with the Government of the North-West Provinces and Oudh, über die Mahamari kennen zu lernen. Er ist zur Zeit wohl der einzige Arzt, welcher selbst sowohl die Beulenpest, als auch die Mahamari gesehen hat. Derselbe sprach sich mir gegenüber dahin aus, dass er keinen Unterschied in den Symptomen beider Krankheiten finden könne, und dass er sie für identisch halte. Auch das epidemiologische Verhalten der Mahamari, die hohe Mortalität, das seuchenartige Erkranken und Massensterben in den befallenen Ortschaften sprechen sämmtlich dafür, dass Mahamari echte Beulenpest ist. Darüber ob diese Annahme zutreffend ist, wird hoffentlich der nächste Ausbruch der Krankheit Auskunft geben, welcher, wie ich nicht zweifele, zu gründlichen bakteriologischen Untersuchungen Veranlassung geben wird. Nur diese können die endgültige Antwort auf die Mahamarifrage liefern.

Auch zu einigen Beobachtungen über die Rinderpest hat dieser Ausflug Gelegenheit geboten. Nach der von Sachverständigen erhaltenen Auskunft verschwindet die Rinderpest in den Nordwestprovinzen und in Bengalen niemals gänzlich. Sie herrscht in diesen Theilen von Indien offenbar endemisch. Sie soll in der Regel einen ziemlich milden Verlauf haben, namentlich in der heissen trockenen Jahreszeit. Im Gebirge, und wenn es in der Ebene kühler wird, soll die Krankheit mehr um sich greifen und auch eine grössere Mortalität bewirken. Wegen dieser etwas abweichenden Verhältnisse hat man mehrfach die Behauptung aufgestellt, dass die indische Rinderpest eine andere Krankheit sei, als diejenige, welche in Europa und Afrika so grosse Verheerungen angerichtet hat. In einigen Dörfern in der Nähe des Städtchens Tanda konnte ich eine Anzahl von pestkrankenRindern untersuchen und auch die Obduktion eines eben verendeten Thieres machen, und ich habe dabei die Ueberzeugung gewonnen, dass es sich um genau dieselbe Krankheit handelt, welche ich in Südafrika gesehen habe und von der Niemand bezweifelt, dass es echte Rinderpest ist. Ansteckungsmaterial, welches von dem erkrankten und dem todten Thier entnommen war, wurde nach Muktesar geschafft in eine für Studien über ansteckende Thierkrankheiten bestimmte und isolirt im Gebirge hochgelegene Versuchsstation der indischen Regierung, und hier durch Verimpfen auf gesunde Rinder die Versuche über Rinderpest in Gang gebracht. Auch die bald nach der Impfung an den Rindern auftretenden Krankheitssymptome und der Obduktionsbefund eines nach der Impfung gestorbenen Thieres bestätigten, dass es sich hier um unzweifelhafte Rinderpest handelt.

Schliesslich habe ich noch über Leprastudien zu berichten, welche Herr Dr. Sticker auf meine Veranlassung in dem nicht weit von Bombay gelegenen Leprosorium „Matunga" gemacht hat. Diese Anstalt beherbergt gegen 350 Leprakranke, und es bot sich hier die Gelegenheit an einer grösseren Zahl von Kranken, die von mir gefundene Thatsache, dass bei den meisten Leprakranken zahlreiche Leprabacillen im Sekret der Nasenschleimhaut vorhanden sind, nachzuprüfen. Da mit dem Nasensekret die Leprabacillen aus dem Körper heraus und ins Freie gelangen, so handelt es sich hier möglicherweise um eine sehr wichtige, vielleicht um die wichtigste Infektionsquelle der Lepra. Es wurden im Ganzen 147 Leprakranke untersucht; davon hatten 64 Knotenlepra, 68 Nervenlepra und 15 die gemischte Form der Lepra. Von den mit Knotenform der Lepra Behafteten konnten in 44 Fällen schon bei der ersten Untersuchung die Leprabacillen in grosser Menge nachgewiesen werden. Nur bei zwei von diesen Kranken wurden trotz zweimaliger Untersuchung die Bacillen vermisst. Von den Fällen mit Nervenlepra zeigten 36 sofort die Leprabacillen, von den gemischten Fällen 11.

Im Ganzen wurden die Leprabacillen bei 147 Kranken 109 mal gefunden, und diese Zahl würde noch höher ausgefallen sein, wenn es möglich gewesen wäre, die Kranken wiederholt zu untersuchen. Die meisten sind nur einmal untersucht; dass dies aber nicht ausreicht, lehren einige Fälle von Nervenlepra, in denen erst bei der dritten oder vierten Untersuchung die Leprabacillen gefunden wurden.

Um bei Wiederholung dieser Untersuchungen Resultate zu erhalten, welche mit denjenigen des Herrn Dr. Sticker vergleichbar sind, ist es nothwendig, die von demselben ausgebildete Untersuchungsmethode zu kennen und zu befolgen. Zuerst wird die Nase mit dem Rhinoskop und der Nasenrachenraum mit dem umgekehrten Kehlkopfspiegel untersucht. In der Regel finden sich ulcerirte oder geröthete und geschwollene Stellen der Schleimhaut, welche mit eitrigem Sekret bedeckt sind. Dieses Sekret wird mit der Hohlsonde oder einem anderen passenden Instrument entnommen und auf Deckgläsern zur mikroskopischen Untersuchung ausgebreitet. Am häufigsten zeigen sich die Schleimhautveränderungen am knorpeligen Theil der Nasenscheidewand. Aber auch, wenn keine sichtbaren Veränderungen vorliegen und kein Sekret vorhanden ist, kann durch Abstreichen der vorderen Septumoberfläche Schleim erhalten werden, welcher sehr reich an Leprabacillen ist. Dass es sich wirklich um Leprabacillen handelt', ist leicht durch die specifische Färbung, die charakteristische Gruppirung und Lagerung im Innern von Zellen zu erkennen.

Obwohl zwar noch viele Fragen in Bezug auf das bakteriologische und epidemiologische Verhalten der Pest ungelöst sind, können doch diejenigen Aufgaben, welche die Kommission sich mit Rücksicht auf einen nicht übermässig ausgedehnten Aufenthalt in Indien stellen konnte, als erledigt angesehen werden. Da ausserdem die experimentellen Arbeiten wegen der mit dem Monsun eingetretenen klimatischen Verhältnisse nothgedrungen eine mehrmonatliche Unterbrechung würden erleiden müssen und auch die Epidemie selbst allem Anscheine nach im Verlöschen ist, so halte ich den Zeitpunkt für gekommen, dass die Kommission ihre Thätigkeit einstellt und die Rückreise antritt. Dieselbe soll, wie ich mir bereits telegraphisch ganz gehorsamst zu melden erlaubt habe, am 25. d. M. mit dem P. & O. Schiff „India“ erfolgen.

Inzwischen hat sich aber noch der Zwischenfall ereignet, dass die Pest in Jeddah ausgebrochen ist. Von hier aus lässt es sich nicht beurtheilen, ob es sich dabei um ein Ereigniss handelt, welches in Bezug auf die Pestgefahr für Europa möglicherweise von grösserer Bedeutung ist als die Pestepidemie in Bombay, und ob es nicht wünschenswerth oder sogar nothwendig ist, dass ein Mitglied der Kommission sich dorthin begiebt. Genauere Auskunft über die Pest in Jeddah dürfte erst in Egypten zu erwarten sein, und da ausserdem Jeddah nur von Egypten aus zu Schiff zu erreichen ist, so wird die Kommission in Egypten die Reise unterbrechen und, wenn es die Umstände erfordern sollten, von dort aus Vorschläge in Bezug auf den Besuch von Jeddah Eurer Excellenz ganz gehorsamst unterbreiten.

Ich selbst werde die Kommission auf ihrem Rückwege nicht begleiten können, da ich mit einer Mission nach Ostafrika betraut bin und einige Tage nach der Abreise der Pestkommission mich von Bombay direkt dorthin begeben werde.

Von dem Tage der Abreise ab wird Herr Geheimrath Professor Gaffky die Führung der Pestkommission wieder übernehmen.

Daressalam, den 12. August 1897.

Euer Excellenz beehre ich mich ganz geh. zu berichten, dass ich am 12. Juli in Daressalam angekommen bin und am 29. Juli den Erlass vom 30. Juni d. J. erhalten habe, durch welchen mir der Auftrag ertheilt wird, die im Gebiete von Deutsch-Ostafrika aufgetretene pestartige Krankheit zu untersuchen und bei der Bekämpfung dieser Krankheit mitzuwirken.

Ueber die pestartige Krankheit, um welche es sich hier handelt, waren bisher nur ungenügende Nachrichten an die Küste gelangt. Nach den Mittheilungen von Missionaren und Reisenden soll die Seuche in den Ländern herrschen, welche den Victoria-Nyanza im Norden und Nordwesten umgeben. Sie zeigt sich hauptsächlich unter den Völkern, deren Hauptnahrung die Bananen bilden und welche in dichten Bananenhainen wohnen. So erwähnt Stuhlmann in seinem Reisewerke eine von den Eingeborenen Kampuli genannte Krankheit, welche in Uganda vorkommt, „im höchsten Grade ansteckend und tödtlich ist und oft ganze Dörfer dahinrafft; wo sie auftritt, schwellen in kurzer Zeit alle Lymphdrüsen an und vereitern unter sehr starken Fiebererscheinungen: vermuthlich eine Art von Bubonenpest.“

Das Kaiserliche Gouvernement in Daressalam erhielt zuerst eine Nachricht von dem Vorkommen dieser Krankheit im deutschen Schutzgebiete durch einen Bericht des in Bukoba stationirten Stabsarztes Zupitza. Derselbe meldete am 6. Juli 1896, dass in Kisiba, einem Gebiet, welches östlich vom Victoria-Nyanza begrenzt und von dem nördlich gelegenen Uganda nur durch den Kagerafluss getrennt ist, öfters eine Seuche auftritt, welche mit heftigem Fieber, starker Anschwellung der Achsel- und Leistendrüsen verläuft und meistens in kurzer Zeit zum Tode führt. Von den Eingebornen wird die Krankheit für sehr ansteckend gehalten, da sie beim Ausbruch der Seuche ihre Dörfer, die in Kisiba sämmtlich in Bananenhainen liegen, verlassen und jeden Verkehr unter einander abbrechen.

Zur Zeit des Berichts waren zwei Bananenhaine befallen, und es starben darin täglich 5—6 Menschen. Im August und November des vorigen Jahres berichtete Stabsarzt Zupitza dann ferner, dass die Seuche um sich greife; es seien zwei weitere Bananenhaine ergriffen und jenseits des Kagera wüthe die pestartige Krankheit furchtbar. Zupitza hatte diese Nachrichten durch die Missionare und durch Eingeborene erhalten; er selbst war leider durch den Dienst auf der Station und durch langwierige Fiebererkrankung verhindert, Untersuchungen über die Krankheit an Ort und Stelle vorzunehmen. Nach zweijährigem Aufenthalt am Victoria-Nyanza kehrte er vor Kurzem nach Daressalam zurück, so dass sich die günstige Gelegenheit bot, von ihm Alles zu erfahren, was er über die Seuche wusste. Danach scheint es sich in der That um eine Krankheit zu handeln, welche in Bezug auf Symptome und Mortalität sich von der Bubonenpest nicht unterscheidet. Eigenthümlich ist nur, dass die Krankheit schon seit langer Zeit und wiederholt nach Kisiba eingeschleppt ist und sich stets auf dieses Gebiet beschränkt hat. Aehnlich verhält sich aber auch die in früheren Berichten erwähnte Mahamari, die pestartige Krankheit in den abgelegenen Dörfern des Himalayagebirges. Auch diese haust Jahre und selbst Jahrzehnte hindurch in den Gebirgsdörfern, bis sie sich plötzlich unter Verhältnissen, welche uns noch unbekannt sind, auf weite Gebiete von Nordindien ausbreitet. Auch in Mesopotamien kann die Bubonenpest lange Zeit hindurch lokalisirt bleiben, bis sie unvermuthet ihre Seuchenzüge in die Nachbarländer macht. So könnte auch im Innern von Afrika ein lokalisirter und seit langen Zeiten bestehender Pestherd vorhanden sein, von dem aus in früheren Zeiten die Pest durch den Sklavenverkehr nach Egypten und in neuerer Zeit nach Tripolis geschleppt wurde, wo noch in den Jahren 1856 und 1874 die Pest ausbrach, ohne dass eine Einschleppung von Mesopotamien oder anderen Pestherden her hätte nachgewiesen werden können. Die pestartige Krankheit in Kisiba würde dann einen der südlichsten Ausläufer dieses alten afrikanischen Pestherdes bilden. Ob es sich nun aber in der That hier um die echte Bubonenpest handelt, womit die eben ausgesprochenen Vermuthungen eine feste Gestalt gewinnen würden, kann nur durch Untersuchungen in den von der Seuche ergriffenen Gebieten, also zunächst in Kisiba, ermittelt werden. Kisiba ist von der ostafrikanischen Küste nur durch einen zwei und einen halben bis drei Monate dauernden Marsch zu erreichen. Rechnet man für den Hin- und Rückweg sechs Monate und etwa zwei Monate Aufenthalt, dann ergiebt sich eine Expeditionsdauer von etwa acht Monaten. Es entstand nun die Frage, ob ich selbst die Expedition übernehmen und damit sechs Monate hindurch aller wissenschaftlichen Thätigkeit entzogen werden sollte, oder ob es nicht zweckmässiger sein würde, einen für diesen Fall besonders eingeübten Arzt nach Kisiba zu senden, welcher das für die Untersuchung erforderliche Material einsammeln und nach Daressalam bringen würde, während ich die Zwischenzeit benutzen könnte, um mich mit anderen für die Kolonie wichtigen Fragen zu beschäftigen. Da Letzteres ganz besonders den Wünschen des Kaiserl. Gouvernements entsprach und da sich ausserdem Stabsarzt Zupitza, welcher inzwischen mir bei meinen Arbeiten behülflich gewesen war und sich sehr schnell in die Untersuchungsmethoden eingearbeitet hatte, bereit erklärte, die Expedition zu übernehmen, und da schliesslich Euer Excellenz sich auf eine telegraphische Anfrage damit einverstanden erklärt hatten, dass ich mich nicht ausschliesslich mit der pestartigen Krankheit zu beschäftigen habe, so ist im Einvernehmen mit dem Kaiserl. Gouvernement die Anordnung getroffen, dass Herr Zupitza nach Kisiba geht. Sollten Euer Excellenz hiermit nicht übereinstimmen und es für richtiger halten, dass ich mich selbst nach Kisiba begebe, dann würde ein nach dem Eintreffen dieses Berichtes an mich gerichtetes Telegramm mich noch so zeitig erreichen, dass ich die Expedition in einigen Tagen einholen könnte.

Damit der Zweck der Expedition nicht durch etwaige Erkrankung des Stabsarztes Zupitza oder sonstige Störungen zu sehr in Frage gestellt wird, soll ein zweiter Arzt, welcher als Stationsarzt in Bukoba bleiben wird, mit ihm gehen, um eventuell an seine Stelle treten zu können. Die Kosten für diese Expedition will das Kaiserl. Gouvernement tragen. Die Vorbereitungen für dieselbe würden etwa drei Wochen in Anspruch nehmen, so dass die beiden Aerzte ihren Marsch gegen Ende dieses Monats werden antreten können.

Ich selbst beabsichtige, mich vorläufig mit Untersuchungen über die Malaria, über Viehseuchen, welche schon seit Jahren den Viehbestand der Küstengegend verheeren, und über die Anlage eines malariafreien Sanatoriums in West-Usambara zu beschäftigen. Uebrigens habe ich mich schon gleich nach meinem Eintreffen in Daressalam an die Bearbeitung dieser Fragen gemacht, zu welchem Zwecke mir von dem Gouvernement Arbeitsräume im Lazareth der Evangelischen Mission zur Verfügung gestellt und Stabsarzt Zupitza als Assistent überwiesen wurde.

Auch an Gelegenheit zur Untersuchung fehlte es nicht, da unmittelbar nach meiner Ankunft das bereits herrschende Fieber in erheblicher Weise zunahm und auch unter den Rindern die gefürchtete Seuche wieder zum Ausbruch kam. In Bezug auf letztere gelang es mir sehr bald festzustellen, dass die Rinder zum grössten Theil am Texasfieber zu Grunde gingen, dass daneben aber auch noch eine Krankheit herrscht, welche in Indien Surra, in Südafrika Tsetse-Krankheit genannt wird. Ueber diese Befunde, sowie über einige interessante Beobachtungen bezüglich der hiesigen Malaria werde ich demnächst ganz geh. Bericht erstatten.

Instruktion für Herrn Stabsarzt Zupitza.

1. Zweck der Expedition ist die Beschaffung von Untersuchungsmaterial zur Erforschung der pestartigen Krankheit in Kisiba.

2. Die Expedition geht mit thunlichster Beschleunigung nach Bukoba und von da in das Land Kisiba. Sollte zur Zeit die Krankheit in Kisiba nicht anzutreffen sein, dann ist sie jenseits des Kagera aufzusuchen.

3. Es sind an möglichst vielen Kranken die klinischen Symptome der Krankheit festzustellen (Initialsymptome, Drüsen-Schwellungen resp. -Infiltrationen, Verlauf und Dauer der Krankheit, gelegentliche Temperaturmessungen, Lungensymptome; etwaige Exantheme u. s. w.)

4. Erkundigungen über die Art der Ansteckung, Inkubationsdauer, Mortalität, Immunität nach überstandener Krankheit, Vorkommen in bestimmten Jahreszeiten, Unterschiede nach Alter, Geschlecht der Erkrankten u. s. w.

5. Beziehungen zu gleichzeitigen Thiererkrankungen, wobei in erster Linie auf Erkrankungen und Sterben unter den Ratten oder anderen Nagethieren zu achten ist.

6. Nachrichten über Ausdehnung des Krankheitsgebietes in den Nachbarländern, Verhalten in früheren Zeiten, Zeit und Art der Einschleppung u. s. w.

7. An Untersuchungsmaterial ist zu sammeln:

Deckglaspräparate von infiltrirten und incidirten Drüsen Erkrankter, bevor die Drüse in Eiterung übergegangen ist.

Desgl. vom Blut, durch Einstich in den Finger entnommen.

Desgl. vom Auswurf, sofern er pneumonische Veränderungen zeigt.

Desgl. von infiltrirten Drüsen, Milz, Lunge, Blut aus Leichen.

Alkoholpräparate von infiltrirten Drüsen Erkrankter, der Drüsen, Milz, Lungen, event. auch anderer Organe aus Leichen.

8. Von jeder Obduktion ist ein genaues Protokoll zu geben, wobei besonders zu berücksichtigen sind: sämmtliche Lymphdrüsen, Milz, Lunge, Magen, unterer Abschnitt des Ileum und Coecum.

9. Deckglaspräparate und Alkoholpräparate sind in duplo anzufertigen und jede Serie für sich nach Daressalam zu befördern.

10. An den inficirten Orten sind Ratten einzufangen und auf Pestbakterien zu untersuchen (Milz und Blut).

11. Es sind mit der Substanz von infiltrirten Drüsen, resp. Milz, Blut, Infektionsversuche an Ratten, an anderen Nagethieren, auch an Affen etc. zu machen. Bei Ratten ist Infektion durch Fütterung zu versuchen.

12. Finden sich spontan erkrankte Ratten oder gelingt die Infektion derselben, dann sind Deckglas- und Alkoholpräparate auch von diesen anzufertigen (Drüsen, Milz, Blut).

---

13. Soweit sich Gelegenheit dazu bietet und der Hauptzweck der Expedition dadurch nicht beeinträchtigt wird, sind andere Krankheiten in Bezug auf ihr Vorkommen, ihre Verbreitung und Aetiologie zu berücksichtigen und Nachrichten sowie Material davon zu sammeln.

14. In erster Linie sind hierbei Malaria, Surra und Texasfieber zu beachten, ferner Lepra, Tuberkulose, Dysenterie, Bilharzia-Krankheit, Anchylostomen-Krankheit, Elephantiasis (wenn durch Filaria sanguinis bedingt), Ainhum; unter den Thieren: Milzbrand, Rinderpest (Erkundigungen über die letzte Epidemie und etwaige Residuen derselben), Blutparasiten der Thiere (Trypanosomen, malaria-artige Parasiten namentlich bei Affen etc.).

15. Sammlung von Insekten, welche mit einem Stechrüssel versehen sind (hauptsächlich Mosquitos, Stechfliegen, Zecken). Dieselben sind in Alkohol zu konserviren.

Daressalam, den 27. Oktober 1897.

Eurer Excellenz beehre ich mich im Anschluss an meinen Bericht vom 12. August d. J. die Ergebnisse meiner bisherigen Untersuchungen über die hier herrschenden Viehseuchen ganz geh. zu berichten.

Nachdem vor vier bis fünf Jahren die Rinderpest auf ihrem Zuge von den Somaliländern nach Südafrika den grössten Theil des Schutzgebietes verheert hatte, hörte man von gefährlichen Viehseuchen im Innern nichts mehr, und es scheint sich der Viehstand in den meisten viehzüchtenden Gebieten der Kolonie wieder in erfreulicher Weise gehoben zu haben; nur an der Küste kamen immer noch Seuchenausbrüche vor, denen viele Rinder zum Opfer fielen. Trotz der Bemühungen des Kaiserlichen Gouvernements, welches immer von Neuem frische Thiere herbeischaffen liess, kam die Viehzucht im Küstengebiet deswegen nicht vorwärts. Ueber diese Seuchen herrschte bis jetzt vollkommenes Dunkel: man wusste nicht, ob es sich nur um eine oder um verschiedene Krankheiten handle, ob die Krankheit aus dem Innern gebracht werde, oder ob sie an der Küste entstehe.

Durch die mikroskopische Untersuchung liessen sich diese Fragen glücklicherweise sehr bald beantworten, und es ergab sich, dass das Viehsterben an der Küste durch zwei verschiedene Krankheiten, nämlich durch das Texasfieber und die Surra- oder Tsetsekrankheit bedingt wird.

Ich werde mich in diesem Bericht mit der letzteren Krankheit beschäftigen und eine Schilderung des Texasfiebers an der ostafrikanischen Küste sehr bald folgen lassen.

Am längsten kennt man die Surra oder Tsetse-Krankheit in Südafrika. Sie beschränkt sich aber nicht allein auf die südlichen Gebiete des Erdtheils, denn vor etwa zwei Jahren hatte ich im Auftrage des Auswärtigen Amtes Präparate zu untersuchen, welche aus Togo nach Berlin gesandt waren und welche sich als der Tsetsekrankheit zugehörig herausstellten. Ausserdem gehört eine in Vorderindien weit verbreitete, unter dem Namen Surra schon seit langer Zeit bekannte Krankheit hierher. Nach den Veröffentlichungen, welche Dr. Bruce über die Tsetse-Krankheit in Südafrika gemacht hat, nach dem, was ich an den Präparaten aus Togo gesehen habe und nach den Mittheilungen, welche mir der langjährige Untersucher

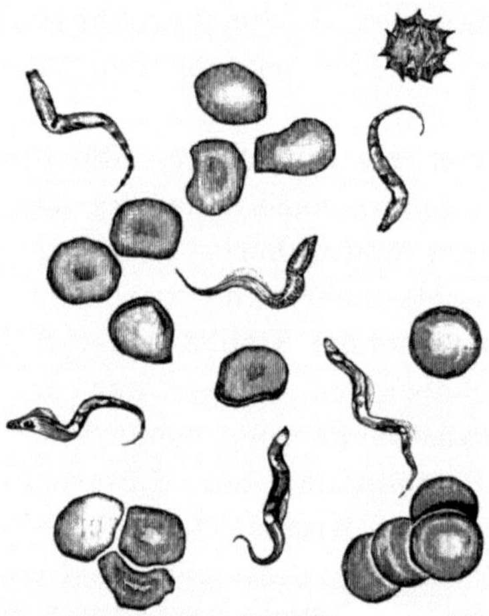

Fig. 1.
Surra- (Tsetse-) Trypanosoma.

der Surra in Indien, Dr. Lingard, gemacht hat, kann ich keinen wesentlichen Unterschied zwischen den an den verschiedenen Orten beobachteten Tsetse- und Surra-Krankheiten erkennen und muss dieselben vorläufig für identisch halten.

Die Krankheit wird bedingt durch einen Parasiten, welcher im Blute der erkrankten Thiere lebt und von einem Thiere auf das andere durch stechende Insekten, in Südafrika und in Togo durch die Tsetse-Fliege, übertragen wird. Wie die Uebertragung in Indien stattfindet, ist noch nicht mit Sicherheit ermittelt, aber höchst wahrscheinlich geschieht dies dort ebenfalls durch Stechfliegen.

Der Parasit, eine Trypanosoma-Art, ist, wie aus der beifolgenden Skizze (Fig. 1) zu ersehen, zwei bis drei mal so lang, als der Durchmesser eines rothen Blutkörperchens. Er hat eine fischähnliche Gestalt und schlängelt sich in lebhaften Bewegungen zwischen den Blutkörperchen hin. Ich habe ihn niemals im Innern von Blutzellen gesehen. Er ist farblos, ist aber leicht mit Anilinfarben zu färben.

Wenn Thiere der Infektion ausgesetzt gewesen sind, erkranken sie nicht sofort, sondern nach einem Inkubationsstadium, welches bei den von mir angestellten künstlichen Uebertragungen eine Dauer von 9—12 Tagen hatte.

Der Beginn der Krankheit giebt sich durch Steigen der Körpertemperatur und durch das Auftreten der Parasiten im Blute zu erkennen. Charakteristische anderweitige Symptome stellen sich nicht ein. Unter schnell zunehmender Schwäche, Blutarmuth und Abmagerung können die Thiere bald zu Grunde gehen oder sie verfallen in ein mehr oder weniger lange Zeit sich hinziehendes Siechthum, bei dem, wie Dr. Lingard nachgewiesen hat und wie ich nach eigenen Beobachtungen bestätigen kann, die Parasiten aus dem Blute zeitweilig verschwinden, um periodenweise immer wieder von Neuem zu erscheinen und schliesslich das Thier nach vielen Monaten zu Grunde zu richten. Ich habe in Indien im Versuchsstalle Dr. Lingard's ein an Surra leidendes Thier gesehen, welches aufs äusserste abgemagert war und bereits länger als ein Jahr an der Krankheit litt, und auch in Ostafrika konnte ich Thiere beobachten, welche an dieser chronischen Form der Surra seit Monaten litten. Spontane Heilungen scheinen nicht oder doch nur ausnahmsweise vorzukommen.

Ich entdeckte die Krankheit zuerst in Daressalam in einer dem Gouvernement gehörigen Heerde bei einigen Thieren und kurze Zeit darauf auch bei einem Rinde, welches einem früheren Beamten gehörte und nie mit jener Heerde in Berührung gekommen war. Später konnte ich die Krankheit noch auf der Insel Mafia unter den Thieren der Viehstation Msikitini, auf der Viehstation Pugu, unter den Rindern des Häuptlings Baruck in Barucksruh und in einer Heerde nachweisen, welche für West-Usambara bestimmt, aber wegen Krankheitsverdachts in Mombo am Fusse des Gebirges zurückgehalten war. Im Ganzen fand ich 26 Thiere an Surra erkrankt. Diese Zahl giebt aber bei Weitem nicht an, wie gross die Verluste sind, welche durch die Krankheit bedingt werden, und wie viel Thiere augenblicklich unter dem Küstenvieh mit Surra behaftet sind. Viele Thiere sind schon auf dem Transport zur Küste und bald nach ihrer Ankunft zu Grunde gegangen, und von den noch vorhandenen wurden nur die schwerkranken Thiere untersucht, und auch unter diesen liessen manche, obwohl die anämische Beschaffenheit des Blutes bestimmten Verdacht auf Surra erweckte, bei der Untersuchung die Parasiten vermissen; vermuthlich weil die Thiere sich gerade in einer parasitenfreien Zwischenperiode der Krankheit befanden.

Schon bei den ersten Surra-Befunden fiel es auf, dass die erkrankten Thiere sämmtlich eine und dieselbe Herkunft hatten. Die verschiedenen Heerden setzten sich zusammen aus Vieh, welches aus dem Innern, und zwar aus verschiedenen Gegenden, hauptsächlich aber aus Kilimatinde und aus Iringa im viehreichen Uhehe-Lande stammte. Obwohl nun Stallungen und Weide allen diesen Thieren gemeinschaftlich waren, so fanden sich Surra-Kranke doch nur unter dem Vieh aus Iringa. Das Vieh war zu verschiedenen Zeiten aus dem Innern gebracht und bald nach seiner Ankunft auf die einzelnen Stationen vertheilt; auch das Vieh in Barucksruh, ein Geschenk des Gouvernements an Baruck, bestand zum Theil aus Iringa-Rindern. Die einzige Ausnahme schien das in Privatbesitz befindliche Surra-Rind in Daressalam zu sein, aber beim Nachfragen stellte sich heraus, dass auch dieses Thier von seinem Besitzer einige Zeit vorher aus Iringa mitgebracht war. Es musste somit der Verdacht entstehen, dass die Krankheit aus Iringa stamme. Nach dieser Richtung angestellte Erkundigungen ergaben indessen sehr bald, dass das Vieh im Uhehe-Lande vorzüglich gedeiht und dass dort von der Surra-Krankheit nichts bekannt ist. Es liess sich aber dann weiter in Erfahrung bringen, dass das Vieh auf seinem Wege von Iringa zur Küste eine Gegend passiren muss, in welcher es unmöglich ist, Vieh zu halten, weil dort alle Thiere bei längerem Aufenthalte zu Grunde gehen. Es ist dies das Thal des Ruaha-Flusses, und es hat den Anschein, als ob in dieser Gegend der Sitz der Krankheit und die Stelle der Infektion für das auf dem Wege zur Küste befindliche Vieh zu suchen ist. In diesem Falle würde der Ruaha für einen Theil des Schutzgebietes eine ähnliche Rolle spielen, wie der Zambesi in Südafrika, welcher bekanntlich durch die an seinen Ufern herrschende Tsetse-Krankheit allen Viehtransporten ein fast unüberwindliches Hinderniss entgegenstellt. Es scheint mir auch nicht ausgeschlossen, dass ausser dem Ruaha noch andere Flussniederungen in der Kolonie existiren, welche ebenfalls Surra-Herde bilden. Leider ist die Entfernung von der Küste zum Ruaha zu gross, als dass ich daran denken könnte, an Ort und Stelle Untersuchungen darüber anzustellen, ob im Ruaha-Gebiet die Tsetse-Fliege vorkommt, ob und welche Thiere in jenen Gegenden an Surra leiden und die Infektionsquelle für die Rinder bilden. In Südafrika hat man in dieser Beziehung die Büffel und grossen Antilopen in Verdacht und hat behauptet, dass in den Gegenden, wo diese Thiere der vordringenden Kultur gewichen sind, auch die Tsetse-Krankheit verschwunden ist. Vorläufig sollen auf meinen Vorschlag gelegentliche nach jenen Gegenden gerichtete Expeditionen Untersuchungsmaterial sammeln und weitere Erkundigungen einziehen. Auch sollen Anfragen in Form eines Fragebogens an alle Stationen im Innern gerichtet werden über das etwaige Vorkommen der Tsetse-Fliege und von surraähnlichen Viehkrankheiten. Auch sollen kleinere Viehtransporte, zehn bis zwanzig stark, auf verschiedenen Wegen und zu verschiedenen Jahreszeiten von Iringa und anderen geeignet erscheinenden Punkten zur Küste geführt werden, um allmählich zu erfahren, auf welchem Wege und zu welchen Zeiten mit möglichst geringen Verlusten Viehtransporte aus Uhehe zur Küste gebracht werden können.

Die Surra-Krankheit beschränkt sich nicht allein auf das Rind, sondern kann auch andere Thiere ergreifen. In Indien ist sie hauptsächlich bei Pferden, Kameelen, Elephanten beobachtet, und es sind gerade die bedeutenden Verluste an Kavallerie-Pferden für die Indische Regierung die Veranlassung gewesen, dieser Krankheit seit einer Reihe von Jahren ihre Aufmerksamkeit zuzuwenden und wissenschaftliche Untersuchungen über dieselbe anstellen zu lassen. In Ostafrika kommen in dieser Beziehung ausser dem Rind nur solche Thiere in Betracht, welche an Stelle der Ochsen in Surra-Gegenden als Transportthiere dienen könnten.

Ich habe deswegen Uebertragungsversuche an einheimischen Eseln (sogen. Massai-Eseln) und Bastarden von Maskat-Eseln und Massai-Eseln angestellt; diese Versuche sind noch im Gange. Bei einem Vorversuche ist ein Massai-Esel, welchem mehrere Kubikcentimeter Surra-Blut injicirt wurden, gesund geblieben, während eine Kuh und zwei Kälber, denen zur Kontrolle dieselbe Injektion gegeben war, an Surra erkrankten und starben. Von anderen Thieren haben sich nur noch Hunde und Ratten als empfänglich erwiesen. Da auf den verschiedenen Stationen, namentlich in Daressalam mit den surrakranken Rindern andere Rinder in grosser Zahl und auch Hunde wochenlang in beständiger Berührung waren und niemals eine spontane Uebertragung vorgekommen ist, so ist anzunehmen, dass an der Küste die Bedingungen dafür nicht gegeben sind, höchstwahrscheinlich weil es hier an einem unentbehrlichen Faktor für die Infektion mit Surra-Parasiten, nämlich an der Tsetse-Fliege oder einem anderen zur Uebertragung geeigneten stechenden Insekt fehlt[1]). Aus diesem Grunde bedarf es auch, so lange nicht gegentheilige Erfahrungen gemacht werden, für die Küste keiner besonderen Isolirungs- und Desinfektionsmaassregeln. Ebensowenig sind Einschränkungen in Bezug auf Verwerthung des Fleisches und der Haut der erkrankten Thiere erforderlich. Es ist mehrfach vorgekommen, dass ein Surra-Thier geschlachtet, das Fleisch gegessen und die Haut in der Nähe des Viehstalles getrocknet wurde, ohne dass dadurch der geringste Nachtheil für Menschen oder Thiere entstanden ist.

Da man in Indien gefunden hat, dass die Ratten ziemlich häufig Surra-Parasiten in ihrem Blut haben und da man dort annimmt, dass die Ratten bei der Verbreitung der Krankheit eine gewisse Rolle spielen, so habe ich meine Untersuchungen auch auf diesen Punkt gerichtet. Es wurden bis jetzt 24 Ratten, sämmtlich in Daressalam, aber in verschiedenen Häusern gefangen, untersucht und in der That bei 10 Thieren im Blute Parasiten gefunden, welche den Surra-Parasiten auf den ersten Blick gleich zu sein schienen, sich aber doch bei weiterer Untersuchung als eine von diesem verschiedene Trypanosoma-Art herausstellten. Sie sind etwas länger und schlanker als das Surra-Trypanosoma und unterscheiden sich von demselben besonders dadurch, dass das Kopfende in einen

---

[1]) Anmerkung: Auf der Heimreise erfuhr ich in Mombassa, dass das Verbreitungsgebiet der Tsetse-Krankheit in Britisch-Ostafrika bis nahe an die Küste heranreicht und es wurden mir zum Beweise dafür einige Tsetse-Fliegen übergeben, welche in der Nähe von Mombassa gefangen waren. K.

langen schnabelartigen Fortsatz ausläuft, während der Surra-Parasit am Kopfe fast stumpf endigt. Die Figur 2 der beigefügten Skizze, welche das Ratten-Trypanosoma darstellt, lässt diesen Unterschied der Gestalt erkennen. Die Uebertragung des Ratten-Trypanosoma

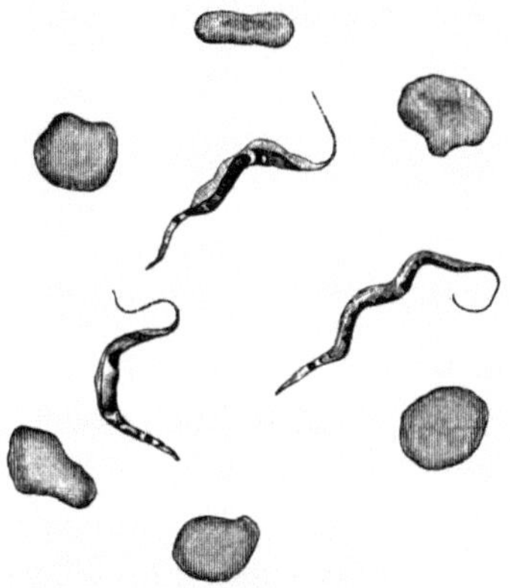

Fig. 2.
Ratten-Trypanosoma.

auf andere Thiere als Ratten ist mir bisher nicht gelungen. Im Blute von Ratten, welche bereits Ratten-Trypanosomen hatten und überdies mit Surra-Blut geimpft waren, konnte ich beide Parasiten neben einander beobachten. Wurde solches Rattenblut, welches also beide Parasitenarten enthielt, auf einen Hund verimpft, dann erkrankte derselbe an Surra, er hatte in seinem Blut nur die Surra-Parasiten, die Ratten-Trypanosomen, für welche der Hund unempfänglich ist, waren verschwunden. Es war also gelungen, die beiden Parasitenarten vermittelst der Passage durch den Hund wieder von einander zu trennen; ein weiterer Beweis dafür, dass sie verschiedenen Arten angehören. Wegen der Artverschiedenheit ist denn auch anzunehmen, dass die hier bei Ratten vorkommenden Blutparasiten zur Surra-Krankheit der Rinder keine Beziehungen haben.

Ueber die Expedition des Stabsarzt Zupitza habe ich noch gehorsamst zu berichten, dass dieselbe von Daressalam am 30. August abgegangen und nach den bisher eingetroffenen Nachrichten wohlbehalten am 12. September in Kilossa und am 17. September in Mpapua eingetroffen ist.

Daressalam, den 15. November 1897.

Euer Excellenz beehre ich mich im Anschluss an meinen Bericht vom 27. Oktober d. J. über das Texasfieber im ostafrikanischen Küstengebiet ganz geh. zu berichten.

Ein gewisser Procentsatz von Rindern, welche den seucheartigen Krankheiten an der ostafrikanischen Küste erliegen, wird durch die Surra-Krankheit fortgerafft, ein erheblich grösserer aber durch eine Krankheit, welche in ihren Symptomen, Blutbefund und Leichenerscheinungen mit der in den Vereinigten Staaten als Texasfieber bekannten und von amerikanischen Forschern sorgfältig studirten Viehseuche soweit übereinstimmt, dass ich nicht anstehe, trotz einiger Abweichungen im Verhalten die hiesige Rinderseuche als Texasfieber zu bezeichnen.

Mit dem Texasfieber übereinstimmend sind zunächst die klinischen und anatomischen Symptome. In den akut verlaufenden, meistens nach ein bis zwei Wochen tödtlich endenden Fällen zeigen die Thiere alle Erscheinungen, welche auf eine schwere Erkrankung hinweisen, aber an und für sich nichts Charakteristisches bieten; sie haben hohe Körpertemperatur, fressen nicht, sind sehr matt und hinfällig und magern schnell ab. Daneben kann man aber gelegentlich ein Symptom beobachten, welches sofort den Verdacht auf Texasfieber erwecken muss, es ist dies eine mehr oder weniger stark blutige Färbung des Harnes. Dieselbe ist, wie die mikroskopische Untersuchung lehrt, nicht durch eine Beimischung von Blut, sondern von gelöstem Blutfarbstoff bedingt und somit als Hämoglobinurie zu bezeichnen. Merkwürdigerweise hatte man dieses wichtige Symptom hier vollkommen übersehen oder wenigstens nicht beachtet. Nachdem ich darauf aufmerksam gemacht hatte, fand es sich, wie dies auch beim amerikanischen Texasfieber der Fall ist, zwar nicht in allen, aber doch in den meisten Fällen. Bei den Obduktionen zeigte sich der Urin in der Blase ausnahmslos stark blutig gefärbt, und wiederholt wurde mir Urin vorgezeigt, welcher von den erkrankten Thieren abgesondert war und eine dunkelrothe, fast schwarze Farbe aufwies.

Bei der Untersuchung der gefallenen Thiere konnte ich alle von den amerikanischen Forschern als besonders charakteristisch für das Texasfieber bezeichneten Veränderungen konstatiren. Das Blut war sehr dünnflüssig und hatte einen deutlich gelblichen Farbenton. Das Unterhautfettgewebe, Muskulatur und alle Organe zeigten neben hochgradig anämischer Beschaffenheit ebenfalls eine unverkennbare ikterische Färbung. Die Milz war stark vergrössert, zwei- bis dreimal so dick als bei gesunden Thieren; ihre Substanz war schwärzlich braunroth gefärbt, sehr weich. Die Leber war ebenfalls etwas vergrössert, hatte eine gelbliche Farbe, was besonders auf der Schnittfläche hervortrat, welche ein blass gelblich marmorirtes Aussehen zeigte. In der Gallenblase fand sich regelmässig eine ganz dickflüssige Galle, welche wie ein dünner grüner Brei aussah. Die Amerikaner haben die so beschaffene Galle treffend mit zerkäutem Gras verglichen. An den übrigen Organen fand sich ausser dem blutig gefärbten Urin, einer etwas dunkleren Färbung der Nierenrinde und fleckiger Röthung der Schleimhaut des vierten Magens, des Duodenum und theilweise des Dünndarms nichts Auffallendes. Die mikroskopische Untersuchung der Organe ergab nur für die Leber einen sehr charakteristischen Befund, auf welchen die amerikanischen Forscher bereits hingewiesen haben. In der Umgebung der intralobulären Venen sieht man in mehr oder weniger weitem Umkreis die Leberzellen stark verändert; sie nehmen den Farbstoff nicht mehr an, stellenweise sind auch ihre Kerne nicht mehr färbbar, so dass man sie als abgestorben ansehen muss. Ihre Umrisse sind aber noch deutlich zu erkennen an den sie netzförmig umspannenden Gallenkapillaren, welche mit einer gelbglänzenden soliden Masse angefüllt sind. Stellenweise sind die Gallenkapillaren so stark und gleichmässig gefüllt, dass es so aussieht, als wären sie künstlich mit einer gelbgefärbten Leimmasse injicirt, um sie sichtbar zu machen.

Ich erinnere mich nicht, jemals bei anderen Krankheiten auch nur annähernd ähnliche Bilder in Leberschnitten gesehen zu haben, und möchte deswegen dieses Verhalten der Gallenkapillaren als ein sicheres Kennzeichen für das Texasfieber halten.

Das grösste Interesse musste sich natürlich der mikroskopischen Untersuchung des Bluts zuwenden, in welchem, wie bekannt, Th. Smith und F. L. Kilborne einen Parasiten nachgewiesen haben, den sie für die Ursache des Texasfiebers halten.

Dieser Parasit befindet sich in den rothen Blutkörperchen und hat im vollkommen entwickelten Zustande eine birnenförmige Gestalt. Da in der Regel zwei solcher Parasiten dicht nebeneinander gelagert im rothen Blutkörperchen gefunden werden, so hat man diesem sonderbaren Mikroorganismus den Namen Pyrosoma bigeminum beigelegt.

Nach Angabe der Entdecker des Pyrosoma soll der Parasit Jugendformen besitzen, welche wie äusserst feine Pünktchen aussehen oder höchstens sehr kleinen Mikrokokken an Grösse gleichkommen. Dieselben sollen ausschliesslich in den milden Fällen des Texasfiebers, dann aber in grosser Zahl gefunden werden, sodass 5—50 Procent der rothen Blutkörperchen davon besetzt sind. In den akuten schweren Fällen des Texasfiebers soll nur die grosse Birnenform des Parasiten vorkommen und nur $^1/_2$—2 Procent der rothen Blutkörperchen damit inficirt sein.

In einer gewissen Anzahl der von mir untersuchten Thiere konnte ich das ausgewachsene Pyrosoma bigeminum nachweisen. Dasselbe entsprach der Beschreibung, welche Smith und Kilborne davon gegeben haben, so vollkommen, dass gar kein Zweifel über die Identität des hier gefundenen und des bei den amerikanischen Rindern entdeckten Parasiten bestehen kann. Nur in Bezug auf die Jugendformen des Pyrosoma und die Beziehungen derselben, sowie der erwachsenen Parasiten zu dem milden und zu dem schweren Texasfieber bin ich zu anderen Resultaten gekommen als die amerikanischen Forscher. Ich fand nämlich gerade bei den schweren, schnell tödtlich verlaufenden Fällen in den rothen Blutkörperchen eigenthümliche Gebilde, welche stäbchenartig aussahen, sodass man sie für kleine Bacillen halten könnte. Dieselben sind häufig etwas gekrümmt, mitunter so stark, dass sie ringförmig werden und in diesem Falle den Parasiten der tropischen Malaria sehr ähnlich erscheinen. Oefters sind diese Stäbchen in der Mitte etwas dicker; sie zeigen dann deutlich eine doppelte Kontour und nehmen die Form eines Weidenblattes an. Zwischen solchen Formen und der Birnform des erwachsenen Pyrosoma finden sich alle Uebergänge und ich habe in Folge dessen die Ueberzeugung gewonnen, dass die von mir gefundenen Parasiten die eigentlichen Jugendformen des Pyrosoma bilden. Sie finden sich in den schwersten Fällen in ausserordentlicher Menge; mitunter so reichlich, dass 80 bis 90 Procent aller rothen Blutkörperchen davon besetzt sind. Meistens enthält ein Blutkörperchen 2 oder 4 Parasiten, vielfach aber nur 1 oder 3. Soweit meine Erfahrungen bis jetzt reichen, finden sich in den ganz akuten Fällen nur diese Jugendformen. Je langsamer der Verlauf ist, um so geringer wird die Zahl der Parasiten und um so sicherer kann man darauf rechnen, dass auch erwachsene birnförmige Parasiten erscheinen. Im Blute derjenigen Thiere, welche die Krankheit überstanden haben oder von vornherein nicht merklich krank waren, aber zu einer inficirten Heerde gehören, traf ich nur vereinzelte Jugendformen, gewöhnlich in Form von Ringen oder Halbringen.

Um eine Vorstellung von den Formen der hier gefundenen Parasiten zu geben, erlaube ich mir eine Skizze beizufügen, welche nach methylenblaugefärbten Präparaten angefertigt ist (Fig. 3).

Die obere Abtheilung der Skizze zeigt die Jugendform, die untere das voll entwickelte Pyrosoma bigeminum.

Ob diese Differenzen zwischen den Ergebnissen meiner Untersuchungen und denjenigen der amerikanischen Forscher durch Verschiedenheiten der Jahreszeit, des Klimas, der Viehrasse oder vielleicht der Untersuchungsmethode bedingt sind, vermag ich vorläufig nicht zu entscheiden.

Die hier gegebene Beschreibung der Parasiten bezieht sich auf die im Blut der lebenden Thiere vorkommenden. Im todten Thier und namentlich bei der Konservirung von Organstücken in Alkohol nehmen die Parasiten eine Kugelgestalt an, wie auch Smith und Kilborne bereits beobachtet haben.

Im Uebrigen konnte ich das sehr merkwürdige Verhalten dieser Krankheit, sowie es von den amerikanischen Forschern und im Anschluss an diese in Südafrika, Australien, Italien, Donauländern u. s. w. beobachtet ist, vollkommen bestätigen. Dasselbe kommt bekanntlich darauf hinaus, dass in Gegenden, wo das Texasfieber endemisch ist, das Vieh mehr oder weniger immun geworden ist und von der Krankheit kaum merklich zu leiden hat. Solches Vieh kann vollkommen gesund und gut genährt aussehen, aber sobald es mit anderen, nicht gegen Texasfieber immunen Rindern in Berührung gebracht wird, sei es, dass letztere in eine Texasfiebergegend versetzt werden oder dass scheinbar ganz gesunde Rinder

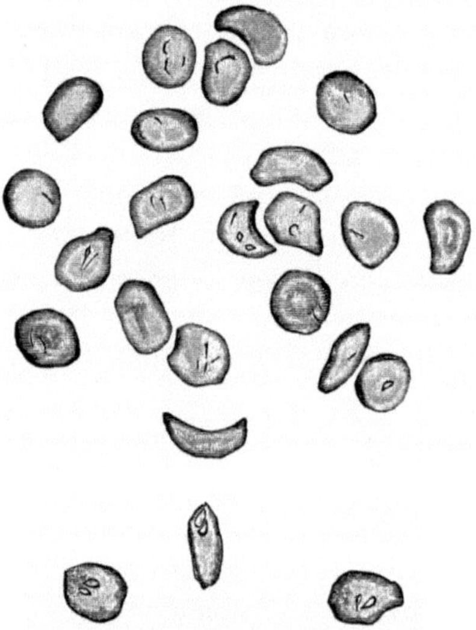

Fig. 3.
Parasiten des Texasfiebers (Pyrosoma).

aus einer Texasfiebergegend nach anderen gesunden Gegenden gebracht werden, dann bricht nach einigen Wochen unter den nicht immunen Thieren die Seuche aus. Etwa ein Viertel bis ein Drittel der inficirten Rinder geht zu Grunde, die übrigen kommen im Ernährungszustand sehr zurück, erholen sich aber ganz allmählich und sind dann für die Zukunft geschützt. Die Infektion soll in diesem Fall nicht unmittelbar von einem Thier zum anderen, sondern durch Vermittlung von Zecken vor sich gehen.

Bis jetzt habe ich das Texasfieber bei 35 Thieren mit mehr oder weniger reichlichem Parasitenbefund konstatiren können und in einer Heerde von 58 Thieren, welche die Seuche überstanden hatten, habe ich 28 Stück mit vereinzelten Jugendformen des Parasiten behaftet gefunden. Alle diese Thiere waren aus dem Inland an die Küste gebracht und bald nach der Ankunft erkrankt. Das im Küstengebiet heimische Vieh dagegen sieht, obwohl es mehrfach mit dem importirten und krankgewordenen Vieh zusammengekommen ist, wie ich mich namentlich auf der Insel Mafia überzeugen konnte, gesund aus und befindet sich in gutem Ernährungszustande. Es ist mir bis jetzt noch in keinem einzigen Falle gelungen, die Texasfieber-Parasiten bei einem Küstenrind nachzuweisen.

Auf der Viehstation Pugu, etwa 20 Kilometer von Daressalam, wo das aus dem Innern herangetriebene Vieh gehalten wird, fand ich in der ersten Zeit meines Hierseins nur Thiere, welche an Surra litten; nicht ein einziger Fall von Texasfieber kam dort vor. Erst als versehentlich Anfang September zwei Zugochsen von Daressalam nach Pugu geschickt und dort mit dem gesunden Vieh auf die Weide gegangen waren, stellten sich Fälle von Texasfieber ein.

Die an Texasfieber erkrankten Thiere stammten nicht wie die Surra-Rinder aus einer bestimmten Gegend im Innern, sondern hatten die verschiedenste Herkunft. Bei weiterem Nachfragen stellte sich auch heraus, dass das Texasfieber nicht erst in neuerer Zeit sich an der Küste eingestellt hat. Eingeborene Schlächter und Viehhändler theilten mit, dass ihnen diese Erscheinung von jeher bekannt sei. Schon ihre Vorfahren hätten gewusst, dass die aus dem Innern erhandelten Thiere an der Küste Blutharnen bekommen und meistens zu Grunde gehen, während Vieh von anderen Theilen der Küste und von Mafia ohne Gefahr zwischen den Küstenorten transportirt werden kann.

Es geht daraus hervor, dass das Texasfieber an der ostafrikanischen Küste und auf der Insel Mafia schon seit langer Zeit endemisch herrscht. Vermuthlich erstreckt sich dieses endemische Gebiet auch auf andere ostafrikanische Inseln, wo Viehzucht getrieben wird, und reicht sowohl nach Norden wie nach Süden über das deutsche Schutzgebiet hinaus. Namentlich nach Süden zu wird es bis an die englischen Kolonien sich erstrecken, wo das Texasfieber, nachdem es vom Norden her eingeschleppt wurde, seit 1870 beobachtet ist.

Nach dem Innern zu scheint das endemische Gebiet, wenigstens in Deutsch-Ostafrika, nur eine sehr geringe Ausbreitung zu haben. Schon wenige Meilen von der Küste entfernt hört man nichts mehr von Viehseuchen, die auf das Vorhandensein von Texasfieber schliessen lassen könnten. Dies hat seinen Grund aber einfach darin, dass von der Küste nach dem Innern zu ein viele Tagereisen breiter Strich Landes folgt, in dem so gut wie gar keine Rindviehzucht getrieben wird. Die daselbst wohnenden Völkerschaften mussten schon seit vielen Jahren in Folge der Raubzüge der Massais und anderer Stämme die Viehzucht vollständig aufgeben.

In dem endemischen Gebiete findet sich überall, soweit ich bis jetzt darauf achten konnte, die Rinderzecke, und zwar scheint es dieselbe Art zu sein, welche Smith und Kilborne als die Vermittlerin der Infektion ansehen. Die hier gesammelten Exemplare entsprechen vollkommen der Beschreibung und den Abbildungen, welche diese Forscher gegeben haben. Wenn das Vieh aus dem Innern frisch gebracht wird, ist es frei von Zecken; aber schon wenige Wochen später ist es mit vielen, oft Hunderten von Zecken, gewöhnlich am Halse, am Bauch und an der Innenseite der Oberschenkel besetzt.

Nimmt man die erwachsenen Zecken ab und setzt sie in ein Glas, dann legen sie nach einigen Tagen eine erstaunliche Zahl von kleinen braunen Eiern ab, aus denen nach etwa vier Wochen die jungen Zecken auskriechen.

Die Frage, ob durch diese jungen Zecken die Krankheit übertragen wird, konnte ich im endemischen Gebiet nicht einwandsfrei experimentell in Angriff nehmen, aber ich beabsichtige, nach dem texasfieberfreien West-Usambara junge Zecken aus Daressalam zu bringen und dort Infektionsversuche damit anzustellen. Ich glaube dies unbedenklich thun zu können, da bei dem Klima von West-Usambara ein Einnisten des Texasfiebers nicht zu befürchten ist.

So wie die Verhältnisse jetzt liegen, kommt Alles darauf an, dass das endemische Gebiet des Texasfiebers keine weitere Ausbreitung nach dem Innern zu gewinnt. Dies lässt sich nur dadurch erreichen, dass ein Verbot erlassen wird gegen den Transport von Küstenvieh nach dem Innern. Es ist dies bereits geschehen durch eine in Abschrift hier beigefügte Verordnung des Gouvernements.

Ferner ist es nothwendig, mit dem aus dem Innern zur Küste transportirten Vieh so zu verfahren, dass es einen möglichst geringen

Verlust durch Texasfieber erleidet. Auch in dieser Beziehung sind die erforderlichen Schritte bereits gethan. Es sollen die Viehtransporte nicht direkt zur Küste gebracht werden, sondern nach einem Ort, der leicht zu erreichen, zugleich aber frei von Texasfieber ist. Von da aus wird dann nach der betreffenden Küstenstation immer nur so viel Vieh — es handelt sich in diesem Falle nur um Schlachtvieh — getrieben als der Bedarf gerade erfordert. Es muss dann natürlich bald geschlachtet werden, auf jeden Fall so früh, dass es nicht erst an Texasfieber erkranken kann. Für Daressalam ist als Sammelplatz für das Inlandvieh Pugu in Aussicht genommen.

Nach den hier angedeuteten Grundsätzen wird seit etwa zwei Monaten verfahren, und es ist damit erreicht, dass seit dieser Zeit das Texasfieber fast ganz verschwunden ist. Es sind mir in den letzten Wochen nur zwei Fälle vorgekommen, welche beide hier geborene Kälber betrafen.

Ausser diesen Maassregeln habe ich noch Versuche in Anregung gebracht, welche sich gegen das Umsichgreifen der Zeckenplage richten sollen.

Bei ganz kleinen Viehbeständen kann man die Zecken schon durch regelmässiges Absuchen los werden. Die Schmarotzer kommen dann nicht dazu, ihre Eier abzulegen und werden schliesslich ausgerottet.

Bei etwas grösseren Beständen lässt sich diese Maassregel nur unvollkommen durchführen, namentlich wenn wilde Thiere dabei sind, die sich nicht berühren lassen. In diesem Falle will man in Australien mit Oelbädern, in Jamaika mit Einreibungen einer Mischung von Steinkohlentheer und Leinöl gute Erfolge erzielt haben. Hier ist zunächst dieses letztere Verfahren versucht. Dasselbe scheint sich nach dem, was ich bisher davon gesehen habe, sehr gut zu bewähren.

Vom Stabsarzt Zupitza ist hier die Nachricht eingetroffen, dass er am 9. Oktober in Tabora angelangt und von dort nach Muanza am Südende des Viktoria-Nyanza abmarschirt ist.

Ich beabsichtige am 23. November nach Tanga und von dort nach der Station Kwai in West-Usambara zu gehen. Voraussichtlich werde ich in Kwai am 10. December ankommen, dort mich etwa einen Monat lang aufhalten und dann nach Daressalam zurückkehren.

Daressalam, den 7. Oktober 1897.

Runderlass

an die Bezirks- und Bezirksnebenämter pp.

Dem pp. wird anliegend eine Verordnung betreffend Verbringen von Rindvieh von dem „Küstengebiete“ nach dem Innern zur sofortigen Veröffentlichung übersandt.

Es handelt sich hier um eine Angelegenheit von ganz hervorragender wirthschaftlicher Bedeutung. Die bisherigen Untersuchungen des Herrn Geheimrath Professor Dr. Koch und die infolgedessen auch über Vieherkrankungen im Zuge des ganzen Küstengebiets angestellten Erkundigungen lassen es leider unzweifelhaft erscheinen, dass das ganze Küstenvieh mit Texasfieber durchseucht ist. Den letzten Anstoss zu der Verordnung hat die Feststellung gegeben, dass eine in den Pugu-Bergen stehende Gouvernements-Heerde aus Iringa stammenden Rindviehs durch ein paar Zugochsen des Gouvernements, die von Daressalam nach dort verbracht wurden, vollständig durchseucht ward.

Das vom Verkehr auszuschliessende Gebiet konnte in § 2 ebensowenig nach Lage der Sache für alle Fälle zutreffend normirt werden, wie auch den örtlichen Verhältnissen entsprechend nicht eventuelle nähere Bestimmungen für den Verkehr des Rindviehs innerhalb des „Küstengebiets“ gegeben werden konnten. Nach dem Fortschreiten der Untersuchung bleibt daher in Aussicht zu nehmen, den örtlichen Verhältnissen entsprechend auf Befehl des Gouverneurs noch nähere ortspolizeiliche Bestimmung zur Ergänzung der allgemeinen Verordnung zu erlassen.

Der Kaiserliche Gouverneur.

In Vertretung:

gez. von Bennigsen.

Verordnung

betreffend Verbringen von Rindvieh aus dem Küstengebiet nach dem Innern.

§ 1.

Das Treiben von Rindvieh nach dem Innern aus dem Küstengebiet wird wegen Verseuchung des letzteren mit Texasfieber verboten.

§ 2.

Als Küstengebiet im Sinne des § 1 wird das Gebiet von 50 Seemeilen landeinwärts vorbehaltlich anderweiter Festsetzung zunächst angesehen.

§ 3.

Zugvieh, welches dem Küstengebiet entstammt oder aus dem Innern kommt und das Küstengebiet berührt hat, darf zu Rückfahrten in das Innere nicht mehr benutzt werden.

§ 4.

Vergehen gegen § 1 und 3 der Verordnung werden mit Geldstrafe bis zu 1000 Rps., an deren Stelle im Unvermögensfalle Gefängnissstrafe bezw. Kettenhaft bis zu drei Monaten tritt, bestraft. Das fragliche Rindvieh wird konfiscirt und obrigkeitlich getödtet.

§ 5.

Diese Verordnung tritt mit ihrer Publikation in Kraft.

Der Kaiserliche Gouverneur.

In Vertretung:

gez. von Bennigsen.

Daressalam, den 15. Februar 1898.

Eurer Excellenz beehre ich mich im Anschluss an meinen Bericht vom 15. Nov. 1897 ganz geh. zu melden, dass ich von der Expedition nach West-Usambara am 4. Februar 1898 in Daressalam wieder eingetroffen bin.

Ueber die Ergebnisse, welche meine Untersuchungen gelegentlich dieser Expedition gehabt haben, sowie über den Fortgang der Expedition des Stabsarzt Zupitza habe ich getrennte Berichte erstattet, welche hier beigefügt sind.

Ich nehme an, dass Stabsarzt Zupitza sich bereits auf dem Rückmarsche befindet und gegen Mitte März die Küste erreichen wird. Unter dieser Voraussetzung hoffe ich, die mir gestellte Aufgabe bis April erledigen zu können, und ich gedenke, sofern ich keine anderen Weisungen erhalte, dann von hier abzureisen um im Mai wieder in Berlin zu sein.

Daressalam, den 12. Februar 1898.

Die in meinem letzten Berichte in Aussicht gestellten Versuche über die Beziehungen der Rinderzecken zum Texasfieber sind gelegentlich meiner Exkursion nach dem Usambara-Gebirge zur Ausführung gekommen und haben ein sehr befriedigendes Resultat ergeben. Dieselben wurden in folgender Weise angestellt.

Es wurden in Daressalam, kurz vor Beginn der Expedition, Rinderzecken von Thieren entnommen, welche einer mit Texasfieber inficirten Heerde angehörten und scheinbar gesund waren. Die Zecken wurden in ein Glas gesetzt und unter Watteverschluss aufbewahrt. Ganz in derselben Weise wurde mit Zecken verfahren, welche von einem texasfieberkranken Kalbe abgenommen waren (das Kalb hatte in seinem Blute die Texasfieber-Parasiten in sehr groser Zahl, aber nur in den Jugendformen; es starb schon am nächsten Tage).

Als ich Daressalam wenige Tage später verliess, hatten die Zecken schon in beiden Gläsern begonnen, ihre Eier abzulegen. Während des Transports hatten sich dann die jungen Zecken entwickelt, waren aber, da es beim Marsch durch die Steppe nicht immer möglich war, sie gegen die Gluth der afrikanischen Sonne hinreichend zu schützen, bei der Ankunft im Gebirge zum grossen Theil wieder abgestorben. Immerhin brachte ich noch Hunderte von jungen Zecken lebend bis Kwai. Der Transport hatte zwei Wochen in Anspruch genommen.

Sofort nach der Ankunft in Kwai wurden die jungen Zecken auf gesunde Rinder gesetzt, welche aus dem Innern des Landes stammten und vorher niemals mit Texasfieber in Berührung gekommen waren. Zwei Rinder erhielten die Zecken von den scheinbar gesunden Thieren und zwei andere Rinder die jungen Zecken von dem texasfieberkranken Kalbe. Selbstverständlich wurden die Versuchsrinder unter einander und von anderen Thieren streng getrennt gehalten.

Die Entwicklung der Zecken war eine sehr ungleichmässige. Im Verlauf von 3 Wochen waren einige schon zur vollen Grösse herangewachsen, die meisten aber hatten geringere Grösse in allen Abstufungen bis zu mohnkorngrossen, schwarzen Körnchen. An jedem der Versuchsthiere konnten bis hundert und mehr Zecken gezählt werden.

Auffallende Krankheitserscheinungen traten bei den Versuchsthieren nicht ein; aber am 22. Tage, nachdem die Zecken angesetzt waren, fanden sich bei der Blutuntersuchung zum ersten Male in den rothen Blutkörperchen Exemplare von Pyrosoma bigeminum in der so ausserordentlich charakteristischen, birnförmigen Gestalt des erwachsenen Parasiten. Sehr interessant und bedeutsam gestaltete sich das Experiment weiterhin dadurch, dass nur die beiden Rinder Texasfieber-Parasiten bekamen, welche mit den jungen Zecken vom texasfieberkranken Kalbe inficirt wurden. Die beiden anderen Rinder (mit jungen Zecken von gesunden Thieren besetzt) blieben dauernd frei von den Parasiten und bildeten somit ein sehr werthvolles Kontrollexperiment.

Die Parasiten hielten sich 10—12 Tage im Blute der beiden Rinder, dann verschwanden sie. Sie hatten stets die Birnenform und waren verhältnissmässig wenig zahlreich. Dieser Verlauf der Infektion entsprach also der leichten Form des Texasfiebers, obwohl das Ausgangsmaterial von einem sehr akuten und schweren Fall abstammte.

Es fragte sich nun, wie sich die Infektion bei fortgesetzten Uebertragungen gestalten würde, ob dieselben dauernd den leichten Charakter bewahren oder zu einer schweren Form übergehen würde.

Zu diesem Zwecke wurden mit dem Blute des einen der durch Zecken inficirten Thiere vier neue gesunde Rinder geimpft, und zwar erhielten sie je 20 ccm defibrinirtes Blut unter die Haut gespritzt.

In diesem Falle trat die Wirkung sehr viel schneller ein und war erheblich stärker. Sämmtliche Thiere bekamen am fünften Tage nach der Blutinjektion Temperatursteigerungen, sie frassen wenig oder gar nicht, hatten Muskelzittern, waren matt und erschienen zum Theil schwer krank. Im Blute fanden sich ebenfalls vom fünften Tage ab die Pyrosomen; sie waren viel zahlreicher als in der ersten Generation, hielten sich aber auch nur etwa 10 Tage im Blute und zeigten sich nur in der Birnenform.

Genau ebenso verhielt sich noch ein dritter Infektionsversuch, welcher noch insofern bemerkenswerth ist, als ausser zwei frischen Thieren, die vier Thiere vom ersten Versuche, welche die jungen Zecken erhalten hatten, ebenfalls 20 ccm Blut, welches Texasfieber-Parasiten enthielt, subkutan eingespritzt erhielten. Die beiden frischen Thiere und die beiden, im ersten Versuche gesund gebliebenen Rinder, erkrankten danach an Texasfieber in der vorher geschilderten Weise und hatten Pyrosomen im Blut. Die beiden Rinder dagegen, welche durch Zecken inficirt gewesen waren und die Krankheit in einer sehr leichten Weise vorher überstanden hatten, blieben diesmal vollkommen gesund; sie zeigten weder Temperatursteigerung, noch konnten in ihrem Blute bei vielfach wiederholten Untersuchungen die Parasiten aufgefunden werden; sie waren also durch das einmalige Ueberstehen der Krankheit in leichtester Form vollkommen immun gegen die Wirkung einer Injektion von 20 ccm Texasfieberblut geworden.

Die bisherigen Versuche berechtigen zu folgenden Schlüssen:

1. Es ist der ganz einwandsfreie Beweis gelungen, dass junge Zecken, welche mit kranken Thieren überhaupt nicht in Berührung gekommen sind, das Texasfieber erzeugen können. Dieselben müssen jedoch von Zecken abstammen, welche auf kranken Thieren gesessen haben.
2. Das Ueberstehen des Texasfiebers in der leichtesten Form verleiht vollkommene Immunität gegen eine Infektion mit erheblichen Mengen von Texasfieberblut.

Es würde zu weit führen, wenn ich hier die grosse Tragweite, welche diese Resultate für die Wissenschaft und hoffentlich auch für die Praxis besitzen, erörtern wollte.

Da es auch in der dritten Generation nicht gelungen war, schwere und schnell tödtliche Form des Texasfiebers, wie ich sie an der Küste so oft zu sehen Gelegenheit gehabt hatte, zu erzielen, so brach ich die Versuche im Usambara-Gebirge ab und gedenke dieselben an der Küste, so weit meine Zeit dazu noch ausreicht, fortzusetzen.

Zunächst sollen die in Kwai immunisirten Thiere noch darauf hin geprüft werden, ob sie auch gegen die natürliche Infektion im verseuchten Gebiet immun sind und wie sich dieselben gegen Injektion von Blut verhalten, welches die Jugendform des Texasfieber-Parasiten enthält. Zu diesem Zwecke sind die sechs kräftigsten Versuchsthiere von Kwai nach Daressalam geschafft und zugleich mit einigen aus Pugu bezogenen frischen, d. h. nicht immunen Rindern auf die verseuchten Weiden geschickt.

Die Expedition nach dem Usambara-Gebirge ging auf dem Hinwege über Tanga und auf dem Rückwege über Pangani. Es bot sich mir hierbei vielfach Gelegenheit, weiteres Material über die Ausbreitung des Texasfiebers an der Küste im nördlichen Gebiet der Kolonie zu sammeln. Ueberall, wo ich an den Küstenorten und in der Nähe der Küste Erkundigungen einzog, wurde mir bestätigt, dass frisch aus dem Innern bezogenes Vieh sehr bald vom Texasfieber ergriffen wird und grosse Verluste erleidet. Aber schon wenige Tagereisen nach dem Innern zu, so namentlich in den Inseldörfern des Panganiflusses, trifft man ganz gesunde Viehheerden, welche vollkommen frei von Zecken sind.

Ein sehr charakteristisches Beispiel von Texasfieber bot sich mir in der Nachbarschaft von Muhesa, der Endstation der Usambara-Eisenbahn. Hier befand sich eine Heerde von 33 Stück Rindern, unter denen in den letzten Tagen einige Thiere schwer erkrankt und zum Theil gefallen waren. Es wurden fünf Thiere, welche auffallend krank erschienen, untersucht und bei vier die akute und schwere Form des Texasfiebers konstatirt, dem dieselben auch bald erlegen sind. Diese Heerde bestand aus Beutevieh und stammte vom Kilimandscharo. Sie war sofort bis an die Küste nach Tanga gebracht, wo sie natürlich der Infektion mit Texasfieber ausgesetzt wurde. Hier hätte man sie lassen und als Schlachtvieh verwerthen sollen, statt dessen wurde der Fehler begangen, sie wieder ins Innere zu schaffen und auf diese Weise das verseuchte Gebiet bis zur Eisenbahnstation Muhesa auszudehnen, während im Interesse des Viehtransports gerade dieser Punkt hätte seuchenfrei gehalten werden müssen.

Daressalam, den 10. Februar 1898.

In einem früheren Berichte war mitgetheilt, dass ein Infektionsherd für die Surra-Krankheit auf dem Wege von Uhehe zur Küste existiren müsse, und zugleich die Vermuthung ausgesprochen, dass wohl noch an anderen Stellen der Kolonie ebensolche anzutreffen sein würden. Diese Vermuthung hat sich insofern bestätigt, als ich inzwischen noch zwei andere Richtungen gefunden habe, in welchen Surraherde liegen müssen.

Bei meinem Aufenthalt auf der Station Masinde theilte mir der Stationschef Herr Lieutenant von Stümer mit, dass in Kisuane, welches am östlichen Fusse des Pare-Gebirges liegt, unter den dorthin gebrachten Rindern eine Krankheit ausgebrochen sei, deren Beschreibung in mir den Verdacht auf Surra erweckte. Auf meine Veranlassung liess Herr von Stümer zwei Thiere aus dieser Heerde kommen und sandte sie mir nach Kwai. Das eine Rind war unterwegs verendet, das zweite kam indessen bis Kwai, wo ich es untersuchen und in seinem Blute die Surra-Parasiten nachweisen konnte. Die Heerde, zu welcher diese Thiere gehörten, war vom Kilimandscharo nach Kisuane gebracht. Es muss also der Surraherd auf diesem Wege oder in Kisuane, in dessen Nähe sich sumpfige Niederungen befinden, zu suchen sein. Nach Mittheilungen, welche mir von Eingeborenen des Usambara-Gebirges gemacht wurden, zu urtheilen, scheinen sich überhaupt am Fusse dieses sowie des Pare-Gebirges nicht nur ein vereinzelter, sondern mehrere solcher Surraherde zu befinden.

Ein zweiter Surrabefund, den ich in Kikogwe bei Pangani machte, betraf Vieh, welches vom Südufer des Viktoria-Sees durch die Massai-

Steppe zur Küste gebracht war. Derselbe lässt auf einen oder mehrere Infektionsherde in den sumpfigen Niederungen am See schliessen.

Auch im Ruaha-Gebiet scheint es sich nicht nur um einen eng begrenzten Herd zu handeln, sondern um eine lange Strecke des Flusslaufs, da Dr. Stierling in Iringa in einem kürzlich erstatteten Bericht Mittheilungen über eine Rinderkrankheit machte, die unzweifelhaft Surra ist und am oberen Lauf des Ruaha in der Nähe von Bueni vorkommt.

Der früher erwähnte Versuch, die Surra künstlich auf Esel zu übertragen, hat folgendes Ergebniss gehabt.

Es wurden zwei einheimische Esel, sogenannte Massai-Esel und zwei Bastarde von Massai- und Maskat-Eseln zugleich mit einem Rind, zwei Kälbern, zwei Hunden und einigen Ratten geimpft, und zwar in der Weise, dass Surra-Blut in eine kleine Hautwunde am Ohr gebracht wurde. Bei sämmtlichen zuletzt aufgezählten Thieren erschienen nach 12—14 Tagen die Surra-Parasiten im Blute, es zeigten sich in der Folge die bekannten Krankheitserscheinungen der Surra, unter welchen alle bis auf das Rind und ein Kalb, welche beide noch krank sind, starben. Von den vier Eseln ist bis jetzt, d. h. drei und einen halben Monat nach der Impfung, keiner krank geworden und bei keinem wurden bei den vielfach wiederholten Blutuntersuchungen Surra-Parasiten aufgefunden. Hiernach scheinen Massai- und Bastard-Esel, welche für Transportzwecke hier zu Lande wohl ausschliesslich in Betracht kommen, in der That gegen Surra immun zu sein[1]). Um volle Gewissheit hierüber zu erlangen, müssten diese Thiere allerdings noch in Surra-Bezirken längere Zeit der natürlichen Infektion ausgesetzt werden.

Davon, dass Maulthiere gegen eine derartige natürliche Infektion nicht geschützt sind, konnte ich mich in den letzten Tagen an einem Thier überzeugen, welches längere Zeit in Uhehe, und zwar ausschliesslich im Gebiet des Ulanga-Flusses als Reitthier gedient hatte. Dasselbe war krank zur Küste zurückgebracht; es war gänzlich abgemagert, hatte geschwollene Hinterbeine und stark anämische Beschaffenheit des Blutes, in welchem bei wiederholten Untersuchungen Surra-Parasiten in reichlicher Anzahl gefunden wurden.

[1]) Anmerkung: In Mombassa will man ebenfalls die Beobachtung gemacht haben, dass die Massai-Esel von der Tsetse-Krankheit nicht ergriffen werden.

Daressalam, den 14. Februar 1898.

Die Expedition des Stabsarzt Zupitza erreichte nach den hier eingetroffenen Nachrichten am 25. Oktober 1897 die Station Muanza am Südufer des Viktoria Nyanza, fuhr über den See und kam am 3. November in Bukoba am Westufer des Sees an.

Zupitza setzte sich alsbald mit dem Sultan von Kisiba, Mutatembwa, in Verbindung und begab sich mit dessen Einverständniss in das verseuchte Gebiet, welches eine Tagereise westlich von Bukoba beginnt und sich als ein schmaler Streifen in der Richtung nach Westen erstreckt. In der Nähe von Bananenhainen, in denen angeblich die Seuche herrschte, wurde bei Grugati ein Lager bezogen und von da aus Exkursionen in die Umgegend gemacht.

Die Seuche hatte in der letzten Zeit offenbar wieder zugenommen, da es Zupitza sehr bald gelang 5 Fälle der von den Eingeborenen „Rubwunga" benannten Seuche zu Gesicht zu bekommen.

Sie hatten sämmtlich hohe Temperaturen und waren schwer krank. Vier von ihnen hatten Bubonen in der Leistengegend; bei einem Kranken hatte der Bubo seinen Sitz am Kieferwinkel. Andere Krankheitserscheinungen waren an den Kranken nicht aufzufinden, namentlich waren die Verdauungs-, Respirations- und Cirkulationsorgane nicht betheiligt.

Von den Kranken starben vier im Laufe von 1—2 Tagen. Nur einer ist mit dem Leben davon gekommen.

Zupitza entnahm von allen Blut aus der Fingerspitze und fertigte Deckglaspräparate davon an. In zwei Fällen wurde Blut aus einem Einschnitt in die Drüsengegend zum Präparat verwendet. Vorläufig liess sich nur eine Obduktion bewerkstelligen. Doch hofft Stabsarzt Zupitza noch einige Obduktionen später machen zu können.

Die Deckglaspräparate und die in Alkohol gebrachten Leichentheile langten gleich nach meiner Rückkehr vom Usambara-Gebirge wohlbehalten in Daressalam an, und ich fand bei der Untersuchung derselben Folgendes:

In der Milz, Leber und Nieren des obducirten Falles fanden sich Pestbakterien in ausserordentlicher Menge und in Reinkultur. Auch das Blut, welches aus dem Einschnitte in den Bubo noch bei Lebzeiten des Kranken entnommen war, enthielt zahlreiche Pestbakterien.

In dem Fingerblute der übrigen Fälle konnten nur bei zwei die Pestbakterien in sehr geringer Zahl nachgewiesen werden.

Ich habe diese Präparate mit Pestpräparaten aus Bombay verglichen und auch nicht den geringsten Unterschied zwischen den Pestbakterien aus Kisiba und denjenigen aus Bombay wahrgenommen. Sie gleichen sich in ihren Dimensionen, im Aussehen, im Verhalten zu Farbstoffen, in der Polfärbung so vollkommen, dass eine weitere Beschreibung der Kisiba-Pestbakterien überflüssig ist.

Da die in Kisiba herrschende Rubwungaseuche ausserdem in Bezug auf ihr klinisches Verhalten und ihre hohe Mortalität mit der Bubonenpest vollkommen übereinstimmt, so unterliegt es für mich keinem Zweifel mehr, dass es sich hier um die echte Beulenpest handelt. Meine früher ausgesprochene Vermuthung, dass auch im Innern von Afrika, ebenso wie in Asien, vielleicht seit den ältesten Zeiten, ein Pestherd besteht, ist somit vollkommen bestätigt.

Für meine Auffassung spricht nun noch ferner folgender Umstand.

Bei meinen früheren Erkundigungen über die Rubwungaseuche konnte ich nichts darüber erfahren, ob zur Zeit der Seuche eine auffallende Sterblichkeit unter den Ratten herrscht. Selbst Zupitza hatte bei seinem früheren Aufenthalt in Bukoba nichts davon gehört.

Jetzt berichtet er dagegen: „In den verseuchten Gegenden sterben die Ratten in grosser Zahl; die Leute behaupten auch, dass durch diese Thiere die Krankheit verschleppt wird, und verlassen ihre Hütten, sobald sie das Sterben der Ratten in denselben bemerken.“ Genau dasselbe habe ich in Indien während der Pestepidemie oft zu hören bekommen.

Glücklicherweise gelang es Zupitza zwei Ratten zur Untersuchung zu bekommen, welche in verschiedenen Hütten eines verseuchten Bananenhains todt aufgefunden waren. Bei diesen beiden Thieren fand ich in sämmtlichen Präparaten, namentlich von der Milz, Pestbakterien in ausserordentlicher Menge und in Reinkultur.

Auch künstliche Infektion von Ratten ist versucht und hat genau zu denselben Resultaten geführt, wie sie in Bombay erhalten sind. Es wurden Ratten mit Blut geimpft, welches aus einem Einschnitt in den Bubo gewonnen war, ferner wurden sie mit Milz der Pestleiche geimpft und theilweise auch gefüttert. Die Thiere starben sämmtlich nach 2—3 Tagen, hatten blutige Infiltrationen an den Impfstellen, deren benachbarte Lymphdrüsen geschwollen und hämorrhagisch infiltrirt erschienen, die Milz war geschwollen; das Blut und besonders die Milz enthielt ausserordentlich viele Pestbakterien.

Zupitza berichtigt seine früheren Angaben über die Rubwungaseuche in Folge von neueren und genaueren Mittheilungen der Missionare dahin, dass die Seuche auf diesseitigem Gebiet erst vor 7—8 Jahren aufgetreten ist, während sie in dem benachbarten Gebiete von Uganda schon seit etwa 40 Jahren herrscht.

Es ist gerade nicht erfreulich, dass im Gebiet von Deutsch-Ostafrika die Bubonenpest in endemischer Form nachgewiesen ist; aber es ist doch ausserordentlich wichtig, dass wir über diese Thatsache orientirt sind und nunmehr Vorsichtsmaassregeln treffen können, um bevorstehendes Unheil abzuwehren. So lange der Verkehr mit jenem abgelegenen Winkel der Kolonie so unbedeutend bleibt, wie dies augenblicklich der Fall ist, besteht wohl keine Gefahr eines weiteren Umsichgreifens der Seuche. Aber auf jeden Fall wird auch jetzt schon darauf zu achten sein, dass die vom Norden her ins deutsche Gebiet führenden Karawanenstrassen, von denen eine angeblich durch einen Bananenhain gehen soll, von dem verseuchten Gebiet möglichst entfernt gelegt werden. In wie weit an Ort und Stelle noch weitere Maassregeln zur Unterdrückung der Seuche zu ergreifen sind, wird sich erst nach Rückkehr des Stabsarzt Zupitza, welcher am besten Auskunft über die dortigen Verhältnisse geben kann, übersehen lassen.

Sehr erwünscht wäre es, wenn die englische Regierung veranlasst werden könnte, auch ihrerseits Ermittlungen über Ausbreitung und Verhalten der Rubwungaseuche auf ihrem Gebiete anzustellen.

Nach Abschluss dieses Berichtes ist soeben eine weitere Sendung vom Stabsarzt Zupitza eingetroffen, welche das Material von zwei Pestobduktionen, einem Pestkranken und mehreren mit Peststoff geimpften Thieren enthält. Es ist mir nicht möglich, die Untersuchung noch vor Abgang dieser Post zu erledigen, und werde ich daher darüber mit der nächsten Post berichten.

Daressalam, den 25. Februar 1898.

Wenn Deutsch-Ostafrika in gesundheitlicher Beziehung sich keineswegs eines besonders guten Rufes erfreut, so verdankt es das ausschliesslich der Malaria. Alle anderen Krankheiten treten dieser gegenüber völlig in den Hintergrund, man kann geradezu behaupten, dass Deutsch-Ostafrika, wenn die Malaria nicht wäre, ein recht gesundes Land sein würde. Gerade diejenigen Krankheiten, welche in Europa eine so hervorragende Rolle spielen und die Mortalitätsziffer beherrschen, sind hier ganz unbekannt oder kommen nur selten vor. So fehlt hier der Abdominaltyphus vollkommen, Diphtheritis scheint noch nie beobachtet zu sein, Tuberkulose kommt nur vereinzelt vor, und auch dann ist sie fast immer von Europa oder aus Egypten mitgebracht. Selbst die Dysenterie, diese gefürchtete Tropenkrankheit, scheint hier, wenigstens im Küstengebiet, so selten, vielleicht auch nur örtlich begrenzt zu sein, dass ich im Laufe von dreiviertel Jahren nicht einen einzigen Fall zu Gesicht bekommen habe, während sie doch sonst in tropischen Ländern in jedem Hospital anzutreffen ist. Wie häufig dagegen die Malaria hier ist, das lässt sich daraus ersehen, dass im Krankenhause zu Daressalam im Laufe der Jahre 1891 bis 1896 auf 899 Kranke 485 Malariakranke, das ist 54 %, kommen.

Die bisherigen Anschauungen über die hiesige Malaria gingen im Wesentlichen dahin, dass hier ausschliesslich die tropische Form der Malaria vorkommt, und zwar die sogenannte Quotidiana, d. h. eine Malaria, welche mit täglich wiederkehrenden Fieberanfällen verläuft. Ohne geeignete Behandlung führt diese Malaria schnell zu Blutarmuth und langwierigem Siechthum. Wer erst einmal an

Malaria erkrankt ist, neigt zu Rückfällen und wird auch, sofern er definitiv geheilt war, besonders leicht von Neuem befallen. Ziemlich häufig kommt es hier vor, dass die Malaria in einer sehr gefährlichen und oft tödtlichen Form verläuft, welche gewissermassen den Gipfelpunkt der Infektion bildet. Dies ist das sogenannte Schwarzwasserfieber, welches in Deutsch-Ostafrika als perniciöses Fieber bezeichnet wird. Die durch Malaria bedingten Todesfälle kommen fast sämmtlich auf Rechnung des sogenannten perniciösen Fiebers, d. h. des Schwarzwasserfiebers.

Meine Untersuchungen haben Ergebnisse geliefert, welche in mehrfacher Beziehung von diesen Anschauungen abweichen. Selbstverständlich können diese Resultate vorläufig nur für Deutsch-Ostafrika in Betracht kommen, aber ich habe die begründete Vermuthung, dass es sich in anderen tropischen Ländern mehr oder weniger ebenso verhalten wird.

Das mir zu Gebote stehende Material ist zwar kein sehr umfangreiches, aber ich habe dasselbe so gründlich als möglich bearbeitet und glaube für die Zuverlässigkeit desselben in jeder Hinsicht einstehen zu können.

Es wurden als malariaverdächtig untersucht im Ganzen: 154 Personen.

Als Malaria liess ich anfangs nur solche Fälle gelten, bei denen die charakteristischen Fieberanfälle, die sonstigen Symptome, der ganze Verlauf und das Verhalten gegen die Chinintherapie dem bekannten klinischen Bilde der Malaria entsprach. In allen diesen Fällen ist mir ausnahmslos der Nachweis der Malariaparasiten gelungen, während ich letztere niemals da gefunden habe, wo die Malaria auf Grund des klinischen Verhaltens ausgeschlossen werden musste. Nachdem ich mich hiervon in einer hinreichenden Zahl von Fällen überzeugt hatte, habe ich schliesslich auch dann Malaria als vorhanden angenommen, wenn ich bei malariaverdächtigen Personen die Parasiten fand, aber es nicht ermöglichen konnte, den ganzen Verlauf der Krankheit zu verfolgen. Es sind dies übrigens nur wenige Fälle, und soweit sie der klinischen Untersuchung zugängig waren, sprach nichts dagegen, dass es sich in der That um Malaria handelte.

Von den 154 untersuchten Personen konnte bei 72 Malaria

und dementsprechend auch die Malariaparasiten nachgewiesen werden.

Hiervon kamen 63 Fälle auf tropische Malaria, 7 Fälle auf Tertiana (dazu sind noch zwei Fälle von Tertiana zu rechnen, welche mit tropischer Malaria kombinirt waren). 1 Fall auf Quartana, 1 Fall auf irreguläre Malaria.

Ich unterscheide diese vier Formen der Malaria, weil einer jeden derselben eine besondere charakteristische Art der Malariaparasiten entspricht und weil sich dieselben auch klinisch sicher unterscheiden lassen.

Das Schwarzwasserfieber gehört, wie ich schon hier bemerken muss, nach meinen Untersuchungen nicht zur Gruppe der Malariafieber. Es ist deswegen in der obigen Zusammenstellung nicht mit einbegriffen und ich behalte mir über diese Krankheit einen besonderen Bericht vor.

Die Quartana kam nur einmal und zwar bei einem Somali, die irreguläre Malaria ebenfalls nur einmal bei einem Goanesen zur Beobachtung. In beiden Fällen habe ich den Eindruck gewonnen, dass die Krankheit von auswärts stammte und dass es sich dabei nur um ein zufälliges Vorkommen dieser besonderen Formen der Malaria handelte.

Es kommen somit für Deutsch-Ostafrika eigentlich nur die tropische Malaria und die Tertiana (die in Mitteleuropa bekanntlich bei weitem häufigste Form der Malaria) in Betracht und von diesen auch nur wieder die erstere, wie das Verhältniss ihres Vorkommens (63 : 7) zur Genüge erkennen lässt.

Die tropische Malaria unterscheidet sich von den anderen Arten der Malaria in vielfacher Beziehung, am deutlichsten aber durch den eigenthümlichen Krankheitsverlauf und durch die besonderen Blutparasiten, welche regelmässig bei derselben angetroffen werden.

Es ist nicht so ganz einfach sich eine richtige Vorstellung von dem Verlauf der tropischen Malaria zu verschaffen, da die in den Lazarethen befindlichen Kranken in der Regel von vornherein mit Chinin behandelt werden, wodurch der regelmässige Gang des Fiebers sehr bald unterbrochen oder doch wenigstens gestört wird. Erst als ich die Gelegenheit erhielt, mehrere Malariafälle, welche genügend lange Zeit ohne Chininbehandlung gelassen wurden, zu beobachten, war es mir möglich, den charakteristischen Typus des tropischen Fiebers zu erkennen. Derselbe besteht nun nicht, wie ch zu meiner Ueberraschung erfuhr, in quotidianen, sondern in tertianen Anfällen. Der einzelne Anfall ist aber erheblich länger als bei der europäischen Tertiana, er zieht sich fast über zwei Tage hin und zeigt am Morgen des zweiten Tages einen mehr oder weniger starken Nachlass in der Körpertemperatur und den sonstigen Krankheitserscheinungen. Wegen dieses letzteren Verhaltens kann die Fieberkurve bei oberflächlicher Betrachtung als eine quotidiane erscheinen, namentlich wenn die Remission am zweiten Tage stärker ausgeprägt ist. Einen echten quotidianen Typus habe ich hier in keinem einzigen Falle beobachtet und glaube deswegen behaupten zu können, dass derselbe in Ostafrika ganz fehlt oder doch nur so selten vorkommt, dass er meiner Beobachtung entgehen konnte. Eigenthümlich ist es auch, dass der Beginn des Fiebers fast ausnahmslos auf den Mittag oder in die ersten Nachmittagsstunden fällt und dass die fieberfreie Zeit regelmässig am Morgen sich einstellt.

Der eigenthümliche Gang des Tropenfiebers ist am besten aus den beifolgenden Fieberkurven Fig. 4 und 5 zu ersehen. Fig. 4 lässt sofort noch eine weitere sehr wichtige Eigenthümlichkeit des Tropenfiebers erkennen, dass nämlich die einzelnen Anfälle, auch wenn kein Chinin gegeben wird, an Stärke allmählich abnehmen und schliesslich ganz aufhören. In diesem Falle kam es allerdings nach einiger Zeit zu einem Recidiv, welches durch Chinin beseitigt wurde.

Fig. 5 zeigt, wie die Anfälle durch eine einfache Chinindosis beeinflusst und schliesslich unterdrückt werden.

Mit dem tertianen Typus der Fieberkurve steht auch der Entwickelungsgang des Parasiten im Einklang. Derselbe ist kein quotidianer, sondern ein durchaus tertianer.

Der Blutparasit des hiesigen Tropenfiebers entspricht im Uebrigen vollkommen der Beschreibung, welche von den Parasiten der angeblich quotidianen Malaria in anderen tropischen Ländern von verschiedenen Forschern gegeben ist. Derselbe ist ringförmig gestaltet und besitzt an einem Punkte des Ringes eine knoten-

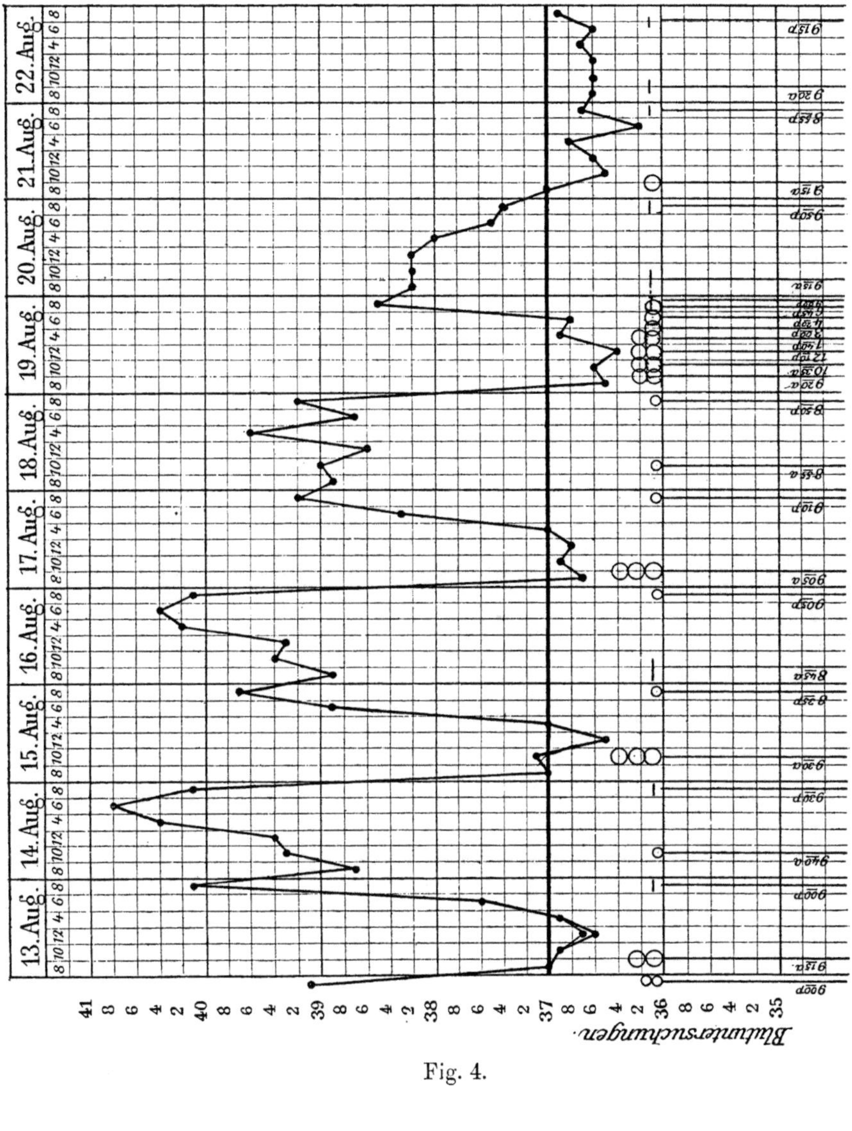

Fig. 4.

○ *kleine Parasiten* — ◯ *wenige große Parasiten*

— *negativer Befund* — ◯◯ *viele* " "

◡ *halbmondförmige Körper* — ◯◯◯ *sehr viele* " "

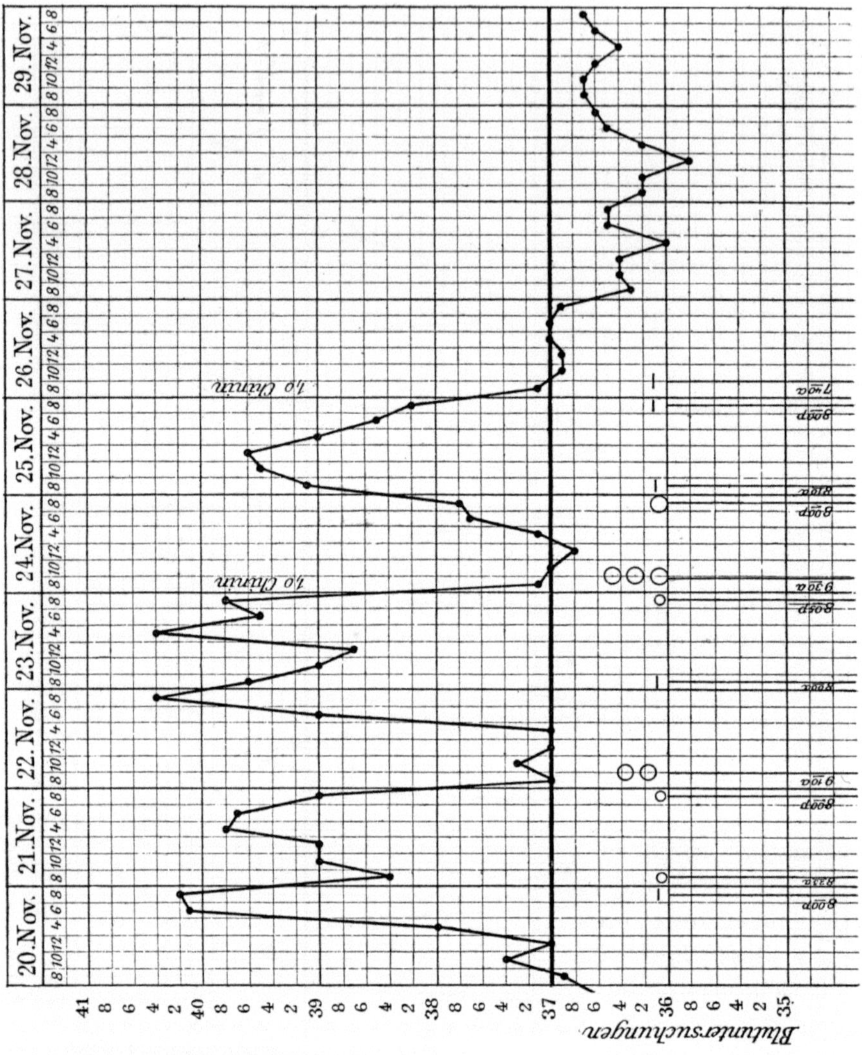

Fig. 5.

förmige Verdickung, weswegen man sein Aussehen mit dem eines Siegelringes verglichen hat. Der Parasit ist von wechselnder Grösse, was, wie mir scheint, bisher nicht genügend beachtet ist, obwohl gerade dieser Umstand für die Beurtheilung des Fieberanfalles von wesentlicher Bedeutung ist.

Die geringste Grösse des ringförmigen Parasiten beträgt $^1/_8$ bis $^1/_6$ vom Durchmesser eines rothen Blutkörperchens. Wenn er seinen grössten Umfang erreicht hat, ist er ungefähr noch einmal so breit und sein Durchmesser ist dann $^1/_3$ so gross als derjenige des rothen Blutkörperchens.

Bei den kleinen, d. h. den jungen Parasiten besteht im gefärbten Präparat der Ring aus einer dünnen, ganz scharf gezeichneten kreisförmigen Linie, welche überall von gleichmässiger Stärke ist und nur an einer Stelle des Kreises eine knotenförmige Verdickung besitzt. Diese Verdickung ist nicht spindelförmig, sie wird bei der Behandlung mit Farbstoffen intensiv gefärbt und erscheint wie ein dunkler Punkt auf der Kreislinie. Mitunter hat der Kreis zwei solcher Knoten, in diesem Falle stehen sie einander gegenüber.

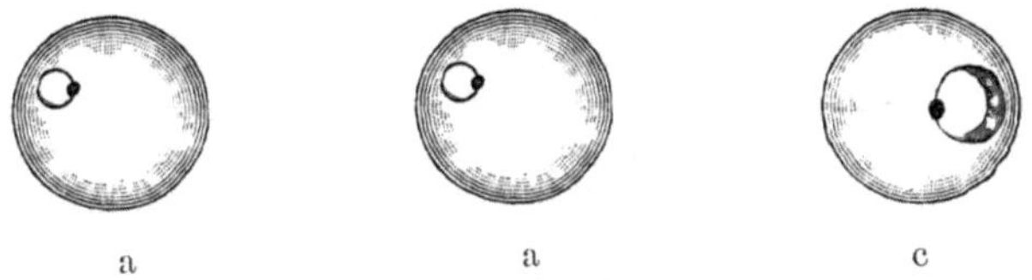

Fig. 6. Rothe Blutkörperchen mit Parasiten der tropischen Malaria.

a) Kleiner ringförmig. Parasit. b) Mittelgrosser ringförmig. Parasit. c) Grosser ringförmig. Parasit.

Wenn der Parasit grösser wird, dann nimmt der Kreis im Durchmesser zu, die Kreislinie bleibt aber gleichmässig dünn. Erst wenn er nahezu seine volle Grösse erreicht hat, beginnt die eine Hälfte der Kreislinie, und zwar ist es immer diejenige, welche dem Knoten gegenüber liegt, breiter zu werden. Sie wird schliesslich so breit, dass diese Hälfte des Kreises die Form der Mondsichel annimmt. Oft sieht man in dem verbreiterten Theile des Kreises kleine Lücken, welche vielleicht Vakuolen sind. Die nebenstehende Skizze, welche Blutkörperchen mit einem kleinen, mittelgrossen und grössten Parasiten der tropischen Malaria darstellen soll, möge diese Schilderung verdeutlichen. (Vgl. Fig. 6.)

Die Parasiten der anderen Malariaformen (des Tertian- und Quartanfiebers) zeichnen sich dadurch aus, dass sie ein dunkelbraunes oder schwärzliches, körniges Pigment enthalten, welches um so reichlicher vorhanden ist, je grösser und älter der Parasit ist.

Der Parasit der tropischen Malaria macht hiervon eine Ausnahme; er erscheint farblos, aber er ist doch nur scheinbar unpigmentirt. In Wirklichkeit enthält er ebenfalls Pigment, jedoch in so fein vertheiltem Zustande, dass man nur bei besonderer Aufmerksamkeit an den grossen Parasiten im breiten Theile des Ringes einen bräunlichen Schimmer wahrnimmt. Dass es sich aber hierbei um wirkliches Pigment handelt, zeigt sich sofort, wenn man die inneren Organe, namentlich die Milz von Malarialeichen untersucht. Während noch kurz vor dem Tode im Blute nur die scheinbar unpigmentirten Parasiten angetroffen wurden, findet man nunmehr ausschliesslich solche, welche die Ringform mehr oder weniger aufgegeben haben und kreisförmig aussehen, daneben aber ein ziemlich grosses dunkelbraunes Pigmentkorn enthalten. Ich erkläre mir diese innerhalb so kurzer Zeit vor sich gehende Veränderung so, dass die Parasiten, welche als Thierwesen sehr sauerstoffbedürftig sind, nach dem Tode des Wirthes keinen Sauerstoff mehr erhalten und nun entweder langsam absterben oder doch in eine Art von Ruhezustand übergehen, wobei sie sich kontrahiren und wobei auch das fein vertheilte Pigment sich zu einem Klumpen zusammenballt.

Der Parasit der tropischen Malaria stimmt in seinem Entwickelungsgange mit dem der Tertian- und der Quartanfieber-Parasiten auch insofern überein, als er nach Beendigung seines Wachsthums Sporen bildet. In lebendem Blute habe ich allerdings die Sporenbildung niemals zu Gesicht bekommen. Aber in der Milz eines an tropischer Malaria Verstorbenen habe ich sie in ausgezeichneter Weise beobachten können. Die sporenhaltigen Parasiten glichen in diesem Falle vollkommen denjenigen des Tertianfiebers nur mit dem Unterschiede, dass die Dimensionen etwa halb so gross waren.

Ich fand nebeneinander einfach kreisförmige Parasiten mit einem central oder mehr peripherisch gelagerten Pigmenthaufen, dann solche, bei denen der Körper eine gewisse Differenzirung zeigte und dementsprechend die Begrenzungslinie nicht mehr kreisförmig, sondern gelappt erschien, ferner solche, bei denen die ausgebildeten Sporen als regelmässig geformte kleine Kugeln den Pigmenthaufen rosettenartig umgaben und schliesslich die bereits in der Trennung begriffenen, ausschwärmenden Sporen in geringer Entfernung von dem als Restkörper zurückbleibenden Pigmenthaufen. Die Zahl der

Sporen, welche von einem Parasiten geliefert werden, betrug 8 bis 12. (Vergleiche die Skizze, Fig. 7.)

Damit ist der gewöhnliche Entwickelungsgang des Parasiten abgeschlossen. Derselbe entspricht in folgender Weise dem Gange des Fieberanfalles.

Während des eigentlichen Anfalles, d. h. so lange die Körpertemperatur hoch ist, findet man im Blute nur die jungen Parasiten in Form von kleinen Ringen. Ihre Zahl ist gewöhnlich gering und es erfordert oft sorgfältiges Suchen, um überhaupt einige Exemplare aufzufinden. Nicht selten bleibt die Untersuchung in diesem Stadium überhaupt resultatlos. Dieses Verhalten der Parasiten ist vermuthlich der Grund, dass es manchen Forschern, weil sie das Blut während des eigentlichen Anfalles untersuchten, überhaupt nicht gelungen ist, bei der tropischen Malaria die Parasiten zu finden. Schon

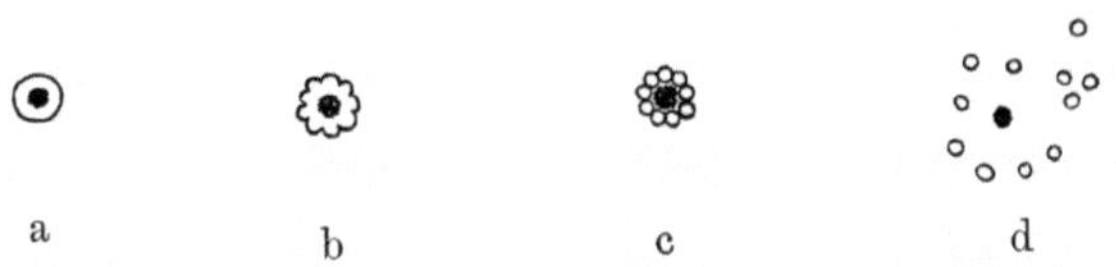

Fig. 7. Parasiten der tropischen Malaria aus der Milz einer Leiche.

a) Kreisförmiger Parasit mit centraler Pigmentansammlung. b) Gelappter Parasit. c) Rosettenförmige Anordnung der Sporen. d) Ausschwärmende Sporen. In der Mitte der Restkörper.

gegen Ende des Anfalles sind die Parasiten bis zu mittlerer Grösse herangewachsen, sind aber immer noch gering an Zahl. Erst wenn der Anfall vorüber ist, was in der Regel in den frühen Morgenstunden eintritt, kommen die ausgewachsenen Parasiten als grosse Ringe zum Vorschein. Ihre Zahl entspricht im Allgemeinen der Schwere des Anfalles. In leichteren Anfällen ist es mir nach langem Suchen gelungen, wenige Exemplare zu entdecken. Gewöhnlich sind sie aber so zahlreich, dass ein Parasit auf mehrere Gesichtsfelder des Präparats kommt. Mitunter findet man auch in jedem Gesichtsfelde 5 bis 10 Parasiten. In den beiden tödtlich verlaufenen Malariafällen, welche ich untersucht habe, fand ich etwa 10 % der rothen Blutkörperchen in dem einen und über 50 % in dem andern Falle mit Parasiten besetzt. Wenn die Parasiten einigermassen zahlreich sind, dann sieht man nicht selten zwei und selbst mehr in einem einzigen rothen Blutkörperchen nebeneinander gelagert.

Die weitere Entwickelung der Parasiten lässt sich im Fingerblute, auf welches sich die Untersuchung in der Regel beschränken muss, nicht verfolgen, aber wir müssen nach dem Befund an der Malarialeiche annehmen, dass, wenn die Parasiten ihre volle Grösse erlangt haben, sie in der Milz und anderen inneren Organen zur Sporenbildung schreiten. Wenn dann weiter die jungen Sporen ausschwärmen und sich von Neuem den rothen Blutkörperchen anheften, dann kommt es gerade so wie bei der europäischen Tertiana, bei welcher der Beginn des neuen Anfalles mit der Sporulation zusammenfällt, auch bei der tropischen Malaria zu einem Fieberanfall, indem zunächst die grossen Parasiten verschwinden und dann die Fiebertemperatur und damit wieder die jungen ringförmigen Parasiten sich einstellen.

Aus diesen Beziehungen zwischen dem Entwickelungsgang des Parasiten und dem Verlauf des Fieberanfalles, welche auch auf den beigefügten Kurven Fig. 4 und 5 ohne weitere Erläuterung ersichtlich sind, lassen sich folgende Schlüsse ziehen:

1. Da der Entwickelungsgang des Parasiten ein zweitägiger ist und auch die Temperaturkurve sich dementsprechend nach zwei Tagen regelmässig wiederholt, so ist die tropische Malaria eine echte Tertiana, welche von der europäischen Tertiana durch die Art des Parasiten und durch die längere Dauer des Anfalles unterschieden ist.
2. Wenn es darauf ankommt, die Parasiten der tropischen Malaria nachzuweisen, dann muss die Untersuchung womöglich im Beginn der fieberfreien Zeit gemacht werden, weil man hier die meiste Aussicht hat, die grössten und zahlreichsten Parasiten zu finden.
3. Da die Erfahrung gelehrt hat, dass das Chinin gegen Malaria am besten wirkt, wenn es einige Stunden vor dem Beginn des Anfalles gegeben wird, so soll man es bei der tropischen Malaria nur dann anwenden, wenn im Blute die grossen ringförmigen Parasiten erscheinen.

Neben der Sporenbildung, welche das Endglied in dem gewöhnlichen Entwickelungskreise der Malaria-Parasiten darstellt, kommt gelegentlich noch eine andere eigenthümliche Form des Parasiten vor, welche von ihrem Entdecker Laveran als halbmondförmige Körper bezeichnet wurden.

Die Bedeutung dieser Körper ist noch ziemlich räthselhaft, am meisten neigt man dazu, sie für eine Dauerform des Parasiten zu halten, welche sich lange Zeit im Blute halten soll, ohne selbst Krankheitserscheinungen zu bewirken, aber gelegentlich wieder eine neue Generation der Parasiten und damit ein Recidiv der Malaria entstehen lässt.

Meine Beobachtungen stehen mit dieser Auffassung in direktem Widerspruch. Ich habe die halbmondförmigen Körper in 11 Fällen beobachtet. Bei zwei Kranken traten sie nur vorübergehend und ganz vereinzelt auf, um dann sofort wieder zu verschwinden. In den übrigen 9 Fällen hielten sie sich längere Zeit im Blut und es zeigte ihr Erscheinen in unverkennbarer Weise das Ende des Krankheitsprocesses an. Den Verlauf eines in dieser Beziehung charakteristischen Falles zeigt die beigefügte Kurve Fig. 8. Der Kranke kam ins Lazareth, nachdem er vorher schon eine Anzahl Fieberanfälle durchgemacht hatte. Bei der Aufnahme hatte er hohe Temperatur und im Blute die kleinen Ringe. Am Morgen des folgenden Tages sank die Temperatur und die grossen Ringe erschienen; es folgte dann gegen Abend desselben Tages ein weiterer Anfall, welcher 24 Stunden dauerte, aber durch eine aussergewöhnliche Remission unterbrochen wurde. Am Morgen des folgenden Tages konnten wieder bei niedriger Temperatur zahlreiche grosse Ringe konstatirt werden. Von da ab waren die ringförmigen Parasiten plötzlich verschwunden, und an ihrer Stelle enthielt das Blut ausschliesslich halbmondförmige Körper, welche allmählich an Zahl abnahmen, aber doch noch 14 Tage lang im Blute zu finden waren. Dieser plötzliche Wechsel in der Form der Parasiten trat ganz spontan ein. Es war während des Aufenthalts im Lazareth kein Chinin gegeben. Ohne jede Medikation war das Fieber mit dem Auftreten der halbmondförmigen Körper verschwunden und kehrte auch nicht wieder. Temperatursteigerungen wurden weder während des Vorhandenseins der halbmondförmigen Körper noch später beobachtet, und auch dies wieder, ohne dass Chinin gegeben wäre. Ich habe diesen Krankem im Laufe der Zeit noch öfter zu sehen Gelegenheit gehabt und ihn stets kräftig und gesund gefunden. Die halbmondförmigen Körper haben also in diesem Falle weder Recidive noch sonstige Andeutungen einer latenten Malaria bewirkt. Sie zeigen im Gegentheil an, dass der Organismus dieses Kranken ein unge-

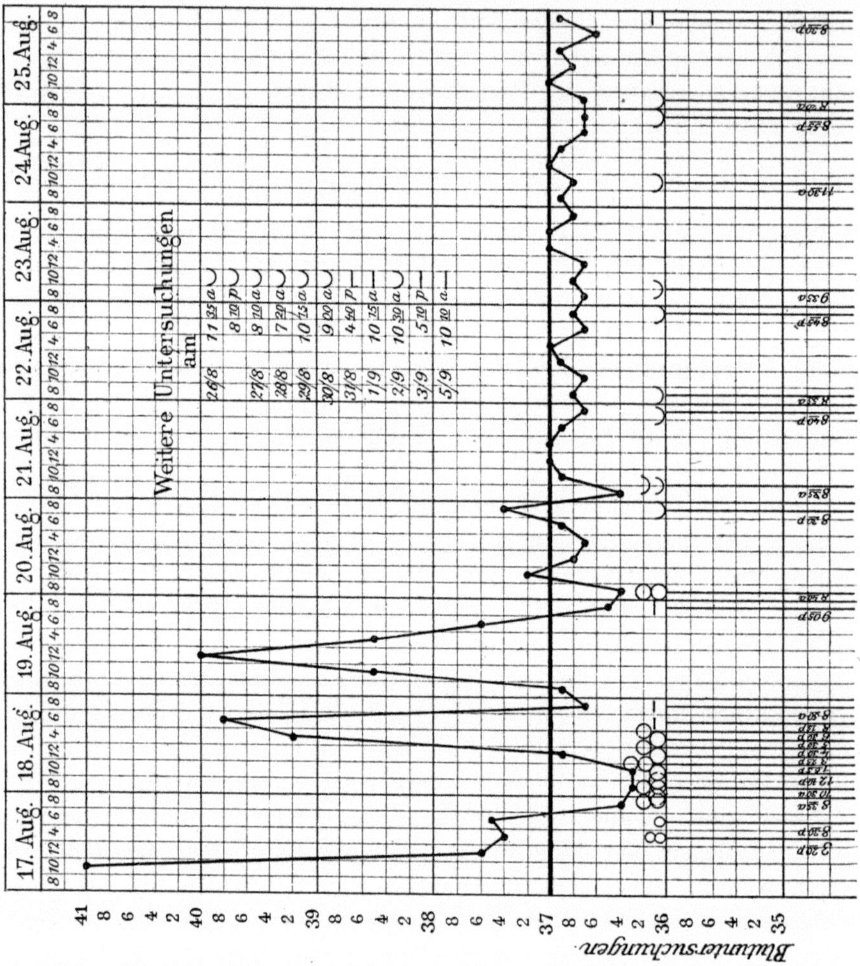

Fig. 8.

eigneter Nährboden für die Malariaparasiten geworden war oder mit anderen Worten, dass er für einen mehr oder weniger langen Zeitraum immun geworden war.

Ebenso wie dieser Fall verhielten sich auch die anderen, bei denen die halbmondförmigen Körper beobachtet wurden. Immer verschwanden, sobald sich diese Gebilde zeigten, die ringförmigen Parasiten und damit das Fieber, selten kam es zu Recidiven und niemals zu Siechthum.

Dagegen haben Fälle mit ausschliesslich ringförmigen Parasiten stets Neigung zu recidiviren und nur durch kräftige und wiederholte Chinindosen ist das Eintreten von Rückfällen zu verhindern. Die Recidive stellen sich in der Regel schon nach zehn bis zwölf Tagen ein, häufig wird aber dieser Zeitpunkt durch die nachträgliche Chininbehandlung, wenn sie zur vollständigen Unterdrückung der Krankheit nicht ausreichend gewesen war, hinausgeschoben. Später als nach einem Monat habe ich hier keine Recidive eintreten sehen. Es mögen allerdings noch spätere Recidive vorkommen, aber es lässt sich unter den hiesigen Verhältnissen dann nicht mehr mit Sicherheit unterscheiden, ob solche Anfälle nicht vielmehr durch neue Infektion veranlasst sind.

Die kürzeste Frist für das Eintreten von Rückfällen können wir als identisch mit der Inkubationszeit der tropischen Malaria angesehen, da in solchen Fällen dieselben Verhältnisse wie bei einer frischen Infektion vorliegen. Der Unterschied liegt nur darin, dass das eine Mal eine geringe Anzahl von Infektionskeimen in denKörper frisch eingeführt wird und das andere Mal wenige Keime nach Beendigung der Anfälle im Körper zurückbleiben.

Ueber die Dauer der Inkubation herrschen in den Tropen fast durchweg irrige Ansichten. Man hört sehr oft auch von Aerzten die Meinung äussern, dass die Inkubation eine sehr kurze sei und dass ein Mensch auf einem Jagdausflug, dass er in Folge einer Durchnässung oder einer Insolation oder dergleichen sich inficirt habe und schon am nächsten Tage an Malaria erkrankt sei. Etwas Derartiges ist geradezu unmöglich, wenn man bedenkt, dass bei der Infektion doch immer nur wenige Keime in den Körper gelangen und dass sich die Malariaparasiten nicht wie die Bakterien durch unmittelbare Theilung ausserordentlich schnell, sondern in zweitägigen Entwickelungsperioden jedesmal nur etwa um das Zehnfache vermehren. Sie können in dieser Weise nur verhältnissmässig langsam zu einer solchen Anzahl heranwachsen, dass sie im Stande sind, durch ihre giftigen Stoffwechselprodukte die charakteristischen Fieberanfälle auszulösen.

In allen zuverlässig beobachteten Fällen, wozu ich in erster Linie Malariaerkrankungen auf Schiffen rechne, welche nur ganz kurze Zeit mit dem Lande in Berührung gekommen sind, betrug das Inkubationsstadium 10 bis 12 Tage. Ein glücklicher Zufall hat es gefügt, dass ich die verhältnissmässig geringe Zahl von derartigen Beobachtungen um eine vermehren kann, welche mir wichtig genug erscheint, um sie diesem Berichte einzufügen. Ich verdanke dieselbe Herrn Dr. Spilker, Stabsarzt der Marine auf S. M. S. „Condor“

Am 10. März 1897 ging der „Condor“ an der Grenze zwischen Deutsch- und Britisch-Ostafrika in der Moa-Bucht vor Anker und schickte am 11. März Abends zwei Boote mit einem Officier und zehn Mann an Land. Die Boote fuhren einen Fluss hinauf, der von Mangrovensümpfen umgeben ist und die Mannschaft musste in der Nähe der Flusses übernachten. Am 23. März, also 11 Tage nach dieser Expedition, erkrankten fast gleichzeitig am Nachmittag vier Mann und zwei Tage später noch zwei Mann von der Besatzung der Boote an typischer Malaria. Ganz interessant ist es noch, dass die Leute am Abend der Expedition 1,0 g Chinin und am nächsten Morgen noch 0,5 g prophylaktisch erhalten hatten und dass dadurch die Malariaerkrankung nicht verhütet wurde.

In Bezug auf die Art der Entstehung der tropischen Malaria bin ich zu keinen beweisenden Ergebnissen gelangt. Ueber Vermuthungen kommt man vorläufig noch nicht hinaus. Aber die Zahl der Möglichkeiten, welche hierbei in Frage kommen, wird doch mit der zunehmenden Kenntniss vom Wesen der Malaria immer mehr eingeschränkt, und es können zur Zeit nur wohl noch zwei Faktoren als Vermittler der Infektion, wenigstens für die tropische Malaria, ernstlich in Betracht kommen. Es ist dies die Uebertragung der Infektionskeime durch das Trinkwasser und durch Mosquitos. Je mehr ich mich mit dieser Krankheit beschäftige, um so mehr neige ich mich der Ansicht zu, dass die letztere die hauptsächliche, wahrscheinlich die einzige ist. Wohin man sich auch wendet, überall findet man ein örtliches und ein zeitliches Zusammentreffen in Bezug auf das Vorhandensein der tropischen Malaria und der Mosquitos.

An der Küste kommen vereinzelte Oertlichkeiten vor, welche

als malariafrei gelten; zu diesen gehört die Insel Chole, welche an der Südspitze der grossen Insel Mafia liegt. Ich habe diese Insel, welche von den Zanzibar-Arabern in früheren Zeiten als Gesundheitsstation benutzt wurde, besucht. Es ist der einzige Ort an der Küste, wo ich ohne Mosquitonetz schlafen konnte. Im Gebirge hört die Malaria genau da auf, wo es keine Mosquitos mehr giebt. Nach dem Innern des Landes zu nimmt die Malaria zugleich mit den Mosquitos ab. In den Zeiten des Jahres, wo es viele Mosquitos giebt, tritt auch die Malaria heftiger auf.

Am meisten bestärkt mich aber in meiner Auffassung die Analogie der Malaria mit dem Texasfieber und anderen tropischen Krankheiten der Menschen und Thiere, bei welchen die Parasiten ihren ausschliesslichen Sitz im Blute haben. Bei allen diesen Krankheiten wird die Infektion durch blutsaugende Insekten vermittelt und zwar nicht in der Weise, dass das Insekt den Ansteckungsstoff mit dem Blute von einem Thiere direkt auf das andere überträgt, sondern so, dass die Parasiten in dem Insekt weitere Entwickelungsstadien durchmachen, in die Eier und in die jungen Insekten übergehen und erst durch diese wieder auf den eigentlichen Wirth übertragen werden. In dieser oder ähnlicher Weise denke ich mir auch die Rolle des Mosquitos in Bezug auf die tropische Malaria. Nicht der Mosquito selbst vermittelt die Infektion unmittelbar durch seinen Stechrüssel, nachdem er kurz vorher Blut eines malariakranken Menschen gesogen hat, sondern erst seine Nachkommen inficiren. Zuverlässige Auskunft über die hier ausgesprochenen Vermuthungen können nur Experimente an Thieren geben. Aber alle Versuche, eine für Malariaexperimente geeignete Thierart zu finden, sind auch mir wie so vielen Anderen misslungen. Ebenso wenig vermochte ich Thiere aufzufinden, welche spontan in ihrem Blute die Malariaparasiten des Menschen beherbergen. Gerade nach dieser Richtung hin habe ich sehr zahlreiche Untersuchungen vorgenommen und auch eine Anzahl von Blutparasiten gefunden, welche den menschlichen Malariaparasiten mehr oder weniger ähnlich sind, so bei vielen Arten von Vögeln, bei Reptilien, auch bei einem Hunde und namentlich bei Affen, deren Parasiten den menschlichen besonders nahe kommen. Aber immer waren sie doch von den menschlichen Parasiten bestimmt zu unterscheiden und ich bin bei diesen Untersuchungen immer mehr zu der Ueberzeugung gelangt, dass die Blutparasiten, wie es ja auch bei den Parasiten überhaupt die Regel ist, nur einen Wirth haben und dass dementsprechend der Mensch für die Malariaparasiten der einzige Wirth ist. Damit wäre allerdings wenig oder gar keine Aussicht für die Beschaffung von Malaria-Versuchsthieren vorhanden.

Wenn nun auch der Mensch als der eigentliche Wirth des Malariaparasiten anzusehen ist, so ist doch damit nicht gesagt, dass jeder Mensch in gleicher Weise für Malaria empfänglich ist.

Man begegnet in den Tropen gelegentlich Leuten, welche sich Jahre lang in denselben und auch in Malariagegenden aufgehalten haben und niemals malariakrank wurden. Solche Menschen müssen mehr oder weniger immun gegen Malaria sein. Es giebt sogar ganze Völkerschaften, welche gegen Malaria immun sind. So glaube ich dies von der Negerbevölkerung an der ostafrikanischen Küste behaupten zu können. Ich habe keine Mühe gescheut, und jeden auf Malaria verdächtigen Fall bei Küstennegern, welchen ich auftreiben konnte, sorgfältig untersucht, aber nur ein einziges Mal mit positivem Erfolg. Es betraf dies einen Bootsmann der Zollstation an der Rufidjimündung, welcher nur leicht erkrankt war und durch eine einzige Chinindosis von seinem Leiden schnell befreit wurde. Nur bei diesem Kranken liessen sich die ringförmigen Parasiten in geringer Anzahl nachweisen. Bei keinem anderen Küstenneger waren sie zu finden. Damit stimmte denn auch überein, dass die malariaähnlichen Krankheitssymptome bei den Küstennegern ohne Anwendung von Chinin in kurzer Zeit verschwanden, oder dass sich die Krankheit im weiteren Verlaufe als ein bestimmtes anderweitiges Leiden, meistens der Verdauungs- oder Respirationsorgane, herausstellte.

Diese ausgesprochene Immunität kommt aber nur den Küstennegern zu, den Negern im Usambaragebiete fehlt dieselbe, obwohl letztere zum grössten Theile demselben Stamme angehören wie die Küstenneger.

Andere farbige Völkerschaften, welche nicht an der ostafrikanischen Küste heimisch sind, wie die Inder und Chinesen, sind gegen die hiesige Malaria nicht immun. So wurde mir berichtet, dass unter den Chinesen, welche auf einigen Plantagen als Arbeiter beschäftigt wurden, die Malaria arg gewüthet hat, und ich konnte selbst in Mohoro unter etwa 30 Chinesen bei flüchtiger Untersuchung zwei Malariafälle konstatiren. Ganz besoders empfänglich scheinen die frisch zugereisten Inder zu sein, wovon ich mich an der aus Indern bestehenden Musikkapelle in Daressalam überzeugen konnte. Dieselbe besteht aus 17 Personen, von denen im Laufe von einigen Monaten sechs recht schwer an tropischer Malaria erkrankten. Und doch leben in Daressalam und in den meisten Küstenorten Hunderte von Indern, welche hier schon seit Jahren ansässig sind und ganz gesund zu sein scheinen.

Wenn man alle diese Beobachtungen zusammenfasst, und ausserdem das, was ich früher über die Beziehungen der halbmondförmigen Körper zur Malaria gesagt habe, berücksichtigt, dann muss man zu der Ueberzeugung gelangen, dass es eine wirkliche Immunität gegen die tropische Malaria giebt, welche den Küstennegern theilweise angeboren sein mag, von denjenigen aber, welche aus anderen malariafreien Ländern eingewandert sind, erst erworben werden muss. Wir sehen auch hier wieder eine merkwürdige Analogie zwischen der Malaria und dem Texasfieber, bei welcher Krankheit wir ganz ähnlichen Verhältnissen begegnen. Ich möchte dieser Analogie sogar noch weiter folgen und die Hoffnung aussprechen, dass ebenso wie beim Texasfieber auch bei der tropischen Malaria eine künstliche Immunität dermaleinst zu erreichen sein wird.

Die tropische Malaria ist an und für sich keine so gefährliche Krankheit, wie man gewöhnlich annimmt. Unter den 63 von mir beobachteten Fällen befinden sich allerdings zwei tödtlich verlaufene. Dieselben kamen mir aber erst zu Gesicht, als sie schon sterbend waren. Vorher waren sie garnicht oder unzweckmässig behandelt, und ich zweifle nicht, dass auch diese beiden Fälle, wenn sie zur richtigen Zeit diagnosticirt und in zweckmässiger Weise mit Chinin behandelt wären, hätten geheilt werden müssen. In allen übrigen von mir beobachteten Fällen wurde die Malaria durch Chinin leicht und schnell beseitigt. In der Regel genügt 1 g Chinin, um die Parasiten aus dem Blute verschwinden zu lassen. Die Wiederkehr der Fiebertemperatur ist damit allerdings noch nicht ausgeschlossen, denn es kommt meistens noch zu einem letzten Anfall, welcher aber schwächer ist und keinen so regelmässigen Verlauf hat wie die eigentlichen Malarianfälle. Während dieses letzten Anfalles, welchen man als „Nachfieber“ bezeichnen könnte, habe ich fast niemals Parasiten gefunden. Er verdankt also sein Entstehen nicht dem Vorhandensein von lebenden Parasiten im Blute, sondern kann nur

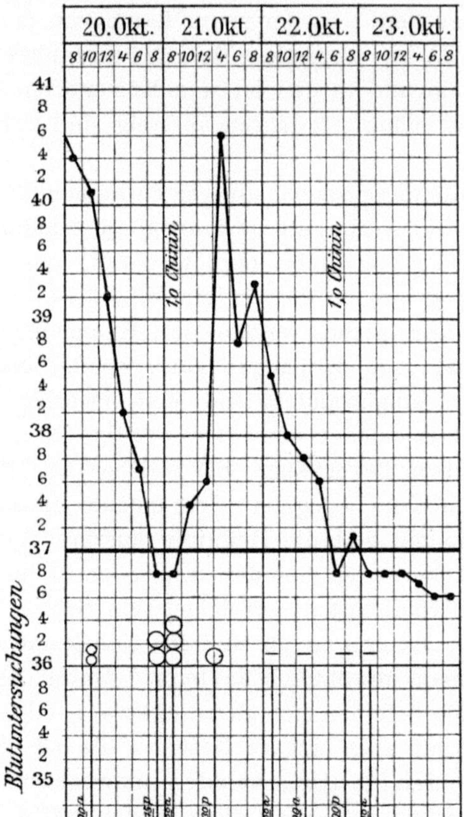

Fig. 9.

dadurch zu Stande kommen, dass die Bestandtheile der absterbenden Parasiten und die darin vorhandenen giftigen Stoffwechselprodukte derselben sich im Blute vertheilen. Wir dürfen aus diesem Verhalten schliessen, dass auch die früheren Anfälle, welche durch das Auftreten der jungen Parasiten charakterisirt sind, nicht durch die junge Generation, sondern durch die absterbende alte Generation ausgelöst werden.

Den Verlauf der Malaria bei der Chininbehandlung und das eigenthümliche Nachfieber zeigen die Kurven Fig. 9 u. 10. Auch auf der früher erwähnten Kurve Fig. 5 ist dasselbe zu sehen.

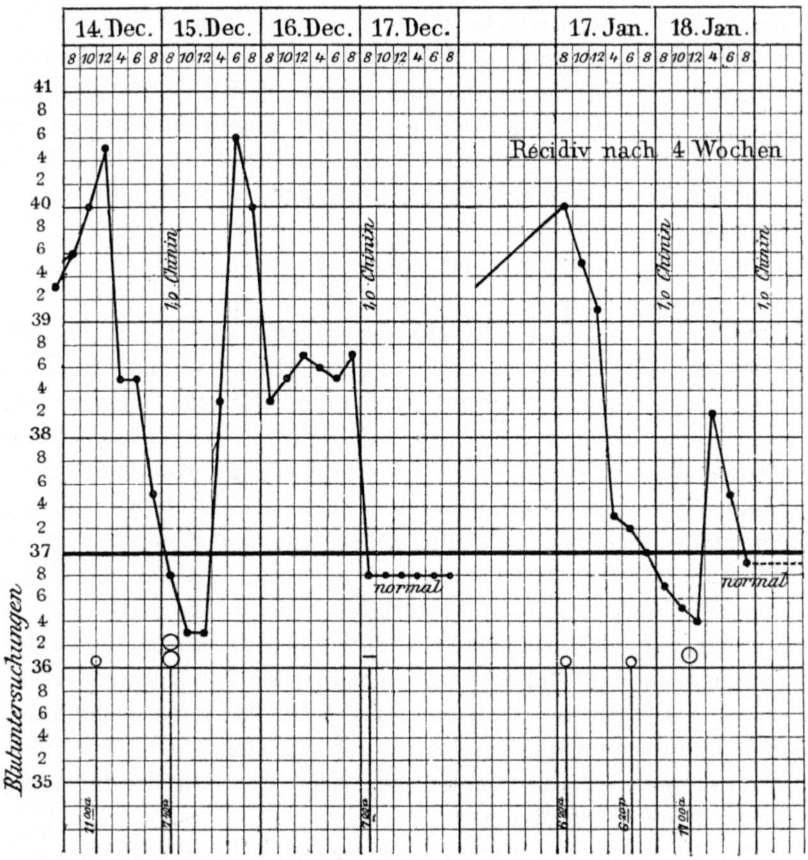

Fig. 10.

Um ganz sicher zu sein, dass die Anfälle nicht schon nach wenigen Tagen wiederkehren, ist es üblich, nach Beendigung dieses Nachfiebers noch einmal 1 g Chinin zu geben. Vielleicht ist dies aber überflüssig, da so wie so eine Nachbehandlung erforderlich ist, von welcher gleich die Rede sein wird. — Um in dieser Weise mit 2 g oder, wie ich vermuthe, sogar nur mit 1 g Chinin die Fieberanfälle der tropischen Malaria sicher zu beseitigen, ist es aber unbedingt nothwendig, dass das Medikament im richtigen Zeitpunkt gegeben wird, nämlich dann, wenn die grossen ringförmigen Parasiten im Blute erscheinen. Dieses Kennzeichen ist natürlich nur durch die mikroskopische Untersuchung zu erfahren. Sorgfältige Temperaturmessungen und eine richtige Beurtheilung der Fieberkurve können, obwohl man oft im Stande ist, auch damit zum Ziele zu gelangen, keinen genügenden Ersatz gewähren, denn ungewöhnlich tiefe Remissionen oder andere Unregelmässigkeiten der Kurve führen leicht irre, während die mikroskopische Untersuchung mich nie im Stich gelassen hat. Schon allein aus diesem Grunde, namentlich aber auch, um eine frühzeitige und sichere Diagnose stellen zu können, ist dem Tropenarzt, wenn er viel mit Malaria zu thun hat, und das ist wohl immer der Fall, das Mikroskop ganz unentbehrlich. Ein Malariaarzt ohne Mikroskop und ohne gründliche Uebung im Nachweis der Malariaparasiten wird immer im Dunkeln fechten. Zur sicheren Beseitigung der Malaria durch Chinin ist noch weiter erforderlich, dass die Behandlung frühzeitig erfolgt, womöglich schon am Ende des ersten Anfalles oder doch des zweiten. Je mehr Fieberanfälle der Kranke zu überstehen hat, um so mehr wird der Gesammtorganismus in Mitleidenschaft gezogen, was sich namentlich an den Verdauungsorganen bemerklich macht. Sobald aber der Magen nicht mehr regelmässig funktionirt und keine Magensäure absondert, kann das Chinin, welches bekanntlich nur in saurer Lösung schnell genug resorbirt wird, nicht mehr zur Wirkung kommen. In solchen Fällen muss die Resorption durch gleichzeitige Anwendung von verdünnter Salzsäure unterstützt oder im Nothfall das Chinin subkutan gegeben werden.

Ferner ist noch darauf zu achten, dass das Chinin von guter Beschaffenheit ist. Medikamente verderben in den Tropen schnell, und manches hartnäckige Fieber mag in der Anwendung von schlechtem Chinin seine Erklärung finden. Es ist auch nicht gleichgültig, wie das Chinin genommen wird. Ich habe mehrfach erfahren, dass Kranke die Chinintabletten in Papier eingewickelt genommen hatten, um den schlechten Geschmack des Chinins zu vermeiden, und dass das Chinin in dieser Umhüllung unresorbirt den Magen passirt hatte; natürlich war jede Chininwirkung ausgeblieben.

Damit, dass die regelmässigen Fieberanfälle gehoben sind, ist aber die Thätigkeit des Arztes noch nicht beendet. Es folgt nun noch die mindestens eben so wichtige Aufgabe, den Kranken vor Rückfällen zu bewahren.

Die tropische Malaria neigt sehr zu Rückfällen. Es müssen wohl bei der Chininbehandlung recht oft noch einige lebensfähige Keime übrig bleiben, welche den Infektionsprocess von Neuem aufflackern lassen. Und gerade die immer wiederkehrenden Recidive sind es, welche den am Tropenfieber Leidenden so weit herunterbringen, dass er in seiner Leistungsfähigkeit schwer gestört wird. Man begegnet oft genug Kranken, welche drei und mehr Recidive durchzumachen haben, und einer von meinen Fällen brachte es sogar auf sieben Recidive.

Im Grunde genommen sollte die Aufgabe, Recidive bei einem von Malariaanfällen Geheilten zu verhüten und den Gesunden vor dem Ausbruch des Fiebers zu schützen, das heisst Malaria-Prophylaxis zu üben, identisch sein. Auf jeden Fall möchte ich annehmen, dass eine Methode, welche sich gegen Malaria-Recidive bewährt, auch für die Prophylaxis ausreichend sein muss, da nach allen bisherigen Erfahrungen das erstere schwieriger zu sein scheint, als das letztere. Leider habe ich bei den hiesigen beschränkten Verhältnissen nicht Gelegenheit gefunden, über diese überaus wichtigen Fragen hinreichende Beobachtungen anstellen zu können, und es bleibt mir nur übrig, das Wenige, was ich ermitteln konnte, zu berichten.

Mit einiger Sicherheit können Recidive durch grosse Chinindosen, 2—3 g mehrere Tage hintereinander gegeben, verhütet werden. Das Chinin ist nun aber, namentlich in den Tropen, kein indifferentes Mittel, welches unbedenklich in solchen grossen Dosen gegeben werden kann, wie ich noch beim Schwarzwasserfieber zu berichten haben werde. Es liegt deswegen viel daran, zu erfahren, welches die geringste in diesem Falle erforderliche Dosis ist. Ich habe zu diesem Zwecke mehrere Kranke nach Beseitigung der Fieberanfälle 0,5 g Chinin jeden dritten Tag, und zwar Morgens früh nehmen lassen. Sie bekamen sämmtlich Recidive. Diese Dosis war also zu gering. Ein Kranker nahm wochenlang 0,5 g Chinin täglich und bekam trotzdem sein Recidiv. Dann bin ich dazu übergegangen 1,0 g Chinin jeden fünften Tag nehmen zu lassen. Diese Dosis scheint an der unteren Grenze des verlangten Effektes zu stehen; denn einige so behandelte Kranke hatten keine Recidive, andere bekamen zwar später noch Anfälle, aber sehr leichte und schnell vorübergehende.

Diese Versuche sind natürlich noch sehr unvollkommen, aber sie bilden den einzigen Weg, auf dem wir zur Beantwortung dieser Frage gelangen können, und sie sollten deswegen methodisch und in möglichst grossem Umfange fortgesetzt werden.

Als einfache prophylaktische Dosis des Chinins habe ich zunächst auch 0,5 g jeden dritten Tag nehmen lassen, und habe bis jetzt noch keinen Fall gesehen, in welchem hiernach eine Malaria entstanden wäre. Ich selbst habe das Chinin in dieser Weise prophylaktisch gebraucht, habe mich absichtlich bei jeder Gelegenheit, welche sich mir bot, der Malariainfektion ausgesetzt und bin bisher vom Fieber verschont geblieben. Allerdings beweisen die wenigen Fälle, über welche ich in dieser Richtung verfüge, noch sehr wenig, sie können nur als Anregung dazu dienen, dass auch die prophylaktische Dosis des Chinins durch grosse Versuchsreihen festgestellt wird. Darüber bin ich mir allerdings jetzt schon klar, dass so geringe Dosen, wie sie meistens von Tropenärzten prophylaktisch gegeben sind, wenig oder gar nichts nützen, und dass auch einmalige grosse Dosen, kurz vor oder nach der vermuthlichen Infektion gegeben, nicht helfen, wie das früher mitgetheilte Beispiel von Sr. Maj. Schiff „Condor“ beweist.

Sollte man schliesslich dahin kommen, dass die prophylaktische Dosis höher gegriffen werden muss wie 0,5 g Chinin, dann wird man wohl besser daran thun, andere Mittel, zum Beispiel Arsen zu versuchen, da die meisten Menschen grössere Chinindosen längere Zeit hindurch nur schlecht vertragen.

Ueberhaupt darf man nicht vergessen, dass eine derartige Prophylaxis doch immer nur eine zeitweilige sein kann. Sie wird nur da am Platze sein, wo es sich darum handelt, Menschen vorübergehend von der Malariainfektion zu schützen, um zum Beispiel Einwanderer, welche in malariafreie Gegend geschafft werden sollen, gesund durch die gefährliche Küstenzone zu bringen, um Truppen und Schiffsmannschaften zu schützen, welche Malariagegenden passiren müssen, um den Bewohnern von Malariaorten über die gefährlichsten Perioden des Jahres hinwegzuhelfen u. s. w.

Im Uebrigen wird jeder, welcher sich in den Tropen der Malariainfektion aussetzen muss, gut thun, so lange wir über die medikamentöse Prophylaxis noch nicht ganz im Reinen sind, zwei andere langbewährte Massregeln nicht zu unterlassen.

Erstens soll man Wasser nur in gekochtem Zustande benutzen, ein Grundsatz, welcher schon mit Rücksicht auf Dysenterie und andere tropische Krankheit befolgt werden muss.

Zweitens soll man stets unter einem gut schliessenden Mosquitonetz schlafen. Ich sage ausdrücklich „unter einem gut schliessenden", da die Mosquitonetze meistens durchlöchert sind oder unpraktisch aufgehängt werden und dann natürlich so gut wie nicht vorhanden sind.

Ausser diesen rein persönlichen Schutzmassregeln lässt sich auch im Allgemeinen viel zur Verminderung der Malariagefahr thun. Dahin gehören namentlich Trockenlegung und Bepflanzung von Sümpfen, zweckmässige Beseitigung der flüssigen Abfallstoffe und vor Allem richtige Konstruktion der Wohnungen. Einiges ist in dieser Beziehung, wenigstens an den Küstenorten, bereits geschehen, aber es bleibt noch sehr viel zu thun übrig, und ich möchte besonders Werth darauf legen, dass in Zukunft bei der Anlage von Wohnungen den tropenhygienischen Anforderungen mehr Rechnung getragen wird als bisher, und dass auch Wohnungen geschaffen werden, in welchen Familien eine gesundheitsgemässe Unterkunft finden, wofür bis jetzt noch so gut wie gar nicht gesorgt ist.

Ich muss mich hier leider auf diese kurzen Andeutungen beschränken, da ein weiteres Eingehen auf dieselben mich zu weit in das Gebiet der Tropenhygiene führen würde.

Eine Beobachtung möchte ich hier noch erwähnen, welche mir beachtenswerth zu sein scheint.

Ich habe unter den vielen Personen, welche wiederholt an tropischer Malaria erkrankt gewesen waren, nicht einen Fall von sogenanntem Malariasiechthum gefunden, wie man es so häufig in Malariagegenden der gemässigten Zone antrifft. Auch in dieser Beziehung scheint ein Unterschied zu bestehen zwischen der Tertian-Malaria der gemässigten Zone und der tropischen Malaria. Bei der letzteren ist der einzelne Anfall schwerer und gefährlicher, er wird sogar nicht selten tödtlich, aber die Krankheit lässt, wenn sie künstlich unterbrochen wird oder spontan nach einiger Zeit zur Heilung gelangt, keine tieferen Veränderungen im Organismus zurück. Der Kranke erholt sich auffallend rasch und vollkommen, vorausgesetzt, dass es gelingt, die Recidive zu verhüten. Selbst kleine Kinder, von denen eins ein Recidiv zu überstehen hatte, habe ich bald darauf in voller Gesundheit und blühend aussehend gefunden.

Zum Schluss noch einige Worte über die Tertian-Malaria. Dieselbe kommt, wie eingangs bereits mitgetheilt wurde, verhältnissmässig selten vor. Auf etwa neun Fälle von tropischer Malaria kommt erst ein Fall von Tertiana. Die hiesige Tertiana unterscheidet sich in keinem Punkte von der heimischen Tertiana. Ihre Anfälle haben genau denselben Verlauf wie bei dieser, der ihr zugehörige Parasit zeigt dieselben Formen und denselben Entwickelungsgang, einschliesslich der Sporulation.

In zwei Fällen trat sie als Tertiana duplex auf, wobei bekanntlich zwei Tertianen sich durcheinander schieben und die Anfälle sich täglich einstellen. Ohne die mikroskopische Untersuchung hätte man meinen können, in diesen Fällen quotidiane Malaria vor sich zu haben. Aber die Blutuntersuchung belehrte sofort, dass zwei Generationen von Tertian-Parasiten vorhanden waren und dass es sich somit um eine doppelte Tertiana handelte.

In zwei anderen Fällen folgte die Tertiana einer tropischen Malaria nach kürzerem oder etwas längerem Intervall. Es war interessant zu beobachten, wie die eine Parasitenart verschwand und gewissermassen der anderen Platz machte. Solche Kombinationen von Malaria, bei welchen zu gleicher Zeit Parasiten verschiedener Art im Blute vorkommen, wie von anderen Seiten behauptet wird, habe ich nicht gesehen. Ich habe im Gegentheil den Eindruck gewonnen, dass sich die verschiedenen Arten von Malaria-Parasiten gegenseitig ausschliessen.

Auch die Tertianen liessen sich durch Chinindosen von 1—2 g leicht beseitigen. Ein Nachfieber, wie bei der tropischen Malaria, wurde dabei nicht beobachtet.

Nur in einem Falle, in welchem das Chinin schlecht vertragen wurde und deswegen nicht angewendet werden konnte, zog sich die Tertiana durch mehrere Monate hin. Die Anfälle blieben trotzdem immer gleich stark und ein spontanes Nachlassen oder gar Aufhören trat nicht ein. Also auch in dieser Beziehung scheint ein Unterschied zwischen tropischer Malaria und der Tertian-Malaria zu bestehen.

Daressalam, den 2. März 1898.

Das Schwarzwasserfieber ist diejenige Krankheit, welche die ärgsten Verwüstungen unter den Europäern in Deutsch-Ostafrika anrichtet und deswegen besondere Beachtung erheischt.

Aus der Litteratur über Schwarzwasserfieber, soweit sie mir hier zugängig ist, entnehme ich, dass die Tropenärzte es für eine besondere Form der tropischen Malaria halten und dass verschiedene Forscher im Blute von Schwarzwasserfieberkranken die Malaria-Parasiten regelmässig nachgewiesen haben wollen.

Auf den ersten Blick hat das Schwarzwasserfieber auch eine gewisse Aehnlichkeit mit der Malaria. Es fängt mit einem heftigen Schüttelfrost an, während dessen die Temperatur schnell steigt. Sehr bald stellt sich dann aber noch das für diese Krankheit charakteristische Symptom, die Absonderung eines durch Beimischung von gelöstem Blutfarbstoff blutig gefärbten Urins ein. Der Urin sieht dunkelroth, oft schwarzroth oder fast schwarz aus, daher die Bezeichnung Schwarzwasserfieber. Mehr oder weniger stark ausgeprägte Gelbsucht und häufiges, oft unstillbares Erbrechen, sowie ein beängstigender Verfall der Kräfte vervollständigen das Krankheitsbild, welches eigentlich eine noch grösssere Aehnlichkeit mit dem Gelbfieber als mit der Malaria hat. Deswegen ist es auch schon mit Gelbfieber identificirt, was aber entschieden unrichtig ist, da es noch niemals ansteckende Eigenschaften gezeigt hat und nicht in epidemischer Form aufgetreten ist.

Während man über das Wesen der Krankheit im Allgemeinen einig war, gingen die Meinungen über die Behandlung des Schwarzwasserfiebers dagegen weit auseinander, und es stehen sich zwei

Parteien schroff gegenüber, von denen die eine annimmt, das Schwarzwasserfieber müsse als Malaria mit den grössten zulässigen Chinindosen behandelt werden, die andere dagegen, dass kein Chinin gegeben zu werden braucht. In neuerer Zeit sind sogar einzelne Stimmen laut geworden, welche behaupten, dass das Chinin bei dieser Krankheit selbst schädlich wirken könne, weil es bei Menschen, welche durch Malaria bereits geschwächt sind, geradezu eine Hämoglobinurie, das heisst Absonderung von blutig gefärbtem Urin, veranlassen könne.

Meine eigenen Untersuchungen sind an 16 Kranken angestellt, die ich im Krankenhause zu Daressalam beobachtet habe. Es waren sämmtlich typische Fälle von Schwarzwasserfieber, welche ich vom Beginn der Krankheit bis zum völligen Ablauf derselben verfolgen konnte.

Drei von diesen Fällen verliefen tödtlich, was einer Mortalität von etwa 19 % entsprechen würde. Diese Zahl stimmt nahezu überein mit einer Berechnung, welche aus einer grösseren Zahl von Fällen abgeleitet ist. Dies sind 75 Fälle, über welche ich von der Medicinal-Abtheilung des hiesigen Gouvernements Angaben erhalten habe. Von denselben sind 16 gestorben, entsprechend einer Mortalität von 21 %. In Bezug auf die Krankheitssymptome kann ich nur das bestätigen, was von Anderen darüber mitgetheilt ist.

Die Todesursache war in zwei von meinen Fällen eine Verstopfung der Harnkanälchen durch geronnenes Hämoglobin. Dieselbe kann offenbar nur ganz im Beginn der Krankheit, wenn das Hämoglobin in sehr koncentrirter Lösung durch die Nieren geht, zu Stande kommen. Daraus geht aber hervor, dass in solchen Fällen das Schicksal des Kranken schon in den ersten Stunden seiner Krankheit besiegelt ist und dass die Unterdrückung der Nierenthätigkeit (Anurie), welche dem eigentlichen Anfall so oft folgt und immer zum tödtlichen Ende führt, durch keines der bekannten harntreibenden Mittel zu beseitigen ist.

In dem dritten tödtlichen Fall von Schwarzwasserfieber trat das Ende schon während des Anfalles ein und zwar nicht, wie es vorkommen soll, in Folge zu reichlicher Ausscheidung von Hämoglobin, denn es wurden im Ganzen nur etwa 400 ccm blutigen Urins entleert, sondern unmittelbar in Folge des massenhaften Zerfalls von rothen Blutkörperchen und den damit verbundenen tiefen Störungen des Lebensprocesses.

Als ich meine Untersuchungen begann, versuchte ich mir natürlich sofort Gewissheit über das eigentliche Wesen der Krankheit zu verschaffen und die von Anderen gefundenen Malaria-Parasiten ebenfalls nachzuweisen; aber dies wollte mir durchaus nicht gelingen. An den Untersuchungsmethoden konnte es nicht liegen, da ich die Parasiten zur selben Zeit in echten Malaria-Fällen ausnahmslos und ohne irgend welche Schwierigkeiten fand, auch nicht daran, dass die Untersuchungen zur unrichtigen Zeit oder zu selten gemacht wurden, denn ich habe Blutproben aus allen Stadien der Krankheit und so oft als nur irgend möglich untersucht. Nur in zwei Fällen fanden sich Malaria-Parasiten im Blute, aber unter solchen Umständen, dass ein unmittelbarer Zusammenhang zwischen diesem Befunde und dem Schwarzwasserfieber ohne Weiteres ausgeschlossen werden musste. In allen übrigen 14 Fällen habe ich keine Spur von Malaria-Parasiten gesehen.

Auch andere Mikroorganismen waren weder im mikroskopischen Präparat noch durch Kulturversuche nachzuweisen, was ich ausdrücklich erwähne, da Yersin beim Schwarzwasserfieber im Blute eine für diese Krankheit specifische Bakterienart gefunden haben will.

Was kann denn aber sonst die Ursache des Schwarzwasserfiebers sein?

Darüber geben am besten die beiden oben erwähnten Fälle mit Malaria-Parasiten-Befund Auskunft, über welche ich deswegen hier etwas ausführlich berichten muss.

1. Der Kranke X. ist noch nicht länger als seit 8 Monaten in Ostafrika, er war zu Hause angeblich nie krank, bekam aber schon wenige Monate nach seiner Ankunft Fieber, welches bis zur Aufnahme ins Lazareth mit kurzen oder längeren Unterbrechungen immer wiederkehrte. Vor etwa vier Wochen hatte er einen Anfall von Schwarzwasserfieber. Während der ersten Woche seines Aufenthalts im Krankenhause war er fieberfrei und schien sich zu erholen; Malaria-Parasiten wurden im Blute nicht gefunden. Dann trat plötzlich Temperatursteigerung ein, welche den Verdacht auf ein neues Malaria-Recidiv erwecken musste, das Blut wurde untersucht und

nunmehr das Vorhandensein von Parasiten der tropischen Malaria konstatirt. Er erhielt dann 1,0 g Chinin während der fieberfreien Zeit und bekam einige Stunden später einen ziemlich starken Anfall von Schwarzwasserfieber. Ich vermuthete sogleich, dass hier ein ursächlicher Zusammenhang zwischen Chinin und Schwarzwasserfieber bestand. Vorläufig konnte dies natürlich nur eine Vermuthung sein, welche aber sehr bald zur Gewissheit werden sollte. Der Kranke hatte, um Recidive zu verhüten, noch weitere Chinindosen zu nehmen, und dabei musste sich herausstellen, ob es sich hier nur um ein zufälliges Zusammentreffen oder um ein durch Chinin verursachtes Schwarzwasserfieber handelte. Die nächste Chinindosis erhielt der Kranke, nachdem die Hämoglobinurie, die Fiebertemperatur und auch die Parasiten vollkommen verschwunden waren. Es erfolgte wieder wenige Stunden, nachdem das Chinin genommen war, ein typischer Anfall von Schwarzwasserfieber mit Temperatursteigerung, Hämoglobinurie und leichtem Ikterus. Um nun aber auch jeden Zweifel auszuschliessen, wurde noch eine dritte Chinindosis gegeben, was unbedenklich geschehen konnte, da die vorhergehenden Anfälle nie einen bedrohlichen Charakter angenommen hatten, und zwar erhielt der Kranke dieselbe am fünften Tage nach dem vollständigen Verschwinden seiner Malaria. Der Effekt war ganz derselbe, wie nach den vorhergehenden Chinindosen. Es stellte sich genau zur selben Zeit wieder ein typisches Schwarzwasserfieber ein. Nachträglich gab der Kranke an, dass er auch vor dem Anfall von Schwarzwasserfieber, welchen er vor seinem Eintritt ins Krankenhaus überstand, Chinin genommen hatte.

Dieser eine Fall würde an und für sich schon genügen, um den unumstösslichen Beweis zu liefern, dass das Chinin ausser jedem unmittelbaren Zusammenhang mit der tropischen Malaria auf gewisse Menschen wie ein Blutgift wirken und eine Hämoglobinurie oder, was dasselbe ist, ein Schwarzwasserfieber produciren kann. Allerdings waren es nur verhältnissmässig leichte Anfälle, welche bei diesem Kranken beobachtet wurden. Dass aber auch die allerschwersten tödtlichen Fälle auf gleiche Weise zu Stande kommen können, lehrt der folgende Fall.

2. Zufällig handelte es sich bei diesem zweiten Kranken nicht um eine tropische Malaria, welche die Veranlassung zur Chinin-

behandlung gab, sondern um eine Tertian-Malaria. Der Kranke befand sich seit $^{5}/_{4}$ Jahren in Ostafrika; er bekam das erste Fieber drei Wochen nach seiner Ankunft. Nach vierteljähriger Anwesenheit bemerkte er zum ersten Mal blutigen Urin, nachdem er kurz zuvor Chinin genommen hatte. Seitdem will er ungefähr zehnmal, wie er mir selbst sagte, und zwar jedes Mal nach Chinin, Anfälle von Schwarzwasserfieber gehabt haben. Den letzten Anfall hatte er vor einem Monat, als er wegen eines Tertianafiebers wieder Chinin genommen hatte. Da es bei dieser einzigen Dosis Chinin bleiben musste, so kehrte das Fieber bald wieder und wurde nun mit Arsen behandelt, leider ohne Erfolg, so dass nichts übrig blieb, als wieder zum Chinin zu greifen. Es wurde diesmal subkutan in einer Dosis von 0,5 g angewendet, und zwar 8 Uhr Morgens, weil der Fieberanfall regelmässig zwischen 12 und 1 Uhr eintrat. Schon zwei Stunden nach der Injektion stellte sich ein starker Schüttelfrost ein, welcher etwa eine halbe Stunde andauerte. Bald darauf wurden 250 ccm blutigen schwarzroth gefärbten Urins entleert. Der Kranke klagte über Gliederschmerzen, Beängstigung, grosse Schwäche und Uebelkeit. Er hatte einige Male Erbrechen. Von 12 Uhr ab erschien die Haut schon deutlich ikterisch gefärbt; sie nahm sehr bald eine intensiv gelbe Farbe an. Gegen 2 Uhr wurden noch 150 ccm schwarzrothen Urins entleert. Dann nahm die Schwäche des Kranken schnell zu; er verfiel in Schlaf, aus dem er nicht zu erwecken war. 10 Uhr Abends, also 12 Stunden nach der Injektion, erfolgte der Tod.

Bei der Obduktion zeigten sich ausser starker Milzschwellung und ikterischer Färbung aller Organe keine Veränderungen.

Das Blut dieses Kranken habe ich 15 mal untersucht, insbesondere noch kurz vor der Injektion und wiederholt während des Anfalles, und niemals etwas anderes gefunden als Tertian-Parasiten und zwar in zwei Generationen. Noch kurze Zeit vor dem Tode enthielt das Blut Tertian-Parasiten in reichlicher Menge, aber nur noch eine Generation. Die andere, in deren Sporulationszeit die Chinininjektion gefallen war, war verschwunden.

In diesem Falle kann von irgend welchen Beziehungen des Schwarzwasserfiebers zum Tropenfieber überhaupt nicht die Rede sein, und es kann gar keinem Zweifel unterliegen, dass es sich um eine Chininvergiftung gehandelt hat. Allerdings liegen hier insofern ganz aussergewöhnliche Verhältnisse vor, als die zur Anwendung gekommene Chinindosis sich innerhalb der gewöhnlichen Grenzen hielt. Wir müssen also annehmen, dass bei diesem Kranken ebenso wie bei dem vorhergehenden eine besondere Empfindlichkeit gegen Chinin, eine Art von Idionsynkrasie, vorhanden war.

Ausser diesen beiden von mir selbst beobachteten Fällen kann ich noch viele andere anführen, in welchen mir von durchaus glaubwürdigen Personen mitgetheilt wurde, dass bei ihnen regelmässig auf Anwendung von Chinin ein Anfall von Schwarzwasserfieber folgte, und dass sie sich deswegen scheuten, ferner Chinin zu nehmen.

Von meinen übrigen 14 Schwarzwasserfieberfällen liegen die meisten auch so, dass sie höchst wahrscheinlich als Chininvergiftungen aufgefasst werden müssen. So unmittelbar beweisend wie die oben geschilderten sind sie zwar nicht. Aber auch in diesen Fällen wurde aus irgend einem Grunde Chinin genommen, worauf sich in kurzer Zeit ein mehr oder weniger heftiger Anfall von Schwarzwasserfieber einstellte.

Selbst in den wenigen dann noch übrig bleibenden Fällen war der Chiningebrauch nicht mit Sicherheit auszuschliessen. Man darf eben nicht vergessen, in welcher unverantwortlichen Weise in tropischen Malarialändern von den meisten Menschen mit dem Chinin umgegangen wird. Bei irgend einem Unwohlsein, ob Fieber oder nicht, wird sofort Chinin, und zwar manchmal in erheblichen Dosen, genommen. Trifft es sich, dass der Betreffende die oben erwähnte Indiosynkrasie gegen Chinin besitzt, dann kann er auf diese Weise zu einem Schwarzwasserfieber kommen, welches, wenn zufällig tropische Malaria der Grund für die Medikation war, gelegentlich auch mit Malaria kombinirt sein kann. Bei meinen Kranken war dies nicht der Fall. Die Gestalt der Fieberkurve, das Fehlen der Malaria-Parasiten, das Ausbleiben von Recidiven beweisen hinreichend, dass tropische Malaria hier nicht im Spiele war. Zum Ueberfluss will ich noch erwähnen, dass in den beiden obducirten Fällen auch das untrügliche Kennzeichen der Malaria, nämlich die Pigmentanhäufungen in Milz und Leber, vollkommen fehlten.

Obwohl mir nun selbst kein Fall von Schwarzwasserfieber begegnet ist, in welchem die Chininvergiftung ausgeschlossen ist, so möchte ich doch nicht so weit gehen, zu behaupten, dass jedes Schwarzwasserfieber eine Chininvergiftung sei. Aber dass die Chininvergiftung eine ganz erhebliche Rolle in der Aetiologie des Schwarzwasserfiebers spielt, ist nach meinen Untersuchungen wohl nicht mehr zu bestreiten. Man wird in Zukunft in jedem Falle von Schwarzwasserfieber vor allen Dingen festzustellen haben, ob es sich nicht um eine Chininvergiftung handelt, und, wenn dieselbe mit Sicherheit auszuschliessen ist, ob nicht andere in Speisen, Getränken oder sonst dem Körper zugeführte Substanzen eine ähnliche Wirkung haben können als das Chinin. Es ist doch sehr wohl denkbar, dass ein Mensch, bei welchem sich diese merkwürdige Idiosynkrasie gegen Chinin eingestellt hat, nun auch auf andere Stoffe, welche er bis dahin anstandslos vertragen hat, mit einer Hämoglobinurie reagirt.

Erst wenn sosche Möglichkeiten völlig ausgeschlossen sind, hat es einen Zweck, den dann noch übrig bleibenden, vielleicht sehr kleinen Rest von Schwarzwasserfieberfällen nach anderen Richtungen hin ätiologisch zu erforschen. Sehr wichtig wird es allerdings ausserdem sein, zu ermitteln, in welcher Weise die Idiosynkrasie gegen Chinin in den Tropen zu Stande kommt und ob dieselbe, wo sie vorhanden ist, sich nicht beseitigen lässt. Es ist doch sehr wahrscheinlich, dass dieser Zustand auf irgend welchen fassbaren Veränderungen in der Beschaffenheit des Blutes beruht. Es ist in dieser Beziehung auch gewiss nicht zufällig, dass das Schwarzwasserfieber fast nur bei Männern vorkommt. Frauen und Eingeborene werden nur ausnahmsweise davon befallen.

Sollte es aber auch nicht gelingen, diese Räthsel zu lösen, so viel steht fest, dass die Behandlung des Schwarzwasserfiebers mit Chinin vollkommen aufhören muss und dass bei Malariakranken, welche bereits einen Anfall von Schwarzwasserfieber gehabt haben, das Chinin nur mit der grössten Vorsicht anzuwenden, besser aber durch andere Mittel zu ersetzen ist.

Daressalam den 5. März 1898.

Zwei für Deutsch-Ostafrika nicht unwichtige Fragen hat man in neuerer Zeit mit dem westlichen Theil des Usambara-Gebirges in Verbindung gebracht. Die Besiedelungsfähigkeit für deutsche Einwanderer und die Begründung eines Sanatoriums. Beide Fragen stehen in einem gewissen Zusammenhang mit einander. Wenn eine Gegend geeignet sein soll, deutsche Einwanderer aufzunehmen, welche daselbst als Ackerbauer und Viehzüchter sich eine neue Existenz gründen sollen, dann muss sie abgesehen von der Ertragsfähigkeit des Bodens vor Allem gesund sein und ein solches Klima besitzen, dass es dem Europäer noch möglich ist, die für die Bewirthschaftung des Bodens erforderlichen Arbeiten selbst zu leisten. Eine derartige Gegend würde sich aber auch ohne Weiteres zur Anlage eines Sanatoriums eignen.

Nach Allem, was darüber berichtet wurde, schien West-Usambara für diese Zwecke besonders günstig zu sein. Das Klima nähert sich dort dem europäischen, es ist erheblich kühler, wie an der Küste oder gar in der benachbarten glühend heissen Steppe; zeitweilig kann es geradezu kalt werden, ohne dass jedoch die Temperatur jemals bis zum Gefrierpunkt sinkt.

Andererseits wurde aber gegen die Verwendung des Usambara-Gebirges geltend gemacht, dass die Gesundheitsverhältnisse dort nicht unbedenklich seien. Der Europäer welcher dorthin komme und sich längere Zeit aufhalte, müsse eine ein bis zwei Monate lang dauernde fieberhafte Krankheit, eine Art von Akklimatisationsfieber durchmachen, welches unter Umständen recht gefährlich werden könne. Auch sei im Gebirge die Wirkung der Sonnenstrahlen eine so intensive, dass sehr oft Gesundheitsbeschädigungen durch Insolation veranlasst würden.

Um über diese Verhältnisse Klarheit zu gewinnen, begab ich mich selbst nach West-Usambara und blieb dort, durch die Versuche über das Texasfieber zurückgehalten, etwa anderthalb Monate, lange genug, um einen Einblick in die sanitären Zustände des Gebirges gewinnen zu können.

West-Usambara bildet einen Gebirgsstock für sich. Es ist durch das tiefe und breite Luengera-Thal von Ost-Usambara vollkommen getrennt. An allen Seiten steigt es aus der flachen Steppe mit schroffen Felswänden festungsartig auf und bildet oben eine zwischen 1200 und 1600 m hoch gelegene hügelige Fläche, welche in ihrer Gestaltung an die mitteldeutschen Gebirge erinnert. Gerundete Bergkuppen, welche auf den Höhen bewaldet sind, kesselartige und flache Thäler, in deren Grunde Bäche fliessen. Die Gewässer sammeln sich zu kleinen Flüssen und stürzen am Rande des Gebirges angekommen in mächtigen Wasserfällen zur Steppe herab.

Der am meisten benutzte Weg nach West-Usambara führt von der Küstenstation Tanga durch das Bondei-Land zum Pangani- oder Rufufluss, welcher vom Kilimandscharo kommt und am westlichen Rande des Gebirges den Mkomasifluss aufnimmt. Die Karawanenstrasse verlässt den Rufu sehr bald wieder und geht am Mkomasi bis Mombo, von wo der Aufstieg ins Gebirge erfolgt. Auf der ganzen Strecke durch Bondei, am Rufu- und am Mkomasiflusse sind häufig sumpfige Niederungen zu passiren, von denen die gefürchtetste der mit Papyrusdickichten bestandene Tarawandasumpf ist; in der nassen Jahreszeit braucht man fast eine halbe Stunde um ihn zu durchwaten.

Um von der Küste ins Gebirge zu kommen, ist ein Marsch von sieben bis acht Tagen erforderlich.

In West-Usambara leben zur Zeit zwei bis drei Dutzend Europäer, welche sich auf mehrere Missionsstationen, die vom Gouvernement fast in der Mitte des Gebirges angelegte Kultur- und Versuchsstation Kwai und eine Plantage vertheilen.

Der Eindruck, welchen ich bei meiner Ankunft in Kwai, meinem Reiseziel, von dem Gesundheitszustande der Europäer im Gebirge erhielt, war zunächst ein höchst ungünstiger.

Ein von der Missionsstation Gare nach Kwai zur Pflege gebrachter Missionar lag daselbst schwer krank. Zwei von den Beamten der Station erkrankten in den ersten Tagen, ebenso einer von meinen Begleitern. Am traurigsten sah es auf der Missionsstation Gare aus, die ich so bald als möglich besuchte.

Diese Station ist von Trappisten im August 1897 an einer in jeder Beziehung günstigen Stelle begründet; aber die kurze Zeit ihres Daseins besteht aus einer fortlaufenden Kette von Krankheit und Tod.

Die Trappisten, welche die Station anlegten, waren zwei Patres. Sie kamen von Natal, also aus klimatischen Verhältnissen, welche denjenigen von Usambara nicht unähnlich sind. Aber schon kurze Zeit nach ihrem Eintreffen waren beide schwer krank, der eine starb und der andere wurde zur Küste und von da in seine Heimat geschafft, wo er sich erholt haben soll.

Gegen Ende Oktober kamen in Gare drei Laienbrüder an, um die Station wieder zu eröffnen. Kaum waren sie in Gare, als sich auch bei ihnen die Krankheit zeigte. Da es ihnen an Pflege fehlte, mussten sie nach Kwai gebracht werden. Zwei hatten sich bereits etwas erholt, sahen aber bei meinem Besuche in Gare, wohin sie zurückgekehrt waren, noch recht schwach und elend aus. Der Dritte lag in Kwai in sehr bedenklichem Zustande. Er war leichenblass, sein Bewusstsein war fast erloschen, der Puls kaum fühlbar und sehr frequent, die Temperatur subnormal. Er befand sich also in einem Kollaps, der jeden Augenblick das Schlimmste befürchten lassen musste. Glücklicherweise gelang es, ihn durch kräftige Excitantien über diesen gefährlichen Zustand hinwegzubringen.

Am 11. December trafen in Gare zwei weitere Patres ein. Von diesen wurde der eine acht Tage später sterbend nach Kwai gebracht, der andere litt wiederholt an Anfällen derselben Krankheit und musste schliesslich nach Natal zurückkehren.

Ich lernte somit das Akklimatisationsfieber des Usambara-Gebirges von vorn herein in seiner schlimmsten Gestalt kennen. Von den wenigen Europäern in Kwai waren drei krank. Auf der Missionsstation Gare war von sieben Ansiedlern kein einziger von der Krankheit verschont geblieben, und zwei von ihnen mussten sogar ihr Leben lassen.

Wenn dasselbe Loos allen weiteren Ansiedlern bevorstand, oder auch nur ein annähernd ähnliches, dann konnte selbstverständlich von Besiedelung des Gebirges und Anlage eines Sanatoriums überhaupt nicht mehr die Rede sein.

Glücklicherweise liessen meine Untersuchungen diese trostlosen Verhältnisse sehr bald in einem ganz anderen Lichte erscheinen.

Zunächst stellte sich heraus, dass das sogenannte Akklimatisationsfieber keine besondere Krankheit, sondern nichts weiter als die tropische Malaria ist. Ferner liess sich, wenn man die Inkubationszeit der tropischen Malaria in Betracht zog, sofort erkennen, dass die Kranken ihre Krankheit von der Küste oder aus der Ebene ins Gebirge mitgebracht hatten. Bei einem der verstorbenen Patres liess sich mit Bestimmtheit nachweisen, dass er bereits in Tanga inficirt sein musste, da die ersten Krankheitssymptome schon unterwegs in Korogwe sich bemerklich gemacht hatten. Bei einigen von den Kranken, welche trotz längeren Aufenthaltes im Gebirge wieder von Neuem erkrankt waren, konnte ich nachweisen, dass dies nur Recidive der anfänglich ins Gebirge mitgebrachten Malaria waren. Ich habe nicht einen einzigen Fall von tropischer Malaria auf der Höhe des Usambara-Gebirges gefunden, welcher nicht mit Sicherheit auf die Küste oder auf die Zeit des Marsches von der Küste bis zum Gebirge hätte zurückgeführt werden können.

Ich glaube deswegen mit Bestimmtheit versichern zu können, dass das Gebirge selbst frei von Malaria ist. Doch gilt dies nur für die Höhe von 1200 m und darüber. Weiter abwärts, bestimmt schon bei 800 m, kommen Malariainfektionen vor, und zwar scheint von der Höhe nach der Ebene zu zuerst die Tertiana vorzukommen und dann erst die tropische Malaria zu folgen. Ich glaube dies daraus schliessen zu dürfen, dass ich zwei Fälle von der Tertiana, einen bei einem Europäer und einen bei einem Eingeborenen gefunden habe, welche in der Höhe von etwa 800 m entstanden sein mussten.

Für die Behauptung, dass das Usambara-Gebirge auf seiner Höhe malariafrei ist, kann ich noch folgende Thatsachen geltend machen.

Die Gebirgsbewohner sind nicht wie die Küstenneger immun gegen die tropische Malaria, sondern im Gegentheil sehr empfänglich dafür. Wenn ein Mensch aus dem Gebirge zum ersten Male in die

Steppe hinunter oder gar zur Küste geht, dann bekommt er eine fieberhafte Krankheit, welche mit Unterbrechungen zwei bis drei Monate dauert. Der Schilderung nach zu urtheilen, welche mir von dieser mitunter tödtlich endenden Krankheit gemacht wurde, kann es nur Malaria sein. Ist die Krankheit überwunden, dann kann der Betreffende in Zukunft ungestraft an die Küste gehen, er ist nun immun geworden. Nur ausnahmsweise soll es vorkommen, dass die Krankheit zum zweiten oder gar zum dritten Male, dann aber in abnehmender Stärke, denselben Menschen befällt. Die Eingeborenen sagen, dass sie die Krankheit dadurch bekommen, dass sie in der Ebene von Mosquitos gestochen werden, welche es im Gebirge nicht giebt. Die Bezeichnung der Eingeborenen für Mosquitos ist „Mbu“ und auch die Krankheit wird von ihnen „Mbu“ genannt.

Das, was ich hier über die Mbu-Krankheit berichte, wurde mir von verschiedenen Seiten, von den Missionaren, von anderen Europäern und von den Eingeborenen selbst in völlig übereinstimmender Weise mitgetheilt, sodass ich keinen Grund habe, an der Richtigkeit dieser Angaben zu zweifeln. Aber ich sollte noch Gelegenheit finden, mich selbst an einem recht eklatanten Falle davon zu überzeugen.

Ein Mann aus dem Gebirge begleitete mich auf einer Expedition nach Kitivo, welches am nordöstlichen Fusse des Gebirges liegt und den Eingeborenen als ein Heerd der Mbu-Krankheit bekannt ist. Nach einer Inkubationsfrist von 12 Tagen erkrankte er an echter tropischer Malaria, er hatte zahlreiche ringförmige Parasiten in seinem Blute und der Verlauf seiner Krankheit war ein ziemlich schwerer. Von den Trägern welche die Expedition mitmachten, etwa dreissig an der Zahl, erkrankte nicht ein einziger. Es waren aber auch sämmtlich Leute, welche von der Küste stammten oder schon lange Zeit dort gelebt hatten.

Wenn die Gebirgsbewohner, was ich für erwiesen halte, gegen die Malaria nicht immun sind, dann folgt daraus, dass sie im Gebirge keine Gelegenheit finden, die Immunität auf natürlichem Wege zu erwerben, d. h. dass es im Gebirge keine Malaria giebt.

Damit im Einklang steht die weitere Thatsache, dass es im Gebirge keine Mosquitos giebt. Durch die Trägerkarawanen werden nicht selten einzelne Mosquitos nach oben verschleppt, sie müssen aber dort nicht die Bedingungen für ihre Fortexistenz finden, da sie sehr bald wieder verschwinden, ohne sich vermehrt zu haben.

Als ferneren Beweis für das Fehlen der Malaria im Usambara-Gebirge möchte ich schliesslich noch anführen, dass ich auf der Missionsstation Mlalo vier dort geborene deutsche Kinder gesehen habe, welche von Gesundheit strotzten und niemals Fieber gehabt hatten, obwohl das älteste bereits drei und ein halbes Jahr alt war. Kinder sind aber besonders empfänglich für Malaria; denn in Daressalam habe ich unter einem Dutzend europäischer Kinder während meines Hierseins bereits vier Fälle von tropischer Malaria konstatiren können.

Aehnlich wie mit der Malaria ist es mir auch mit der zweiten Gesundheitsschädlichkeit, welche im Usambara-Gebirge dem Europäer den Aufenthalt erschweren sollte, nämlich mit der Gefahr der Insolation gegangen. Ich fand sie erheblich geringer, als ich nach den Schilderungen, welche mir an der Küste davon gemacht waren, erwartet hatte.

Um einen Maassstab für die Wirkungen der Sonne zu erhalten, kann man das Vakuumthermometer benutzen, welches zwar keine vollständigen Angaben über alle Wirkungen der Sonnenstrahlen zu geben vermag, aber doch wenigstens über die strahlende Wärme der Sonne Werthe liefert, die, wenn sie an verschiedenen Orten gemacht wurden, unter sich vergleichbar sind.

Ich habe deswegen ein derartiges Instrument mit ins Usambara-Gebirge genommen und dort an geeigneter Stelle mehrere Wochen lang regelmässig beobachten lassen, während zu gleicher Zeit ein ebensolches Thermometer in Daressalam abgelesen wurde.

Im Usambara-Gebirge erreichte das Thermometer während der Mittagszeit seinen höchsten Stand mit 52—54^0. Nur ausnahmsweise stieg die Temperatur bis 57^0.

Dagegen wurden in Daressalam als höchste Temperaturen regelmässig 62—66^0 erhalten.

Die Sonnentemperatur hielt sich also nicht, wie angenommen war, im Gebirge höher als an der Küste, sondern um etwa 10^0 niedriger.

Zum weiteren Vergleich mögen noch die Temperaturen dienen, welche mit Hülfe eines ebensolchen Vakuumthermometers in Kenilworth bei Kimberley, Südafrika, ermittelt wurden, zwar ein Jahr vorher, aber um dieselbe Jahreszeit. Dort bewegten sich die Maximaltemperaturen im December und Januar, von einigen bewölkten Tagen abgesehen, zwischen 60° und 70°, gingen an einzelnen Tagen aber auch über 70°, an einem Tage sogar bis 75°. Trotzdem haben die dort lebenden Europäer von Insolation kaum etwas zu befürchten. Niemand schützt in ängstlicher Weise seinen Kopf durch einen Sonnenhut, auch bei angestrengter Arbeit in der Mittagshitze nicht, und doch habe ich niemals etwas von Gesundheitsbeschädigungen durch Insolation gehört. Ich bin deswegen davon überzeugt, dass die Insolationsgefahr im Usambara-Gebirge mindestens stark übertrieben ist. Was mir davon im Gebirge selbst mitgetheilt wurde, fand regelmässig durch Malaria und Malariarecidive anderweitige Erklärung.

Was das Klima von Usambara im Uebrigen betrifft, so muss man dasselbe als ein sehr angenehmes und der Gesundheit zuträgliches bezeichnen. Die Lufttemperatur ging während meines Aufenthaltes, also in der heissesten Jahreszeit, nicht über 25°. Nachts fiel sie auf 12° und selbst 10°. Die Morgen und Abende sind kühl, für das Gefühl des Tropenbewohners fast zu kühl. Aber gerade diese Temperaturdifferenzen wirken sehr erfrischend und bewahren den Europäer vor der Erschlaffung, welche sich in Folge der ewig gleichmässigen Wärme in den tropischen Küstenländern so leicht einstellt. In der kalten Jahreszeit liegt die Gesammttemperatur um einige Grade niedriger und die Tagesdifferenz ist etwas geringer. Das Minimum der Lufttemperatur geht dann auf 6—8° herab. Unter 6° ist die Temperatur, solange meteorologische Beobachtungen gemacht werden, noch nicht gesunken. Bei der starken Abkühlung in der Nacht ist der Feuchtigkeitsgehalt der Luft zur Abend- und Nachtzeit ein erheblicher. Aber sobald die Sonne erscheint, wird die Luftfeuchtigkeit geringer und geht gegen Mittag bis 50% und selbst 40% herunter; es sind dies dieselben Verhältnisse, wie sie uns überall im Gebirgsklima begegnen. Anhaltende Nebelbildungen, welche in tropischen Gebirgen so oft vorkommen und den dauernden Aufenthalt daselbst verleiden, unter Umständen sogar unmöglich machen können, kommen im Innern des Usambara-Gebirges nicht vor, nur an einzelnen Randbergen sollen die Nebel gelegentlich lästig werden.

In gesundheitlicher Beziehung möchte ich noch besonderen Werth darauf legen, dass das Gebirge reich an guten Quellen ist. Ueberall im Gebirge habe ich den in den Tropen so überaus seltenen Genuss gehabt, aus Quellen oder Bächen geschöpftes krystallklares, kühles Wasser trinken zu können.

Aus allen diesen Wahrnehmungen habe ich die Ueberzeugung gewonnen, dass das Usambara-Gebirge in der Höhe von 1200 m und darüber für die Besiedelung durch Europäer in gesundheitlicher Beziehung vorzüglich geeignet ist.

Auch gegen die Begründung eines Sanatoriums in West-Usambara lassen sich Bedenken vom gesundheitlichen Standpunkte nicht geltend machen, sofern nicht andere Gründe, wie Entfernung von der Küste und deswegen schwere Erreichbarkeit dagegen sprechen. Nur möchte ich noch darauf aufmerksam machen, dass man bezüglich des Sanatoriums eine Illusion, welche bisher allgemein und auch von mir gehegt wurde, aufgeben muss. Man nimmt nämlich an, dass in einem hoch und noch dazu in malariafreier Gegend gelegenen Sanatorium die Malaria einen milden Verlauf annehmen, sehr hartnäckige Fälle leicht geheilt werden, Recidive nicht erfolgen sollen. Leider ist dies nicht der Fall. Meine Untersuchungen über Malaria in West-Usambara haben gezeigt, dass sich die Malaria im Hochgebirge in Bezug auf ihren Charakter nicht im mindesten ändert; die Anfälle sind ebenso intensiv, wie an der Küste und können im Gebirge ebenso tödtlich wirken wie dort. Recidive sind im Hochgebirgsklima gerade so häufig wie in der Ebene. Auch die Rekonvalescenz geht im Gebirge nicht schneller vor sich als an der Küste. Mit Rücksicht auf Malaria hat es demnach keinen Vortheil, ein Sanatorium im Hochgebirgsklima zu begründen.

Wenn die Besiedelung des Gebirges unter den jetzigen Verhältnissen gelingen soll, dann müssen allerdings noch gewisse Bedingungen erfüllt werden.

Vor allen Dingen müssen die Einwanderer so ins Gebirge befördert werden, dass sie weder beim nothwendigen Aufenthalt an der Küste, noch auf dem Wege zum Gebirge mit Malaria inficirt werden. Dass dies möglich ist, beweist meine eigene Expedition. Bei derselben befanden sich vier Europäer, und nur einer erkrankte, aber auch dieser höchstwahrscheinlich an einem Recidiv und nicht an frischer Malaria. Kurz vorher und gleich nachher waren dagegen fünf Trappisten denselben Weg gegangen und sämmtlich erkrankt.

Ferner muss den Ansiedlern im Gebirge ausreichende ärztliche Hülfe zur Verfügung gestellt werden, damit, wenn trotz aller Vorsicht Jemand nach seiner Ankunft an Malaria erkrankt, die Krankheit schnell und sicher beseitigt wird.

Wollte man diese Vorsichtsmaassregeln unterlassen und die Einwanderung auf gut Glück hin vor sich gehen lassen, dann könnte man Zustände und Katastrophen erleben, wie ich sie von der Missionsstation Gare mitgetheilt habe.

Allem Anscheine nach giebt es in Deutsch-Ostafrika noch ausgedehnte Gebiete, welche dem Usambara-Gebirge analoge Verhältnisse darbieten und geeignet sein dürften, einen Theil des Auswandererstroms, welcher alljährlich von Deutschland ins Ausland abfliesst und für das Mutterland jetzt dauernd verloren geht, aufzunehmen. Es wäre sehr zweckmässig, wenn bei Zeiten diese Landstriche auf ihre gesundheitlichen Verhältnisse ähnlich wie West-Usambara untersucht würden.

Berlin, den 25. Juni 1898.

Eurer Excellenz beehre ich mich im Anschluss an meinen letzten Bericht über die pestartige Seuche vom 14. Februar 1898 ganz gehorsamst weiteren Bericht zu erstatten. Nach Abschluss jenes Berichts war vom Stabsarzt Zupitza eine zweite Sendung von Pestmaterial eingetroffen und eine weitere in Aussicht gestellt. Letztere ist am 15. d. M. hier angelangt und sofort untersucht. Ich bin nunmehr im Stande, über das gesammte von Zupitza beschaffte Material zu berichten.

Es sind 6 Obduktionen von Leichen vorgenommen. Von diesen waren zwei durch Fäulniss so verändert, dass die Untersuchung kein Ergebniss mehr liefern konnte. Bei einer dieser letzteren lassen aber die Thierversuche, welche positiv ausgefallen sind, noch einen Schluss auf die vorhergegangene Krankheit zu. Ferner wurden von zwei Leichen nur die erkrankten Drüsen herausgenommen. In einem Falle konnte Material von der erkrankten Drüse beim Lebenden gewonnen werden.

Von einfachen Blutuntersuchungen haben zwei zu einem positiven Resultate geführt.

Es stehen also 5 Obduktionen, 3 Drüsenuntersuchungen und 2 Blutuntersuchungen zur Verfügung, insgesammt 10 Fälle. Dieselben haben sämmtlich das Vorhandensein von Pestbakterien ergeben.

Bei den vier frischen Obduktionen und in den untersuchten Drüsen fanden sich die Pestbakterien in Reinkulturen und in ausserordentlicher Menge. In den Blutpräparaten dagegen waren sie nur in geringer Zahl vorhanden, aber doch von so charakteristischem Aussehen, dass ein Irrthum ausgeschlossen ist.

Es sind die Präparate der afrikanischen Pestbakterien noch wiederholt mit den aus Indien mitgebrachten Präparaten verglichen, und dabei nicht die geringste Differenz gefunden.

Auch die Leichenerscheinungen und Krankheitssymptome sind in Kisiba genau dieselben wie sie in Indien von der Pestkommission gefunden wurden.

Danach kann irgend ein Zweifel darüber, dass es sich bei der pestartigen Krankheit in Kisiba um die echte Bubonenpest handelt, nicht mehr bestehen.

Zupitza hat ferner noch eine dritte Ratte erhalten, welche kurz vorher spontan eingegangen war und bei welcher alle für die Pest charakteristischen Merkmale, namentlich auch das Vorhandensein von zahlreichen Pestbakterien in der stark geschwollenen Milz konstatirt wurde.

Infektionsversuche wurden angestellt an Ratten, Affen, Hunden, einer Ziege und einem Schafe.

Von den Ratten sind nach Verimpfung von Peststoffen fünf und nach Fütterung eine — und zwar sämmtlich an typischer Pest gestorben.

Auch zwei Hundsaffen sind nach der Impfung an Pest gestorben.

Ferner ist die Impfung bei der Ziege erfolgreich gewesen, während das Schaf und die zwei Hunde nicht erkrankten.

Aus den sonstigen Mittheilungen des Stabsarztes Zupitza möchte ich noch Folgendes als besonders wichtig hervorheben:

Nach Auskunft von Missionaren in Buddu (südlichster Theil von Uganda) existirt die Seuche in Uganda seit undenklichen Zeiten. Während der Regierung des Königs Mtesa hat sie in der Hauptstadt des Landes gewüthet. Jetzt soll sie dort nur noch vereinzelt vorkommen. Sie ist im Laufe der Zeit immer mehr nach dem Süden zu fortgeschritten und herrscht im Lande Buddu seit 30—40 Jahren. Von da ist sie wiederholt über den Kagera-Nil hinweg in das Land Kisiba eingeschleppt, und zwar zum ersten Male vor 8 Jahren. Ein Mann aus Kigarama hatte einen Geschäftsfreund in einem 3 Tagereisen nödlich vom Kagera gelegenen Orte besucht, wo die Rubwunga gerade herrschte. Gleich nach seiner Abreise erkrankte der Freund an der Rubwungaseuche und starb. Bei ihm selbst kam die Krankheit einige Tage nach erfolgter Rückkehr zum Ausbruch, und er starb gleichfalls. Nach der Landessitte versammelten sich seine Angehörigen und Freunde, um ihn mehrere Tage in seiner Hütte zu beweinen. Sie wurden sämmtlich in den nächsten Tagen von der Rubwunga befallen, so dass auf diese Weise die Seuche in kürzester Frist in mehrere Bananenhaine von Kisiba eingeschleppt wurde, von wo sie sich über das ganze Land verbreitet hat. Mitunter schien sie wieder verschwunden zu sein, aber dann tauchte sie plötzlich wieder auf, anscheinend von Neuem eingeschleppt.

Nachdem Stabsarzt Zupitza den ihm ertheilten Auftrag zur Beschaffung von Pestmaterial in so vortrefflicher und alle Anerkennung verdienender Weise erfüllt hat, ist er von Kifumbiro, wo er sich zuletzt aufhielt, aufgebrochen und hat am 12. März den Rückmarsch zur Küste angetreten, wo er hoffentlich jetzt schon wohlbehalten wieder angelangt sein wird.

MIX
Papier aus verantwortungsvollen Quellen
Paper from responsible sources
FSC® C105338

If you have any concerns about our products,
you can contact us on
ProductSafety@springernature.com

In case Publisher is established outside the EU,
the EU authorized representative is:
Springer Nature Customer Service Center GmbH
Europaplatz 3, 69115 Heidelberg, Germany

Printed by Libri Plureos GmbH
in Hamburg, Germany